专科护士培训教材

耳鼻咽喉头颈外科疾病标准护理常规

ERBI YANHOU TOUJING WAIKE
JIBING BIAOZHUN HULI CHANGGUI

彭霞　谢常宁　谢祚仲　主编

化学工业出版社

·北京·

内 容 简 介

本书从临床实际出发，立足耳鼻咽喉头颈外科专科护理的需求特点，涵盖了耳鼻咽喉头颈外科护理专业的新成果、新技术和新进展。全书共七章，内容涉及耳鼻咽喉头颈外科学常见病、多发病、疑难危重病的病因、临床表现、检查、诊断与鉴别诊断、治疗/处理原则、护理评估要点、护理诊断/问题、护理措施、健康指导等内容，并包含耳鼻咽喉头颈外科常用护理技术操作。适合耳鼻咽喉头颈外科及相关专科临床护理人员和在校护生学习、参考。

图书在版编目（CIP）数据

耳鼻咽喉头颈外科疾病标准护理常规 / 彭霞，谢常宁，谢祚仲主编 . -- 北京 ：化学工业出版社，2024. 7.
（专科护士培训教材）. -- ISBN 978-7-122-46318-0

Ⅰ. R473.76

中国国家版本馆CIP数据核字第20245CD559号

责任编辑：满孝涵　　　　　　　　　　　装帧设计：孙　沁
责任校对：王鹏飞

出版发行：化学工业出版社（北京市东城区青年湖南街13号　邮政编码100011）
印　　装：河北延风印务有限公司
787mm×1092mm　1/16　印张17¾　字数442千字　2025年1月北京第1版第1次印刷

购书咨询：010-64518888　　　　　　　　售后服务：010-64518899
网　　址：http://www.cip.com.cn
凡购买本书，如有缺损质量问题，本社销售中心负责调换。

定　　价：59.80元　　　　　　　　　　　　　　　　版权所有　违者必究

编写人员名单

主　　审　　杨新明　　肖自安

主　　编　　彭　霞　　谢常宁　　谢祚仲

副 主 编　　李　苗　　朱刚才　　胡　青　　彭　蕾　　曾凤飞

编　　者（按拼音排序）

安　然　　陈俐君　　胡　青　　蒋　娟　　蒋　俪

雷倍美　　李　苗　　毛雪娇　　潘雪迎　　彭　蕾

彭　霞　　王文丽　　肖自安　　谢常宁　　谢祚仲

杨新明　　曾凤飞　　朱刚才

前言

近年来，随着医疗设备的不断更新和高科技成果在耳鼻咽喉头颈外科领域的广泛应用，耳鼻咽喉头颈外科作为一门独立的临床二级学科，在深度和广度方面均有长足的发展；同时，护理也进入一个加速专业化和专科化的发展阶段，人们对护理学科的发展、评价以及期望也越来越高，更丰富了耳鼻咽喉头颈外科护理的外延和内涵，使耳鼻咽喉头颈外科护理工作的技术性和专科性大大提高。为了培养高质量的耳鼻咽喉头颈外科护理专业人才，提高护士专业素质，让护士具备扎实的专业知识和娴熟的专业技能，规范护士的日常护理工作行为，给患者提供安全、优质的护理服务，编写一本耳鼻咽喉头颈外科常见疾病标准护理常规非常必要。

在"以人为本，以患者为中心"的护理理念下，耳鼻咽喉头颈外科专科护士在具备本专科基础知识和临床操作技能的同时，也应熟练掌握耳鼻咽喉头颈外科常见病、多发病以及各种耳鼻咽喉头颈外科急危重症的临床表现、治疗要点与预防方法，制订符合患者需求的护理措施与计划。

本书从临床实际出发，立足耳鼻咽喉头颈外科专科护理的需求特点，涵盖了耳鼻咽喉头颈外科护理专业的新成果、新技术和新进展。全书共七章，内容涉及耳鼻咽喉头颈外科学常见病、多发病、疑难危重病的病因、临床表现、检查、诊断与鉴别诊断、治疗/处理原则、护理评估要点、护理诊断/问题、护理措施、健康指导等知识，并包含耳鼻咽喉头颈外科常用护理技术操作。

本书很好地体现了创新性、思维性、全面性、实用性。临床实践指导性强，可作为耳鼻咽喉科临床护理人员和在校护生的学习、参考和指导用书。

编者在编写过程中已做了很大的努力及精心核对，但仍难免存在疏漏之处，恳请读者不吝指正。

彭　霞　谢常宁　谢祚仲
2024 年 6 月

目录

第一章
耳科疾病护理常规

耳郭外伤护理常规

耳郭位于头颅两侧，左右对称，拥有复杂的三维立体结构，包括耳轮、对耳轮、对耳轮上下脚、三角窝、耳甲腔、耳道、耳屏、对耳屏、耳垂等。耳郭的特殊解剖位置使其在头部外伤中成为高风险的部位。耳郭外伤可单独发生，也常伴发于头面部外伤。

病因

耳郭外伤多由人畜咬伤、车祸、外力打击、爆炸、化学损伤等因素导致，从而出现撕脱伤、贯通伤、挤压伤、离断伤、烧伤或复合型损伤等。

临床表现

1. 耳郭挫伤 轻者仅耳郭皮肤擦伤或局部红肿。重者软骨膜下或皮下积血形成血肿，血肿可波及外耳道，表现为耳郭周围青紫或软骨膜下血肿。

2. 耳郭撕裂伤 轻者仅为一个裂口，有少量出血。重者有组织缺损，甚至耳郭部分或完全断离，创缘多不整齐。

3. 耳郭切割伤 创缘多较整齐。

4. 耳郭枪击伤 组织多缺失。

5. 耳郭烧伤 根据其烧伤程度可见局部红肿、水肿、溃烂、皮肤和软骨坏死，晚期瘢痕组织增生，耳郭发生粘连或畸形。

检查

1. 耳部专科检查 咽鼓管检查、中耳和乳突检查、听力筛查、前庭功能检查等。

2. CT 和 MRI 检查 明确耳部病变组织的性质。

3. 外耳检查 主要检查外耳道、耳郭、鼓膜有无异常。

4. 耳郭检查 主要以望诊和触诊为主，观察耳郭有无畸形、红肿、破损。

诊断

耳郭外伤的诊断较为简单，根据患者病史及症状即可给出诊断。

治疗 / 处理原则

（1）挫伤引起的小的软骨膜下血肿，以注射器将积血抽出后加压包扎即可；大块的血肿或已凝成血凝块者，则需切开取出凝血块，缝合后加压包扎处理时需严格无菌操作，防止继发感染。

（2）对有创面的损伤，应彻底清洗伤口，止血、清创、缝合，注意软骨膜不应缝合。清创时应尽可能地保存组织，以免导致严重畸形。

（3）预防感染 术后应用抗生素防止感染，对于有创面的不洁损伤，还应注意破伤风抗毒素注射前应做破伤风抗毒素皮内试验（TAT），以免发生过敏性休克。

护理评估要点

1.健康史　了解患者有无耳外伤史。询问患者既往史、过敏史、用药史。评估患者生活环境。

2.身体状况　评估患者耳郭外伤严重程度、创面性质，了解患者的主要受伤原因，如锐器损伤、动物抓（咬）伤、交通事故损伤。询问患者有无耳闷胀感、耳部剧烈疼痛等不适；观察患者耳部有无肿胀、畸形，听力有无下降等。评估患者是否存在护理安全问题，是否因疼痛失血过多引起头晕、四肢活动无力等。

3.心理-社会状况评估　评估患者及其家属的心理状态。患者因耳郭外伤多有恐惧、紧张等情绪，尤其是对于儿童患者，可能会出现哭闹、暴躁、拒绝接受治疗等现象，护理人员需要针对患者的年龄、心理特征、文化程度以及受伤情况与患者进行有效沟通。

护理诊断/问题

1.有感染的危险　与耳郭完整性受损、污染有关。

2.疼痛　与耳郭机械性损伤引起的疼痛、伤口感染有关。

3.焦虑　与担心疾病预后有关。

4.自我形象紊乱　与耳郭完整性受损、耳郭畸形有关。

5.知识缺乏　缺乏耳郭外伤疾病护理相关知识。

护理措施

1.术前护理

（1）心理护理　护士应加强与患者的沟通，进行专业的心理疏导，耐心安慰患者，缓解其恐惧、焦虑等情绪，告知及时治疗对预后的重要性，建立良好护患关系，提高其信赖感，使其能够积极配合治疗和护理工作。

（2）术前病情观察

①观察评估患者血压、脉搏等常规指标有无异常，查看其是否具有相关手术禁忌，配合医生查看是否存在其他复合伤口，并根据实际情况给予患者建立静脉通路。

②观察患者伤口情况，对于伤口污染严重或伤口创面较深者，需及时肌内注射破伤风免疫球蛋白或者破伤风抗毒素，并适量给予抗生素抗感染。

③观察患者疼痛程度，告知患者疼痛的原因，必要时遵医嘱采用药物镇痛。

（3）饮食护理　指导患者进食温凉的清淡易消化的食物。

（4）健康宣教　告知患者及时治疗处理伤口的重要性，必要时积极配合医生进行清创缝合。保持情绪稳定，勿用手抓挠受伤耳郭。

（5）术前准备

①完善全身检查和专科检查，如血常规、凝血功能、输血前四项、血型、心电图等检查，确保手术安全。

②遵医嘱予以药敏试验。

③根据手术范围，做好耳部手术区域备皮。

④根据麻醉要求，做好胃肠道准备，局麻患者无需禁饮禁食。

2. 术后护理

（1）术后病情观察

① 遵医嘱监测患者生命体征，对外伤较重、失血过多的患者，观察其面色、甲床、精神状态。

② 观察耳部伤口敷料是否清洁干燥、有无渗血渗液。如伤口渗血较多，立即告知医生查看，并予以更换渗湿的敷料。

（2）饮食与活动

① 局麻患者术后如无特殊不适即可进食，宜清淡、易消化、温凉软食，避免进食坚硬、辛辣刺激性食物。

② 术后取健侧卧位，避免压迫患侧耳郭。活动时注意避免耳部敷料有无松脱。

（3）用药指导　遵医嘱使用抗炎、补液等药物对症治疗，密切观察患者用药后反应。

（4）专科护理

① 换药时严格执行无菌原则，避免污染伤口，伤口敷料一般2天换一次，如有渗湿及时更换。

② 注意耳部加压包扎的力度，避免包扎过紧使血液受阻，导致压力性损伤的发生。

③ 及时评估患者的疼痛程度，告知患者疼痛可能持续的时间，教会患者自我放松的方法，如听音乐，转移注意力，以减轻疼痛。对疼痛剧烈者，必要时可遵医嘱使用镇痛药。

（5）健康宣教　告知患者和家属术后应注意避免伤口沾水，以免污染伤口。

（6）心理护理　及时安慰患者及家属，让患者保持良好的情绪，提高患者信任感，以便患者积极配合治疗和护理。

健康指导

1. 疾病知识指导

（1）注意患侧耳郭保暖，防止耳郭冻伤。

（2）耳郭伤口愈合期间，需保持耳部伤口清洁干燥，洗头洗澡时不要打湿伤口敷料。

（3）耳郭外伤后若遗留严重畸形有碍外貌，可待伤口完全愈合，再做耳郭整形修复。

2. 饮食与活动指导　养成良好的生活习惯，戒烟戒酒、进食富含维生素、高蛋白的食物。短期内避免剧烈运动，注意保护耳郭，避免再次受外力碰撞受伤。

3. 用药指导　耳部伤口结痂后若有瘢痕组织增生，可指导患者使用抑制瘢痕增生药膏或瘢痕贴，以减少瘢痕的产生。

4. 环境指导　指导患者保持住所环境安静舒适，室内温湿度适宜，不去嘈杂、噪声较多的场所。

5. 复诊指导　缝线者一般1周后门诊拆线复查，不适随诊。

6. 心理健康指导　告知患者容易造成耳郭外伤的多种因素，避免再次受伤，鼓励患者以积极乐观的心态面对，减轻患者焦虑自卑的心理。

外耳道异物护理常规

外耳道异物是指体积小的物体或虫类等进入外耳道，多见于儿童。异物种类可分为动物性异物（如昆虫等）、植物性异物（如豆类、谷类、小果核等）和非生物性异物（如小玩具、铁屑、石子、玻璃珠等）三类。

病因

儿童多见，因小儿喜将小物塞于耳内。成人亦可发生，多系挖耳时将火柴头或木棒断入耳内，也可于外伤或作业时异物侵入。治疗外耳道或中耳疾病时若不注意，可将纱条、棉花等遗留于外耳道内。夏季露宿或野外作业务农时昆虫可飞入或爬入外耳道内。

临床表现

成人一般可以感知耳内异物，儿童则通常在耳鼻咽喉科就诊时被发现。临床表现因异物的大小、种类而异。

（1）小而无刺激性的非生物性异物可不引起症状。一般异物愈大、愈接近鼓膜，症状愈明显。

（2）活昆虫等动物性异物可爬行骚动，引起剧烈耳痛、噪声，使患者惊恐不安，甚至损伤鼓膜。

（3）豆类等植物性异物如遇水膨胀，阻塞外耳道，可引起耳闷胀感、耳痛及听力减退，并可继发外耳道炎。

（4）遇水不改变形状的异物，停留在外耳道可无症状。久之可合并感染，或被耵聍包裹形成耵聍栓塞。

（5）锐利坚硬的异物可损伤鼓膜。异物刺激外耳道、鼓膜偶可引起反射性咳嗽或眩晕。

检查

耳镜检查　可发现存在外耳道内的异物。对于外耳道底部或微小的异物检查时应认真仔细。

诊断与鉴别诊断

根据患者病史及耳镜发现耳内异物即可确诊，但位于外耳道底部深处的小异物容易被忽略。或因异物留存时间过长，并发中耳、外耳道炎症，或局部分泌物较多，或被耵聍包裹，易与上述疾病混淆，应引起注意。

治疗／处理原则

根据异物的种类、大小和形状，选择合适的器械和正确的方法取出。

（1）异物位置未越过外耳道峡部、未嵌顿于外耳道时，可用耵聍钩直接钩出。

（2）活动性昆虫类异物，因多数昆虫不能倒退爬行或在外耳道内旋转，导致昆虫不间断向鼓膜爬行，因此宜先用油类、75%乙醇等滴入耳内，或用浸有乙醚（或其他挥发性麻醉剂）的棉球置于外耳道数分钟，将昆虫黏附、麻醉或杀死后用镊子取出或冲洗排出。

（3）对于坚硬的球形异物比如玻璃球、圆珠子等，可能因不易抓牢而难以取出，常用直角弯钩越过异物或用大吸管吸住异物将其取出。如异物较大且于外耳道深部嵌顿较紧，需在局麻或全身麻醉下取出异物。幼儿患者宜在短暂全麻下取出异物，以免因术中不合作造成损伤或将异物推向深处。

（4）外耳道异物继发感染者，可先行抗感染治疗，待炎症消退后再取异物，或取出异物后积极治疗外耳道炎。

护理评估要点

1. 健康史 评估患者年龄。评估患者是否有将异物塞入耳内的经历。评估耳内异物的种类，了解患者异物进入的原因、经过、有无伴随听力减退、突发耳聋等情况。询问患者有无挖耳习惯或耳外伤史。评估患者生活环境，是否有飞虫、爬虫等动物。

2. 身体状况 评估患者有无耳闷胀感、耳痛和反射性咳嗽等症状；有无外耳道疼痛剧烈、耳内奇痒难忍或轰鸣声；观察患儿是否有不停抓挠患耳、哭闹不止等现象；观察患者外耳道有无肿胀、畸形等。

3. 心理－社会状况 评估不同年龄、不同文化程度患者对本病的认知程度。小儿常常因耳内异物致疼痛不适而哭闹不安，令其家属焦虑、担心，应评估患者及其家属的心理状况。

护理诊断／问题

1. 急性疼痛 与外耳道的异物刺激有关。

2. 有感染的危险 与异物停留时间过长或损伤外耳道有关。

3. 有鼓膜损伤的危险 与异物性状或操作不当有关。

4. 恐惧 与耳内疼痛不适有关。

5. 知识缺乏 缺乏相关外耳道异物预防和处理的相关知识。

护理措施

1. 术前护理

（1）心理护理 做好疾病的健康教育，说明本疾病的特点与手术的相关注意事项，并告知治疗效果，消除患者焦虑与恐惧情绪，积极配合手术。

（2）术前病情观察

① 观察患者异物的位置、异物有无脱出或深入，告知患者疼痛的原因，转移患者注意力，减轻患者的焦虑、恐惧，积极协助医生处理异物。

② 观察患者生命体征，尤其是体温的变化，评估外耳道伤口有无感染，遵医嘱应用抗

生素，以预防和控制外耳道感染。对已发生外耳道感染者，待炎症消退后再取出异物或取出异物后积极治疗外耳道炎。

（3）饮食护理　根据患者的进食及身体状况，有针对性地对患者进行个体化饮食指导，以清淡、易消化软食为主，避免进食时牵拉伤口引起疼痛。

（4）健康宣教　向患者及家属讲解术前检查的目的、方法及注意事项。配合医生取出异物时，保持周围环境安全，避免他人撞击。

（5）术前准备　异物需在手术台上取出的患者，根据患者手术麻醉方式，完善术前检查，按麻醉要求禁食禁饮。告知患者术前一日沐浴、修剪指甲，及时清除指甲油，保持全身清洁；男性患者剃净胡须，女性患者勿化妆、佩戴饰物。

2. 术后护理

（1）术后病情观察　观察生命体征及血氧饱和度变化。观察患者外耳道有无渗血渗液。

（2）饮食与活动　全麻患者术后4～6小时可进食温凉、营养、易消化软食。如有头晕、恶心、呕吐等症状，可待症状缓解后再进食。有基础疾病的患者根据具体情况进行针对性饮食指导。告知患者患侧伤口勿受压，可选择平卧位或健侧卧位。

（3）用药指导　遵医嘱给予抗生素等药物治疗，以预防伤口感染，促进伤口愈合等。告知患者药物名称、用药目的、使用方法及相关注意事项。观察药物疗效及可能出现的副作用。

（4）专科护理

① 保持外耳道清洁干燥，洗头洗澡时切勿让外耳道进水，以免感染。

② 关注患者主诉，及时评估患者疼痛程度，告知患者疼痛可能持续的时间，疼痛的原因，以及减轻疼痛的方法。必要时，遵医嘱予以药物镇痛。

（5）健康宣教　告知患者外耳道异物术后护理相关知识，提醒患者不要用手抓挠外耳道。

（6）心理护理　关心、鼓励患者，多与患者沟通交流，告知其术后可能出现伤口疼痛、伤口渗血等现象，避免出现焦虑、恐惧等情绪，帮助患者积极应对。

健康指导

1. 疾病知识指导

（1）教育儿童不要将小玩物塞入耳内，成人应改掉用棉签棒、火柴棍等坚硬物体挖耳的习惯，以防异物残留耳内。

（2）告知患者外耳道异物的预防及处理知识。一旦异物入耳，应及时就医，切勿盲目自行取出物，以免将异物推入甚至损伤鼓膜。

（3）特殊工作环境应注意保护耳朵，防止小石子、铁屑、木屑等进入耳内。

2. 饮食与活动指导　恢复期应禁刺激性食物、禁烟酒，选择富含蛋白质、维生素的饮食，增强机体抵抗力。养成良好的生活习惯，外出活动时要加强防护，防止昆虫、碎物进入耳内。

3. 用药指导　告知患者出院带药的服药时间、服药顺序以及药物的作用，注意观察用药疗效。

4. **环境指导** 保持环境干净整洁，卧室内消灭蟑螂、飞虫等，尽量不要放置土栽植物等。

5. **复诊指导** 告知患者术后按时复诊的重要性，以便医生了解手术创面恢复情况，并及时进行对症处理。一般于出院1周后到门诊复诊，以后根据疾病恢复情况随诊。如出现耳部局部疼痛、红肿、有分泌物等情况应及时到医院复诊。

6. **心理健康指导** 主动与患者及家属交流，对患者及家属问题耐心进行解答，缓解患者紧张、焦虑心理，告知患者疾病的预后及转归，提高患者战胜疾病的信心。

鼓膜外伤护理常规

鼓膜位于鼓室与外耳道之间，是一层中心微向内凹、椭圆形、淡灰色、半透明的薄膜，厚度仅约为 0.1mm。鼓膜具有传导声音、增强声压、保护内耳和中耳等作用。当鼓膜由于各种外力因素造成间接或直接的损伤就叫鼓膜外伤。常见的有器械伤、医源性损伤和压力伤等。

病因

鼓膜外伤多因直接或间接的外力所致，有以下几种原因。

1. **医源性损伤**　如取耵聍、外耳道异物时引起鼓膜损伤等。
2. **器械伤**　如用掏耳器具、牙签、木棍等挖耳时刺伤鼓膜。
3. **压力伤**　如掌击耳部、爆破、炮震、放鞭炮、高台跳水及潜水等。
4. **烧伤**　如矿渣、火花等烧伤。
5. **其他**　颞骨纵形骨折、小虫飞入亦可造成鼓膜损伤。

临床表现

鼓膜破裂后，患者可突感耳痛、听力下降伴耳鸣，外耳道有少量出血和耳内闷塞感。单纯的鼓膜破裂，听力损失较轻。压力伤除引起鼓膜破裂外，还可由于镫骨剧烈运动导致内耳受损，出现眩晕、恶心及混合性聋。

检查

1. **耳镜**　观察鼓膜形态。
2. **听力检查**　确定为传导性或混合性聋。

诊断

患者有明确的外伤史，同时耳镜检查可见鼓膜多呈不规则形或裂隙状穿孔，外耳道可有血迹或血痂，穿孔边可见少量血迹。若出血量多或有水样液流出，提示有颞骨骨折或颅底骨折所致的脑脊液耳漏。确定耳聋属传导性或混合性。

治疗／处理原则

（1）清除外耳道内存留的异物、泥土、血凝块等，用 75% 乙醇消毒外耳道及耳郭。

（2）禁用外耳道冲洗或滴药。穿孔愈合前，禁游泳或任何水液入耳。

（3）避免上呼吸道感染，切勿用力擤鼻涕，以防来自鼻咽的感染。如无感染征象，不必应用抗生素。

（4）绝大多数的外伤性穿孔可于 3～4 周内自愈，穿孔较大而不能自愈者可行鼓膜修补术。

护理评估要点

1. 健康史 评估患者外伤史，了解患者受伤时间、原因、经过、有无听力减退、突发耳聋等情况。了解患者有无用硬物挖耳等不良习惯。

2. 身体状况 评估患者有无突发性耳痛、听力减退、耳鸣、耳闷、耳出血合并颞骨骨折时有无脑脊液耳漏的表现。

3. 心理－社会状况评估 评估患者的年龄、性别、职业、文化水平、工作环境、饮食习惯、性格特点以及家庭支持系统状态等，了解其对本疾病的认知程度及心理状态。

护理诊断／问题

1. 有感染的危险 与鼓膜穿孔处理不当有关。

2. 急性疼痛 与外力冲击鼓膜外伤有关。

3. 焦虑 与听力减退有关。

4. 知识缺乏 缺乏预防鼓膜外伤的相关知识。

护理措施

1. 术前护理

（1）心理护理 建立良好的护患关系，耐心与患者进行沟通交流，给予必要的情感支持，提高适应能力，取得患者与家属的理解与配合，增强治疗信心。

（2）术前病情观察 单纯鼓膜穿孔，多在伤后 3～4 周自然愈合。重点观察耳道内是否有脓性分泌物。评估患者听力下降、耳鸣等症状是否改善，如有异常应及时通知医生。鼓膜穿孔 4 周内未自行愈合或穿孔较大无法自行愈合的患者，遵医嘱予以鼓膜修补。

（3）饮食护理 根据患者的进食及身体状况，有针对性地对患者进行个体化饮食指导，以清淡、易消化软食为主，避免进食辛辣、刺激性食物，禁烟酒。

（4）健康宣教 向患者详细讲解手术的基本过程和手术中的配合方法，呼吸训练、床上使用便器等。告知患者术前 1 日沐浴、修剪指甲，及时清除指甲油，保持全身清洁；男性患者剃净胡须，女性患者勿化妆、佩戴饰物。

（5）术前准备

① 遵医嘱给予术区备皮，剔除耳后 4 横指范围内毛发。

② 遵医嘱行药物过敏试验等，防止药物过敏。

③ 完善术前检查：完善全麻术前常规检查及专科检查，排除手术禁忌，向患者及家属讲解术前检查的目的、方法及注意事项。

④ 全麻患者按手术常规要求禁食禁饮。

2. 术后护理

（1）术后病情观察

① 观察患者生命体征变化。询问患者有无恶心、眩晕等症状。

② 观察患者耳部伤口有无渗血、渗液。

（2）饮食与活动 全麻清醒 4～6 小时后患者如无不适即可进食，食物宜选择清淡、营养易消化的流质或半流质饮食。患者活动时注意预防跌倒坠床，卧床休息时应避免患耳受压。

（3）用药指导 遵医嘱使用广谱抗生素，防止继发感染，观察患者用药后有无不良反应，当患者出现眩晕、呕吐时，遵医嘱给予改善眩晕及呕吐的药物，必要时遵医嘱静脉补充营养及电解质。

（4）专科护理

① 保持伤口清洁干燥，禁止洗耳、滴耳。可用酒精小棉签小心清除外耳道异物或血迹，防止外界污物、灰尘进入中耳。

② 疼痛护理：注意倾听患者主诉，及时给予疼痛评估，按照评分予以疼痛阶梯治疗。

③ 做好患者安全管理，术后观察患者有无恶心、眩晕等症状，告知患者有眩晕不适时，卧床休息，术后协助患者首次下床时应渐进下床活动，防止因眩晕而摔倒。

（5）健康宣教

① 告知患者正确的擤鼻方式，避免用力擤鼻、咳嗽、打喷嚏等，以免修补鼓膜穿孔的硅胶片或筋膜等脱落，导致手术失败。

② 教会患者使用床旁呼叫系统，一旦出现头晕、恶心等不适症状时，应即刻采取安全措施：手扶固定物体、及时卧床，并通知医务人员。

（6）心理护理　给予患者更多的关心及照顾，主动与患者进行沟通交流，告知患者及家属疾病预后及转归，给予患者以鼓励，让患者以积极乐观的态度面对。

健康指导

1. 疾病知识指导

（1）告知患者及家属可能会引起鼓膜外伤的不良行为，禁用牙签、发卡等锐器挖耳。提醒患者及家属外伤后 3 周内外耳道仍不可进水或滴药。

（2）医务人员取外耳道异物或耵聍时要耐心、适度，避免伤及鼓膜。

（3）增强机体抵抗力，避免上呼吸道感染。

2. 饮食与活动指导　食物宜选择清淡、营养的软食，避免烟酒刺激。参与潜水、跳水等活动时，注意佩戴耳塞。

3. 用药指导　遵医嘱服用出院带药，切勿自行停药或改药，如有用药后不良反应，及时告知医生。

4. 环境指导　工作或生活中如有爆破情况如炸山、打炮、放鞭炮等冲击力度较大时，可用棉花或手指塞耳或戴防护耳套。

5. 复诊指导　告知患者复诊时间，复诊地点，如耳部突然出现刺痛、听力下降应立即就医。

6. 心理健康指导　告知患者疾病恢复期间保持良好的心理状态，避免焦虑、激动等情绪，以利于疾病康复。

耵聍栓塞护理常规

外耳道软骨部皮肤具有耵聍腺，其淡黄色黏稠的分泌物称耵聍，俗称耳屎。耵聍在空气中干燥后呈薄片状；有的耵聍状如黏稠的油脂，俗称"油耳"。耵聍是由皮脂、耵聍腺分泌物以及外耳道皮肤脱落的角蛋白碎屑混合而成的，它具有保护外耳道皮肤和黏附外物（如尘埃、小虫等）的作用，平时借助头位变化或下颌关节运动如咀嚼、张口等自行脱落、排出，一般无需特别清理。若耵聍逐渐凝聚成团，阻塞于外耳道内，即称耵聍栓塞。

病因

造成耵聍栓塞的原因如下。

1. 耵聍分泌过多 因外耳道炎、湿疹、在灰尘较多的空气中工作、挖耳等使局部受到刺激，致耵聍分泌过多。

2. 耵聍排出受阻 外耳道狭窄、瘢痕、肿瘤、异物存留等均可阻碍耵聍排出。经常挖耳，可将耵聍推向外耳道深部，下颌关节运动障碍或耵聍被水浸渍等均影响耵聍正常排出。

临床表现

（1）根据耵聍大小阻塞部位及阻塞程度的不同，症状也会有所不同。

①耵聍小、未完全阻塞耳道时多无症状，或仅有局部瘙痒感。

②耵聍大、完全阻塞耳道时，可出现听力减退。

③若耵聍压迫鼓膜可引起眩晕、耳鸣及听力减退。

④耵聍阻塞外耳道后壁时，可因刺激迷走神经耳支而引起反射性咳嗽。

（2）如有感染，外耳道皮肤红肿可致耳痛加剧，或诱发外耳道皮肤糜烂、肿胀、肉芽形成等。

检查

1. 耳镜检查 可见外耳道为黄色、棕褐色或黑色块状物所堵塞，或质软如泥，或质硬如石，多与外耳道紧密相贴，不易活动。

2. 听力检查 表现为传导性听力损失。

诊断与鉴别诊断

耳内镜下诊断耵聍栓塞较传统检查方式优势明显，可以观察到耵聍与外耳道、鼓膜的毗邻关系，及耵聍的性状、大小等。多数耵聍呈片状、膜状或团块状，与外耳道紧密相贴，有时耵聍也会附着于鼓膜表面。在内镜下清除过程中还可以进行鉴别诊断，如需与外耳道胆脂瘤和外耳道表皮栓相鉴别。外耳道胆脂瘤是外耳道损伤后，或皮肤的炎症使生发层的基底细胞生长旺盛，角化上皮细胞加速脱落，且排除受影响，在外耳道内堆积过多形成胆脂瘤。外耳道表皮栓是外耳道内阻塞性角化物的聚集。当耵聍若遇水膨胀时可致听力骤降，也应与特发性突聋进行鉴别。

治疗／处理原则

耵聍栓塞的唯一治疗方法是取出。取出过程中避免损伤外耳道或鼓膜。

（1）较小或成片状者，可用镊子取出。

（2）耵聍钩取出法　将耵聍钩沿外耳道后、上壁与耵聍栓之间轻轻伸至外耳道深部，注意不要过深，以防损伤鼓膜，然后轻轻转动耵聍钩钩住耵聍栓，将其钩出。

（3）外耳道冲洗法　采用上述方法取出困难者可用此法。冲洗前需先将耵聍膨化，用3%～5%碳酸氢钠溶液滴耳，待其全部或部分膨化后，再冲洗。如合并外耳道感染，或急、慢性化脓性中耳炎，或有外耳道狭窄者，忌用冲洗法。

（4）抽吸法　对于有水渍、感染或应用药物软化后的耵聍，均可采用此法。特别是对于外耳道狭窄者更为适宜。注意吸引器压力不宜太大，抽吸应在明视下进行。

（5）合并感染者应先控制感染，待感染控制后再取出耵聍。

护理评估要点

1.健康史　评估患者耳部不适、闷胀感持续时间。了解患者有无挖耳、异物飞入耳内等经历，外耳道有无瘢痕、狭窄、外伤史、外耳道炎症等。

2.身体状况　评估患者有无耳内局部瘙痒、听力减退、耳鸣、耳痛、眩晕、反射性咳嗽或外耳道炎等症状。

3.心理－社会状况　评估患者的年龄、性别、职业、文化水平、工作环境、饮食习惯、性格特点以及家庭支持系统状态等，了解其对本疾病的认知程度及心理状态。

护理诊断／问题

1.舒适度减弱　与耳闷、耳痛、眩晕有关。

2.有感染的危险　与外耳道进水或皮肤破损有关。

3.有继发损伤鼓膜和外耳道的危险　与耵聍取时操作不当有关。

4.自我认同紊乱　与听力减退有关。

5.知识缺乏　缺乏预防和处理耵聍栓塞的相关知识。

护理措施

1.心理护理　做好疾病的健康教育，说明本疾病的特点与治疗的相关注意事项，并告知治疗效果，消除患者焦虑与恐惧情绪，积极配合耵聍取出。

2.病情观察　观察患者有无听力下降、耳鸣、耳痛、眩晕等症状加重。注意防止患者跌倒、坠床。

3.专科护理

（1）对耵聍坚硬难以取出的患者，遵医嘱按时滴药，并观察耵聍软化情况，防止皮肤破损引起感染。

（2）合并外耳道感染者，遵医嘱给予抗生素治疗，待感染控制后再取出耵聍。

（3）配合医生取耵聍时，操作要轻柔，注意保持周围环境安全，避免他人撞击，以免伤及外耳道及鼓膜。

4. 药物指导　告知患者药物名称、用药目的，告知患者及家属耳部滴药的正确方法及相关注意事项。

5. 饮食护理　指导患者养成良好的饮食习惯，食物宜选择营养丰富、高蛋白、易消化食物为主，避免进食辛辣、刺激性食物，禁烟酒。

健康指导

1. 疾病知识指导

（1）告知患者耵聍是属于人正常分泌物，具有保护外耳道皮肤等作用，无需对耵聍过度清洁。对于耵聍腺分泌过盛或耵聍排出受阻的患者，嘱其定期清除，防止耵聍堆积成团而阻塞外耳道。

（2）告知患者及家属正确清理耵聍的方式，切勿用硬物掏耳朵。

2. 饮食与活动指导　合理膳食，营养丰富，多食新鲜蔬菜水果，减少脂肪类食品的摄入，以减少油性耵聍的产生。增强体育锻炼；洗头洗澡时避免污水进入耳道内；进行游泳或潜水等运动时，可佩戴耳塞。

3. 用药指导　遵医嘱用药，切勿私自用药，或擅自改药。

4. 环境指导　保持室内空气清新，少去粉尘较多的地方。

5. 复诊指导　告知患者如再次出现耵聍栓塞的症状，应到正规医院进行正规处理，避免不必要的采耳行为。

6. 心理健康指导　告知患者预防耵聍栓塞的方法，正确取出耵聍的方式，减少患者因缺乏耵聍栓塞的知识而感到困扰不安的不良心理情绪。

先天性耳前瘘管护理常规

先天性耳前瘘管为一狭窄的盲管（窦道），深浅长短不一，可呈分支状，长度从 1mm 到 3mm 以上，可穿过耳轮脚或耳郭部软骨，深至外耳道软骨与骨部交界处或者乳突表面。管壁被囊复层鳞状上皮，具有毛囊、汗腺、皮脂腺等组织，管腔内常有脱落上皮、细菌等混合而成的鳞屑或豆渣样物，有臭味。管腔可膨大成囊状，如发生化脓性感染，可形成局部脓肿。

病因

先天性耳前瘘管作为一种常见的先天性外耳疾病，系第一、二鳃弓的耳郭原基在发育过程中融合不全所致。根据国内调查显示，先天性耳前瘘管发病女性多于男性，多为单侧，少数为双侧。家系调查证实其遗传学特征为常染色体显性遗传。

临床表现

先天性耳前瘘管出生时即存在，一般无症状。按压时可有少许稀薄黏液或乳白色皮脂样物自瘘口溢出，微臭，瘘口局部微感瘙痒不适。如发生感染，则局部及其周围组织发生红肿、疼痛，而形成脓肿，脓肿穿破后溢脓，可如此反复发作形成瘢痕。感染时间长时，瘘口附近皮肤可发生溃烂，肉芽，或形成数个溢脓小孔。瘘管较长、伸展较远者，如深部发生感染，可在远离瘘口处发生脓肿。

检查

（1）常规血象检查。
（2）脓性分泌物送细菌培养和药敏。

诊断与鉴别诊断

根据病史与局部检查，诊断一般无困难。按其瘘口位置与瘘管走向，可与第一鳃沟瘘管相鉴别。急性感染与溃疡不愈时需要与皮肤疖肿或颈部淋巴结炎和淋巴结结核性溃疡等相鉴别。

治疗／处理原则

（1）无症状者可暂不给予处理。
（2）如有感染溢脓需用抗生素控制感染；如有脓肿形成需切开排脓，局部换药治疗。待感染控制、局部愈合后再行瘘管切除术。

护理评估要点

1. 健康史　了解患者有无上呼吸道感染史。询问患者或家属既往有无反复感染。询问患者或家属有无糖尿病史，以及既往疾病史、过敏史等。

2.身体状况 评估耳轮脚与耳屏皮肤间有无红肿、疼痛，压之有无疼痛，触之有无波动感。评估患者生命体征是否正常，有无体温升高。

3.心理-社会状况评估 评估患者及其家属情绪和心理状况，了解患者发病及治疗经过，评估不同年龄、不同文化程度的患者对疾病的认知程度，以及对疾病预后的期望值。

护理诊断/问题

1.有感染的危险 与抵抗力下降或细菌入侵引起感染化脓有关。
2.有皮肤完整性受损的危险 与瘘管破溃或术后可能遗瘢痕有关。
3.疼痛 与炎症刺激有关。
4.焦虑 与担心疾病预后有关。
5.知识缺乏 缺乏对先天性耳前瘘管护理及治疗的相关知识。

护理措施

1.术前护理

（1）心理护理 评估患者的心理状况，为患者详细解释先天性耳前瘘管病因、可能出现状况、反复感染后治疗干预措施、瘘管切除术过程、护理要点等，提高患者对疾病及其治疗知识掌握度，鼓励其积极配合治疗。

（2）术前病情观察 观察瘘口周围皮肤有无红、肿、热、痛，瘘口处分泌物有无增多，患者体温有无异常。

（3）饮食护理 指导患者进食高蛋白、富含维生素、易消化、清淡的食物，如奶类、蛋类、肉类、新鲜蔬菜及水果。避免进食油炸、辛辣、刺激及坚硬的食物，禁烟酒。

（4）健康宣教 指导患者瘘口处尽量保持清洁干燥，避免接触污水，禁止用手抓、挠瘘口，可用络合碘轻轻擦拭瘘口。

（5）术前准备

① 皮肤准备：做好术区备皮，剃除同侧耳部 5cm 范围内毛发，并注意避免皮肤破损。

② 术前遵医嘱做好药敏试验，应用抗生素控制感染，嘱咐患者应避免用手挤压。

③ 必要时协助医生进行脓肿切开，遵循无菌操作原则，选择脓肿波动感最明显处下方或体位引流最低部位进行切开，切开后将脓腔内的脓血清除，以过氧化氢溶液反复冲洗，并以油纱条填充，以达到对空腔压迫止血的作用；观察脓腔大小及瘘口周围皮肤有无小孔形成，观察分泌物的颜色、性状、量。

④ 根据患者手术麻醉方式，完善术前检查，按麻醉要求禁食禁饮。向患者及家属讲解术前检查的目的、方法及注意事项。

2.术后护理

（1）术后病情观察

① 术后伤口需加压包扎，观察患者伤口敷料是否干燥、清洁，有无渗血、渗液等，若发现活动性出血，应及时告知医生进行处理。

② 观察患者体温是否升高，伤口周围有无红肿、淤血，外耳道有无出血，患者有无听力下降或面部肌肉运动障碍等面神经损害症状。术后 1～2 天患者体温可能会升高，为手术后吸收热，一般不超过 38.5℃，不需要特殊处理。若术后 3 天体温持续升高甚至出现高热，

应观察切口有无感染，遵医嘱给予对症治疗。

③ 解除绷带后观察有无继发性皮下出血及感染现象，如发现患者耳前皮下有波动感、压痛明显，应及时报告医生。

（2）饮食与活动

① 鼓励患者尽早进高蛋白、高热量、高维生素的食物，食物温度不宜过热，加强食物营养搭配，少量多餐，多饮水，促进伤口愈合。告知患者避免用力咳嗽及进食坚硬、过热食物，以防伤口裂开或出血。

② 术后头偏向健侧，保持术耳朝上，避免压迫伤口，以减少对局部伤口的刺激。无特殊情况鼓励患者早日下床活动。

（3）用药指导　根据医嘱使用抗生素，注意观察患者用药反应。

（4）专科护理

① 保持伤口加压包扎状态，及时更换渗湿的纱布。

② 评估患者的疼痛程度，教会其自我放松的方法，如听音乐，转移注意力，以减轻疼痛。对疼痛较重不能耐受的患者，必要时可遵医嘱使用镇痛药。

（5）健康宣教

① 嘱患者不要随意撕扯伤口纱布，保持伤口清洁干燥。活动时注意不要牵扯纱布。

② 指导协助患者进行头发的清洗，不要污染伤口。

③ 指导患者睡觉时切勿压迫患侧耳朵。

（6）心理护理　安慰和鼓励患者及家属，告知术后伤口观察和护理的要点，减少患者及家属恐惧感，积极配合后续治疗。耐心倾听患者主诉，给予心理上的支持，让患者充满安全感和信任感。

健康指导

1. 疾病知识指导

（1）嘱患者勿抓挠伤口处，日常应保持外耳清洁，勿用手自行挤压伤口，避免污水污染。

（2）注意观察伤口有无红、肿、痛、渗液等，保持伤口清洁、干燥。

2. 饮食与活动指导　养成良好的生活习惯，合理膳食，加强营养。多进行体育锻炼，增强抵抗力，注意保暖，预防感冒。

3. 用药指导　遵医嘱用药，告知患者服药的注意事项，服药时间，避免私自改药或停药。

4. 环境指导　保持室内环境清新，温湿度适宜，少去灰尘较多的地方。

5. 复诊指导　告知患者术后按时复诊的重要性，以便医生了解手术创面恢复情况，并及时进行对症处理。一般于出院1周后到门诊复诊，以后根据疾病恢复情况随诊。期间如出现局部疼痛、红肿、有分泌物等情况应及时到医院复诊。

6. 心理健康指导　告知患者保持良好的心理状态，以利于疾病康复，同时告知患者预防再次感染的方法，减轻患者紧张焦虑情绪。

先天性外耳畸形护理常规

先天性外耳畸形又称耳郭发育不全，可表现在耳郭的大小、位置和形状三方面的异常。单侧畸形多见。

病因

先天性外耳及中耳畸形常同时发生，前者系第一、二鳃弓发育不良以及第一鳃沟发育障碍所致。

临床表现

1. **隐耳畸形**　耳郭部分或全部隐藏于颞侧皮下，触诊时于局部皮肤的下面可能触及隐藏耳郭的软骨支架。

2. **移位耳**　耳郭向下或向前等各个方向移位，形态基本正常或有轻微畸形。

3. **招风耳**　耳郭向前倾斜，颅耳角增大达 150° 或 150° 以上，对耳轮和三角窝消失，舟状窝失去正常形态，耳郭上部扁平，而耳垂和耳屏的位置正常。

4. **杯状耳**　对耳轮和三角窝明显内陷，耳轮向前过度弯曲，耳郭形如杯状。

5. **猿耳**　耳郭上缘与后缘交界处出现一向后的三角形突起，如猿耳之耳尖，故得此名。

6. **大耳**　耳郭的某一部分过度发育。全耳郭肥大少见。

7. **副耳**　耳屏前方部或颈部有一个或数个大小不一形态各异的肉赘样突起，突起内可能有软骨。

8. **小耳**　按 Marx 分类法，可将小耳分为 4 度。Ⅰ度，耳郭各部均已发育，但耳郭较小，上半部可向下卷曲；Ⅱ度，耳郭仅为一由皮肤包裹软骨构成的不规则条形突起，有正常耳郭的 1/2 或 1/3 大，附着于颌关节后方或后下方，耳屏可正常；Ⅲ度，耳郭处仅有零星而不规则的软组织突起，部分软组织突起内有软骨，位置可前移或下移；Ⅳ度，无耳，无任何耳郭结构，侧平滑，罕见。

检查

1. **听功能检查**

（1）音叉试验　包括韦伯试验和林纳试验。韦伯试验，内耳功能正常偏侧，内耳功能异常可偏健侧。林纳试验，内耳功能正常为阴性，内耳功能异常可为阳性。

（2）电测听　纯音气骨导测试，内耳功能正常者呈传导性聋曲线，内耳功能异常者呈感音神经性聋曲线。

2. **影像检查**　耳部 X 线、CT、MRI 检查，可以确定耳畸形的程度和类型。

诊断与鉴别诊断

先天性外耳畸形的初步诊断并不困难，但应考虑耳郭畸形有无伴随外耳道狭窄闭锁畸形或中耳畸形，伴或不伴有炎症和胆脂瘤等。

治疗 / 处理原则

先天性外耳畸形应以手术治疗为主。对招风耳、杯状耳、大耳等畸形，宜在 5～6 岁时作整形术，因为此时耳郭的大小近似成人，手术干扰对耳郭未来的发育影响不大。耳郭成形术的方法有两种：①以患者自体游离的肋软骨作为支架，经过雕刻和塑形后植入皮下，一期或分期再造新耳郭；②佩戴耳郭假体。

护理评估要点

1.健康史　评估患者是否出生时就有耳部的畸形。患者母亲怀孕时有无感染或服药史。了解患者的生活习惯、性格状况、健康状况、药物过敏史、手术史、家族遗传史等。

2.身体状况　评估患者耳郭畸形分型、有无听力减退、有无耳鸣、有无眩晕、有无耳部流脓等。结合检查评估患者有无合并外耳道闭锁。评估患者有无上呼吸道感染等。

3.心理 - 社会状况　评估患者的年龄、性别、文化层次、对此疾病的认知程度，以及听力下降对患者日常生活的影响程度。了解其心理状态，评估有无因耳郭畸形导致外观形象改变而产生的自卑、焦虑、悲观情绪。

护理诊断 / 问题

1.**自我形象紊乱**　与畸形有关。
2.**疼痛**　与手术切口有关。
3.**有感染的可能**　与耳郭成形术有关。
4.**焦虑**　与担心术后耳朵的外形能否恢复正常有关。
5.**知识缺乏**　缺乏先天性小耳畸形成形术后护理的相关知识。

护理措施

1.术前护理

（1）心理护理　评估患者的心理状况，对患者及家属进行耳畸形的相关知识讲解，介绍耳再造术的手术方案、术后注意事项，告知患者及家属疾病预后及转归，加深患者及家属对该病及治疗方案的了解，树立治疗的信心。

（2）术前病情观察　观察患者是否存在皮肤以及呼吸道的感染，判断患者是否具有手术的禁忌证。观察患者生命体征是否正常。

（3）饮食护理　加强营养，合理安排饮食。

（4）健康宣教

① 术前指导患者进行平卧和健侧卧睡姿的适应性训练，避免术后因压迫患处导致血肿或压疮等现象发生。

② 教会患者深呼吸和有效咳嗽的方法，告知患者有效咳嗽的重要性及目的。

③ 嘱患者注意保暖，预防感冒，生活规律，睡眠充足，提高机体抵抗能力及修复愈合能力。

（5）术前准备

① 皮肤准备：术区备皮，剃除同侧耳部 5cm 范围内毛发，并同时备腹部皮肤，并注意避免皮肤破损。术前 1 天沐浴，做好个人清洁卫生。

② 术前完善相关检查，详细询问患者有无阿司匹林、硫酸氢氯吡格雷（波立维）、华法林等抗凝药物用药史，女性避开月经期。

③ 遵医嘱行药物过敏试验。

④ 胃肠道准备：术前按麻醉要求禁饮禁食。

⑤ 耳再造二期手术患者术前需要准备合适的腹带，以便在手术之后进行加压包扎伤口。

2. 术后护理

（1）术后病情观察

① 观察患者生命体征及血氧饱和度，尤其是呼吸、体温、血压情况。

② 密切观察伤口渗血情况及手术区有无肿胀、局部皮肤颜色、毛细血管充盈情况和敷料包扎的松紧度是否适宜，少量渗血只需在敷料表面加压包扎，严重活动性出血应立即告知医生，并协助查明出血原因。

③ 观察健康一侧耳周皮肤颜色变化，避免长时间受压导致压力性损伤。

④ 换药时密切观察皮瓣的色泽、温度及毛细血管的充盈程度，早期发现皮瓣血运障碍，及时处理。

（2）饮食与活动

① 术后 1～2 天内以清淡易消化、高蛋白、高维生素流质饮食为主，如鸡蛋羹、小米稀饭、新鲜蔬菜及水果汁等，2 天以后可加鸡汤、排骨汤、鱼汤等，饮食遵循流质饮食到半流质饮食到普食的过程。

② 全麻患者回病房后，注意动作要轻柔，保护患者的胸部以及头部，固定好引流装置；全麻清醒后，协助患者取半坐卧位，减轻再造耳水肿及胸部疼痛、促进负压引流，嘱勤翻身，适当床上活动，避免局部皮肤长期受压。禁止患侧卧位，尤其是患者熟睡以后应加强巡视，后期可使用再造耳固定器，谨防压伤。

③ 术后鼓励患者早期下床活动，活动时避免过度牵拉造成引流装置移位等情况发生。

（3）用药护理　根据医嘱使用抗生素及改善微循环药，注意观察患者用药反应，必要时可做高压氧治疗。

（4）专科护理

① 扩张皮瓣的护理：严格执行无菌操作，减少感染。皮瓣坏死是术后最严重的并发症，如局部皮瓣苍白、毛细血管的充盈反应不明显表明皮瓣供血不足，遵医嘱给予患者改善微循环的药物。若患者皮温低，应遵医嘱给予患者烤灯照射保暖。

② 胸部伤口以胸带加压固定，应防止包扎过紧而影响呼吸换气，指导患者做腹式呼吸，告知患者不得私自拆除胸带，避免因活动造成胸带移位。

③ 疼痛护理：患者术后应及时评估患者疼痛程度，出现术区和供区疼痛，尤其胸部疼痛比较明显，应及时给予镇痛药。若伤口疼痛不减轻，且为持续性胀痛，则提示皮瓣有可能发生血运障碍，应及时通知医生查看，防止皮瓣坏死。

④ 引流管护理

a. 妥善固定引流管，向患者及家属交代引流管的位置及留置引流管的意义，防止引流管扭曲、受压、打折及脱出。

b. 严格记录引流量，注意观察其颜色及性状的变化。一般术后 1～2 天引出物呈鲜红色，量为 5～10mL，3 天后色泽逐渐变浅，量逐渐减少。如持续引流血性液体、量多或较长时间没有任何引流液，应及时通知医生处理。

c.保持引流管负压引流通畅，如出现漏气现象，应及时检查连接处是否紧密，有无松脱。

（5）健康宣教

① 告知患者应合理进行头部的制动，避免头部大幅度活动。活动时，注意避免碰撞患侧伤口。

② 告知患者及家属放置引流管的目的和意义以及携带引流管活动时的注意事项。

③ 指导患者采用腹式呼吸，指导患者进行有效咳嗽，以利于减轻疼痛和呼吸道分泌物的排出。

④ 指导患者正确清洁伤口周围皮肤，避免污染伤口。告知患者及家属保持伤口清洁干燥的重要性，切勿用手抓挠伤口。

（6）心理护理　向患者及家属详细介绍疾病术后的护理、治疗的要点和重点，告知疾病预后及转归，嘱家属给予患者更多关怀和支持，使其保持良好的治疗心态，有利于后续治疗。年龄较小的患者应采取奖励、鼓励等方式减少其不适。

健康指导

1.疾病知识指导

（1）局部保持清洁干燥，避免因瘙痒而抓破术区皮肤，造成继发感染。

（2）部分耳郭畸形的患者伴有不同程度的面部畸形，要鼓励患者尽量患侧咀嚼，使用患侧面颊，减少健侧与患侧的差距。

（3）耳再造手术后，术耳对外界比较敏感，一定要注意终身保护，切勿碰撞、牵拉。

2.饮食与活动指导

（1）加强营养，保证足够的蛋白质摄入并注意膳食均衡。

（2）紧贴扩张皮瓣的衣物应宽松柔软，以纯棉为宜，注意清洁卫生，洗澡时不应用力搓洗扩张器表面，不宜使用梳子，不要使用刺激性强的洗发液。

（3）养成良好的生活作息，多休息，尽量选择健侧卧位，选用松软枕头。可于术后 2～3 个月恢复一般体力劳动，避免进行剧烈运动。

（4）避免强阳光直接照射，防暴晒，遇寒冷季节时要注意保暖，谨防冻伤。

3.用药指导　如出现切口瘢痕，配合医生使用抗瘢痕药物，或激光抗瘢痕治疗，避免局部使用类固醇激素。

4.环境指导　环境宜安静舒适，避免周围环境嘈杂、噪声。

5.复诊指导　定期就诊复查，如发现耳支架外露，再造耳皮肤破损、红肿、感染等，应及时就诊。

6.心理健康指导　告知患者及家属术后伤口护理的相关知识，消除紧张、恐惧等心理，保持积极乐观的良好心态，养成规律的生活习惯，保证充足的休息和睡眠，避免情绪过于激动。

先天性内耳畸形护理常规

先天性内耳畸形是引起先天性感音神经性聋的常见原因。正常人在出生前，耳蜗形态已发育成熟。如内耳胚胎的正常发育受阻，发生畸形，即出现先天性感音神经性聋。应用高分辨率CT成像技术发现，约有20%先天性感音神经性聋患者骨迷路存在细微或严重的畸形。Sennaroglu等在2002年提出了基于CT的内耳畸形分类法，将内耳畸形分为耳蜗畸形、前庭畸形、半规管畸形、内耳道畸形、前庭水管和蜗水管畸形。其中耳蜗畸形较为常见，约占内耳畸形的24%。根据胚胎发育停止的早晚，耳蜗畸形又分为：米歇尔畸形、耳蜗未发育、共同腔畸形、不完全分隔Ⅰ型（IP-Ⅰ）、耳蜗发育不全、不完全分隔Ⅱ型（IP-Ⅱ型，又称蒙底尼畸形）。

病因

先天性内耳畸形是胚胎发育不同阶段受遗传因素、基因突变和/或妊娠早期病毒（风疹病毒、麻疹病毒）感染、服用耳毒性药物（氨基糖苷类抗生素、大环内酯类抗生素及抗癌药等）、接触放射性或某些化学物质等致畸因素的影响，致内耳发育停顿或变异，从而导致先天性感音神经性聋。

临床表现

1. 听力障碍 先天性内耳畸形患者大都有较严重的聋，多数出生时即为极重度聋或重度聋。内耳或耳蜗未发育的米歇尔畸形者，出生后听不到任何声响。共同腔和耳蜗发育不全者多为极重度聋。蒙底尼畸形者因耳周已发育，可能保留部分高频听力。单纯性前庭水管大者出生时听力即差，亦可正常，正常者直至幼年或青年时期出现突聋或波动性耳聋。

2. 眩晕 前庭器畸形时，可有眩晕和（或）平衡失调，但不多见。大前庭水管综合征患者受到强声刺激时，可出现眩晕和眼震（Tullio现象）。

3. 脑脊液耳漏或脑脊液耳、鼻漏 某些内耳先天畸形如蒙底尼畸形、共同腔、前庭水管扩大等，在内耳和蛛网膜下腔之间、内耳和中耳之间有先天性瘘管存在，可发生脑脊液耳漏或耳、鼻瘘，在人工耳蜗植入术中可出现井喷。

检查

1. 听力检测

（1）音叉试验 韦伯试验示内耳功能异常可偏健侧。林纳试验示内耳功能异常可为阳性。

（2）电测听 纯音气骨导测试，内耳功能异常者呈感音神经性聋曲线。

2. 影像学检查

（1）颞骨高分辨率CT 首选检查方法，颞骨薄层CT扫描及三维重建可显示内耳骨迷路的多种畸形。耳蜗畸形严重者耳蜗仅如一单曲小管或小囊。CT扫描中还可观察前庭水管是否扩大。

（2）MRI 及水成像　MRI 的软组织分辨率高，可以观察内耳的形态及信号改变，还可显示前庭蜗神经发育异常等情况。内耳水成像能够重建出含水迷路腔的三维图像，更加立体地显示各种内耳畸形的形态。

诊断

影像学检查是诊断内耳畸形的主要手段。在诊断时应注意观察蜗轴底部是否缺损及其宽度；还需要注意面神经的走行是否异常，尤其是对于耳蜗发育不良以及伴有外、中耳畸形的患者，其面神经在颞骨各段走行均可出现异常。此外，对于综合征性耳聋患者，还需要注意有无神经系统或其他系统的伴发征象。

治疗 / 处理原则

根据患者的听力水平、CT 和（或）MRI 所见，选配助听器或人工耳蜗植入术。

护理评估要点

1. 健康史　询问患者家属，母体在妊娠时有无病毒感染史或服用致畸药物、频繁接触放射线及电磁波等物理因素史。询问患者是否有家族遗传史，了解患者的生活习惯、药物过敏史、手术史等。

2. 身体状况　患者一般有严重的听力障碍，了解其是否有发作性眩晕、脑脊液耳漏等症状，评估患者是否合并有外耳、中耳或其他肢体及内脏畸形。

3. 心理 – 社会状况评估　评估患者的年龄、性别、职业、文化水平、交流能力、发育、饮食习惯、性格特点以及家庭支持系统状态等，了解其对本疾病的认知程度及心理状态，以及听力下降对患者日常生活的影响程度。

护理诊断 / 问题

1. 语言沟通障碍　与听力严重障碍不能有效沟通有关。
2. 疼痛　与手术切口有关。
3. 焦虑　与担心手术预后有关。
4. 有感染的可能　与机体对植入的异物发生排斥反应有关。
5. 潜在并发症　颅内感染、出血、伤口感染、面瘫等。
6. 知识缺乏　缺乏疾病相关知识。

护理措施

1. 术前护理

（1）心理护理　与患者及家属沟通时表现出充分的耐心和爱心，多用表示赞扬和鼓励的手势；通过观察患者的面部表情、眼神和肢体语言及时了解患者的需要，采用手势或通过家属翻译等多种方法与其沟通，取得患者的信任，与患者建立良好的护患关系。向患者及家属讲解人工耳蜗的相关知识及手术存在的风险性、预后效果等，并提供相关文字资料，以增进其对疾病知识的了解和对医护人员的理解及配合。

（2）术前病情观察

①注意观察患者的体温、呼吸情况，防止上呼吸道感染。

②观察患者有无脑脊液耳漏或耳漏现象加重。

（3）饮食护理　术前可进食高蛋白、高热量、高维生素、易消化的清淡饮食，忌辛辣及刺激性食物，禁烟酒。

（4）健康宣教　向患者及家属说明麻醉方式、术前禁饮禁食的目的及重要性，并告知患者及家属术后返回病房后可能出现的问题以及处理的方法。

（5）术前准备

①皮肤准备：耳周 5cm 或全头备皮，并做好头部清洁，以便于术区消毒、暴露和术后包扎。修剪指甲，避免术后搔抓。

②遵医嘱行药物过敏试验。

③胃肠道准备：术前 8 小时禁食、6 小时禁水，小儿可根据实际情况和医生安排设定禁食时间，嘱患者家属切勿因小儿饥饿、哭闹而私自给予进食。

④完善相关检查：协助患者完善血液生化检查、心电图、胸片、各项听力检查以及高分辨率颞骨 CT 和 MRI 等，查看患者检查结果有无手术禁忌。

2. 术后护理

（1）术后病情观察

①观察耳部纱布有无渗血、渗液，包扎是否松动、脱落，嘱患者切勿打湿、抓挠伤口或扯下纱布敷料。

②观察患者有无头晕、呕吐等症状，嘱卧床休息、防止跌倒，如呕吐严重，可指导其减少进食，进行补液及营养支持，若患者同时感觉剧烈头痛，立即告知医生处理。

③观察患者耳鼻部有无水样液体流出；有无发热；意识、瞳孔有无变化；有无颈项强直、头痛、恶心、喷射性呕吐等情况。若有异常，立即告知医生。

④患者清醒后，通过让其做张口、微笑、皱眉、鼓腮等动作，仔细观察有无面肌抽搐、口角歪斜、鼻唇沟变浅或消失、额纹消失或眼睑闭合不全等面瘫的表现。

（2）饮食与活动

①术后第 1 天可进半流质饮食或软食，以减轻下颌骨过度活动和避免由于咀嚼动作引起耳部不适，第 2 ～ 3 天视情况由软食过渡为普食，禁止进食过硬、辛辣刺激食物，保证营养摄入，保持大便通畅。

②术后平卧时将头偏向健侧，手术患耳朝向上方，以免压迫伤口。因伤口加压包扎不适，患者可能出现躁动，此时应注意给予床档保护，床边专人陪护，防止坠床、抓挠伤口（尤其夜间睡觉时）。年龄较小的患儿麻醉苏醒后哭闹，可由家属抱在怀里，使其有安全感，但要注意不可压迫患耳。

③术后 3 天内以卧床休息为主，避免头部剧烈运动和下颌运动，限制跑、跳，避免头部受到强烈震动而损坏电子耳蜗内部的接受刺激器。

（3）用药指导　根据医嘱使用抗生素，注意观察患者用药反应。

（4）专科护理

①手术部位弹力绷带加压包扎，防止伤口敷料松动、脱落，以免出现皮下血肿；避免患者用手抓挠手术部位；观察耳郭切口周围的血运及切口渗血情况，注意有无皮下血肿。

②严格遵守无菌操作技术，将患者安排在无开放性伤口的非感染性病房，做好病房的清洁和消毒工作。

③并发症的护理

a.脑膜炎和中耳炎的护理：术后及时向手术医生了解患者术中情况，对于术中"镫井喷"严重的患者，术后采取头高脚低位；密切监测患者的生命体征，观察患者的意识和瞳孔，检查有无颈项强直；嘱患者少活动，避免头部用力、长时间头低位和用力擤鼻等导致颅内压增高的动作；观察患者鼻腔、咽部、外耳道有无透明液体流出，敷料是否有渗湿，经常询问并观察患者是否感到头痛、恶心、呕吐等不适。

b.耳鸣和眩晕的护理：保持病室光线柔和安静舒适，避免强光、噪声刺激；嘱患者尽量卧床休息，护理操作时动作轻柔，避免对患者造成不良刺激；遵医嘱适量应用糖皮质激素，减少内耳反应；做好安全防护工作，防止患者坠床、跌倒等意外事件发生。

c.面瘫的护理：观察患者有无吞咽困难，做好口腔护理，避免食物残留。眼睑不能闭合者，注意避免强光刺激，患侧眼睛睡前用金霉素眼膏涂眼及消毒纱布包眼保护角膜，指导患者按摩患侧面肌4～6次/天，15分钟/次，进行康复训练。

（5）健康宣教

①告知患者预防上呼吸道感染的重要性，避免打喷嚏，以免增高颅内压力，防止耳漏的发生。

②嘱患者避免用力咳嗽、哭闹等引起颅内压增高的行为。

③减少探视，避免交叉感染。

（6）心理护理　利用日常护理操作、查房等机会关心体贴患者，为患者及家属介绍科室既往成功案例，并告知其应做好长期言语康复训练的准备，增强患者及家属的信心。

健康指导

1.疾病知识指导

（1）术后即开始听力语言功能训练，从听觉训练、词汇积累和语言训练3个阶段进行培训。

（2）告知患者及家属听力及言语康复训练是一个艰难漫长的过程，要有极大的耐心，不能急于求成。指导患者除接受正规语训外，平时多听故事，多听广播等，训练患者交流时由简到繁、由单句到短句、由少到多，反复训练，充分调动他们的主观能动性，积极配合康复训练。

（3）对于外置部件，应注意保持清洁，避免潮湿和淋雨，每日取下外部件后请将其放入防潮袋，防止粗暴操作导致外力损坏及防止静电，衣服以纯棉和天然纤维材料最佳。

（4）注意及时更换电池，使用中如遇问题及时与医院或耳蜗公司联系。

2.饮食与活动指导

（1）养成良好的饮食习惯，食物营养丰富、富含维生素，多食新鲜蔬菜水果。

（2）伤口愈合前洗头洗澡时请注意避免伤口沾水，短发患者可用湿毛巾擦洗。拆线后待结痂脱落、伤口愈合后可正常洗头、剃头。

（3）保持外耳道清洁，勿挖耳或塞耳，防止污水入耳。

（4）乘坐交通工具时，避免碰撞挤压，乘坐飞机时如果觉得机舱内太吵，可以将处理器关闭或取下。

（5）避免剧烈运动或存在肢体碰撞的体育活动，以防止内植部件移位。

3. 用药指导 告知患者及家属遵医嘱用药的重要性，将药物服用的方法、服用时间、服用次数准确告知患者及家属。

4. 环境指导 保持室内环境安静舒适，室内温湿度适宜，光线柔和，避免环境嘈杂。

5. 复诊指导 告知患者复诊时间、复诊地点及复诊的重要性，告知患者术后 1 个月需到门诊进行开机调频，定期调试。

6. 心理健康指导 告知患者及家属积极面对后续治疗，给予正面反馈，适当运动，有助于释放不良情绪，减轻压力。

分泌性中耳炎护理常规

分泌性中耳炎是以中耳积液（包括浆液、黏液、浆-黏液，而非血液或脑脊液）及听力下降为主要特征的中耳非化脓性炎性疾病。本病在小儿发病率较高，是引起小儿听力下降的常见原因之一。分泌性中耳炎可分为急性和慢性两种，急性分泌性中耳炎持续时间达到或超过3个月即为慢性分泌性中耳炎。

病因

1. 咽鼓管功能障碍

（1）机械性阻塞　如儿童腺样体肥大、肥厚性鼻炎、鼻咽部肿瘤或淋巴组织增生、长期的后鼻孔及鼻咽部填塞等。

（2）清洁功能不良　细菌外毒素引起的纤毛运动暂时性瘫痪，管腔内分泌物潴留，放射性损伤，以及婴幼儿咽鼓管发育不成熟，先天性呼吸道黏膜纤毛运动不良，原发性纤毛运动障碍等，均可不同程度地损害黏液纤毛输送系统的功能，使中耳及管腔内的分泌物、致病性微生物以及毒素等不能有效排出。

（3）防御功能障碍　由于各种原因引起的咽鼓管关闭不全，如老年人结缔组织退行性变，咽鼓管黏膜下方弹力纤维的弹性降低，咽鼓管咽口的瘢痕牵引，肿瘤的侵袭破坏，或放射性损伤等，皆可导致咽鼓管的防御功能丧失，容易导致病原微生物侵入中耳。

2. 感染　学者研究发现，中耳积液中细菌培养阳性结果为22%～25%，其中常见致病菌为流感嗜血杆菌和肺炎链球菌。

3. 免疫反应　儿童免疫系统尚未完全发育成熟，这可能也是儿童分泌性中耳炎发病率较高的原因之一。慢性分泌性中耳炎可能属于一种由抗感染免疫介导的病理过程。

4. 其他　气压损伤如飞行、潜水的急速升降亦可引发此病，临床上称为气压性中耳炎。被动吸烟、哺乳方式不当、家族中有中耳炎患者等也属本病的危险因素。

临床表现

（1）听力减退　听力下降、自听增强。头部前倾或偏向健侧时，因积液离开蜗窗，听力可暂时得到改善。中耳积液黏稠时，听力可不因头部变动而改变。小儿大多无听力下降的主诉，常因对声反应迟钝、注意力不集中而就医。若一耳患病，另一耳听力正常，则可能长期不被察觉，只体检时才被发现。

（2）耳痛　急性者可有轻微耳痛，常为患者的第一症状，可为持续性，亦可为抽痛。慢者耳痛不明显。

（3）耳鸣　多为低调间歇性，如"噼"声、"哄哄"声及流水声等。当头部运动或打欠、捏鼻鼓气时，耳内可出现气过水声。

（4）耳内闭塞感　患耳周围皮肤可有阻塞感、耳内闭塞或闷胀感，反复按压耳屏后可暂时减轻。

检查

1. 鼓气耳镜检查 鼓气耳镜是首要诊断方法，可见鼓膜活动度降低，提示中耳腔积液。急性者可见鼓膜充血、内陷，呈淡黄、橙红油亮或琥珀色。慢性者可呈灰蓝或乳白色。有可见液平面或气泡。

2. 听力检查

（1）音叉试验及纯音听阈测试　结果示传导性聋。听力损失程度不一。因积液常有变化，听阈会出现一定波动。

（2）声导抗测试　声导抗图对诊断有重要价值。平坦型（B型）为分泌性中耳炎的典型曲线；负压型（C型）示咽鼓管功能不良，部分有鼓室积液。

3. 影像学检查　CT扫描可见中耳腔有不同程度密度增高。小儿可做头部X线侧位片，了解腺样体是否增生。

诊断与鉴别诊断

（1）根据病史和临床表现，结合各项检查结果，诊断一般不难。必要时可做颞骨CT扫描，或在无菌操作下做鼓膜穿刺术而确诊。但如积液甚为黏稠，也可能抽不出液体，但请该患者捏鼻鼓气时，可见黏稠液体从穿刺针眼被挤压出。

（2）该病在诊断时需与鼻咽癌、脑脊液耳漏、外淋巴瘘、胆固醇肉芽肿、粘连性中耳炎进行鉴别，其中分泌性中耳炎可能为鼻咽癌患者的首诊症状。故对成年患者，特别是一侧分泌性中耳炎，应警惕有鼻咽癌的可能。

治疗/处理原则

清除中耳积液，改善咽鼓管通气引流功能，以及病因治疗等综合治疗为本疾病的治疗原则。由于不少分泌性中耳炎具有自限性，对无症状、听力正常、病史不长的轻型患儿可在医生的指导下密切观察即可。

1. 非手术治疗

（1）急性期可根据病变严重程度选用合适的抗生素。

（2）可用1%麻黄碱和含有激素的抗生素滴鼻液交替滴每天3～4次以保持鼻腔及咽鼓管引流通畅。注意应采取仰卧头低位的滴鼻体位。

（3）使用稀化黏素类药物有利于纤毛的排泄功能，降低咽鼓管黏膜的表面张力和咽鼓管开放的压力。

（4）使用糖皮质激素类药物作为辅助治疗，如地塞米松或泼尼松等。

（5）咽鼓管吹张慢性期可采用捏鼻鼓气法、波氏球法或导管法。

2. 手术治疗

（1）手术可行鼓膜穿刺术、鼓膜切开术、鼓室置管术等。

（2）积极治疗鼻腔及鼻咽部疾病，如鼻息肉切除术、鼻中隔矫正术、腺样体切除术等。

护理评估要点

1. 健康史　评估患者发病前是否有上呼吸道感染史，是否过度劳累。往有无急慢性鼻炎、鼻窦炎、腺样体肥大等病史。近期有无乘坐飞机、进行潜水等活动。

2. **身体状况**　评估患者有无听力下降、耳痛、耳鸣或耳闷胀感等症状。

3. **心理 – 社会状况**　评估患者的年龄、性别、职业、文化水平、工作环境、饮食习惯、性格特点以及家庭支持系统状态等，了解其对本疾病的认知程度及心理状态。

护理诊断 / 问题

1. **感知改变**　听力下降，与中耳积液有关。

2. **舒适度减弱**　与鼓室积液引起的耳闷、耳痛、耳鸣有关。

3. **焦虑**　担心疾病预后有关。

4. **知识缺乏**　缺乏分泌性中耳炎治疗及护理相关知识。

护理措施

1. 术前护理

（1）心理护理　对患者的提问给予明确、积极、有效的答复，用通俗易懂的言语向患者及家属讲解疾病的相关知识、手术方法及预后，注意沟通方式，通过有效的沟通了解患者感受，有明显紧张、焦虑感的患者及时给予心理干预，消除患者的不良情绪，增强患者信心。

（2）术前病情观察

① 观察患者有无耳鸣、耳痛、耳闷胀感等，注意防止上呼吸道感染。

② 观察患者生命体征变化，体温有无异常。

（3）饮食护理　适当补充优质蛋白，减少辛辣油腻食物摄入，补充易消化的水果和蔬菜、牛奶等，饭后漱口，保持口腔卫生。

（4）健康宣教　对患者进行分泌性中耳炎相关疾病知识宣教，包括主要治疗过程、方法、预后及药物相关知识等。指导患者鼓气的方法，告知患者要积极用药，改善耳部不适症状。

（5）术前准备

① 皮肤准备：分泌性中耳炎手术一般在耳内镜下进行操作，无需备皮。术前一晚嘱患者清洁术耳及周边皮肤。

② 遵医嘱行药物过敏试验。

③ 清洁患者耳内分泌物，以防急性鼻窦炎对患者听力重建造成影响。

④ 胃肠道准备：全麻患者术前按麻醉要求禁食禁饮，局麻患者无禁食禁饮要求。

2. 术后护理

（1）术后病情观察

① 全麻患者术后遵医嘱予吸氧及心电监测，严密观察患者的生命体征变化及面色、意识情况，如发现异常，及时告知医生。

② 观察患者耳部伤口敷料是否干燥，如有松脱、渗血现象及时告知医生处理。

③ 询问患者耳部有无异常疼痛，鼓膜切开或置管术后，偶有伤口疼痛、耳内脉搏跳动感和水流声属正常现象，护士应做好沟通解释工作，如有剧烈疼痛等异常应及时通知医生。

（2）饮食与活动

① 进食高热量、高蛋白、高维生素、清淡易消化的食物，多吃新鲜蔬菜水果，避免进食辛、辣、煎、炸等刺激性食物。

② 术后头部偏向健侧，活动时幅度不要过大，取舒适卧位，如无特殊情况鼓励尽早下床活动，注意起床动作要慢，以免引起眩晕。

（3）用药指导　根据医嘱使用抗生素，以减轻炎性渗出，预防感染，注意观察患者用药反应。恶心、呕吐反应较重者，遵医嘱予以补液，防止纠正脱水和电解质紊乱。

（4）专科护理要点

① 保持伤口清洁干燥，换药时注意无菌操作，治疗时动作要轻，尽量避免搬动患者头部。

② 做好口腔护理，保持口腔清洁。

③ 对于有眩晕的患者，嘱其卧床休息，保障患者安全，避免跌倒、坠床等不良事件发生。

（5）心理护理　与患者家属进行积极有效沟通，了解患者及家属对术后治疗、护理重视度，并告知患者术后保持良好的遵医行为对确保手术效果、促进听力恢复的重要性。

（6）健康宣教

① 告知患者由于手术创伤导致局部组织反应性水肿，可能出现头痛、头晕等不适症状，安慰患者不必紧张，必要时给予其鼻部冷敷，减轻水肿，缓解疼痛。

② 指导患者正确的滴鼻、滴耳方法，保持鼻腔及咽鼓管通畅。

健康指导

1. 疾病知识指导

（1）鼓膜置管期间严禁耳道进水，保持患耳清洁，禁用手挖耳，注意用耳卫生；鼓膜置管期间耳道内有渗液为正常现象，如果渗液性质可疑（颜色、气味异常）应立即就医。

（2）避免耳部受压，避免用力擤鼻涕，保持鼻腔通畅。擤鼻时注意按压一侧鼻孔，勿同时捏紧双侧鼻孔。

（3）避免不正确的挖耳或采耳行为。

2. 饮食与活动指导

（1）进食高热量、高蛋白、高维生素、易消化、清淡的食物，多吃新鲜蔬菜水果，避免进食辛、辣、煎、炸等刺激性食物，饮食过程需细嚼慢咽。

（2）有吸烟、饮酒习惯的患者，耐心向患者解释吸烟、饮酒的危害性，劝其戒烟、戒酒。

（3）增强锻炼，提高机体抵抗力，但避免剧烈运动对术耳造成碰撞，同时需暂停水上运动，洗头或沐浴时用干棉球塞住外耳道。

（4）指导患者高空飞行上升或下降时，可做吞咽或打哈欠的动作，使咽鼓管两端压力平衡。

3. 用药指导　遵医嘱服药，注意观察用药疗效，有无药物不良反应。

4. 环境指导　保持环境安静舒适，温湿度适宜。

5. 复诊指导　积极治疗过敏性鼻炎、高血压、糖尿病、动脉硬化等原发疾病。定时复诊，按时换药，不适随诊。

6. 心理健康指导　告知患者及家属预防和护理分泌性中耳炎预防相关知识，缓解患者或家属紧张不安的心理，鼓励患者保持良好的情绪，积极面对。

慢性化脓性中耳炎护理常规

慢性化脓性中耳炎是中耳黏膜、骨膜或深达骨质的化脓性炎症，重者炎症深达乳突骨质。临床上以耳内长期间歇或持续流脓、鼓膜穿孔及听力下降为特点。慢性化脓性中耳炎是耳科常见病，严重者可导致耳源性颅内、外并发症。

病因

慢性化脓性中耳炎的主要病因如下。

（1）急性化脓性中耳炎未获恰当而彻底的治疗，或治疗受到延误，以致迁延为慢性。此为较常见的原因。

（2）急性坏死性中耳炎病变深达骨膜及骨质，组织破坏严重者，可延续为慢性。

（3）全身或局部抵抗力下降，如猩红热、麻疹、肺结核等传染病，营养不良，全身慢性疾病等患者。特别是婴幼儿，中耳免疫力差，急性中耳炎易演变为慢性。

（4）鼻部和咽部的慢性病变如腺样体肥大、慢性扁桃体炎、慢性鼻窦炎等，亦为引起中耳炎长期不愈的原因之一。

（5）乳突气化不良与本病可能有一定关系，因为在慢性化脓性中耳炎患儿中，乳突气化不良者居多。

临床表现

1.耳溢液　耳内流脓可为间歇性或持续性，脓量多少不等。上呼吸道感染或经外耳道再感染时，流脓发作或脓液增多，可伴有耳痛，病变由静止期或相对稳定期进入急性发作期。脓液或为黏液性、黏液脓性或为纯脓。如脓液长期不予清洗，可有臭气。炎症急性发作期或肉芽、息肉受到外伤时分泌物内可带血，甚至貌似全血。

2.听力下降　患耳可有不同程度的传导性或混合性听力损失。听力下降的程度与鼓膜穿孔的大小、位置，听骨链是否受损，以及迷路正常与否等有关。就鼓膜穿孔而言，紧张部前下方的小穿孔一般不致引起明显的听力下降；后上方的大穿孔则可导致较重的听力损失。有些患者在耳内滴药后或耳内有少许分泌物时，听力反可暂时提高，此乃因少量的液体遮盖了蜗窗膜，使相位相同的声波不会同时到达两窗，前庭阶内外淋巴液的振动不会受到干扰之故。

3.耳鸣　部分患者有耳鸣，多与内耳受损有关。由鼓膜穿孔引起的耳鸣，在将穿孔贴补后耳鸣可消失。

检查

1.耳镜检查　鼓膜穿孔可分为中央性和边缘性两种。慢性化性中耳炎的鼓膜穿孔一般均位于紧张部。个别大的穿孔也可延及松弛部。穿孔可大可小，呈圆形或肾形，大多为中央性。穿孔较大时，部分锤骨柄，甚至部分砧骨长突或砧锤关节可暴露于外。通过穿孔可见鼓室内壁或充血、水肿，而黏膜光滑；或黏膜增厚、高低不平；有时可见硬化病灶；病变严重时，紧张部鼓膜可以完全毁损，鼓室内壁出现鳞状上皮化生。鼓室内或穿孔附近可见肉芽或息肉，具有长蒂的息肉可越过穿孔坠落于外耳道内，掩盖穿孔，妨碍引流。肉芽周围可有脓液。

2. **听力检查** 呈轻到中度的传导性听力损失，或混合性聋。

3. **颞骨 CT** 病变主要限于中鼓室者听小骨完整，乳突表现正常；乳突多为气化型，充气良好。中耳出现骨疡者，中、上鼓室及乳突内有软组织影，房室隔不清晰，小听骨可有破坏或正常。

诊断与鉴别诊断

诊断应根据病史、鼓膜穿孔及鼓室情况、结合颞骨 CT 图像综合分析，判断病变性质及范围，而不可仅凭鼓膜穿孔的位置是中央性或边缘性、穿孔的大小以及流脓是间断性或持续性等匆忙做出结论。在临床上要注意与中耳胆脂瘤、慢性鼓膜炎、结核性中耳炎进行鉴别。在诊断过程要警惕中耳癌的发生，中耳癌好发于中年以上的成年人。大多有患耳长期流脓史，近期有耳内出血，伴耳痛，可有张口困难。鼓室内新生物可向外耳道浸润，接触后易出血。病变早期即出现面瘫，晚期可有多对脑神经受损。颞骨 CT 示骨质破坏。新生物活检可确诊。

治疗 / 处理原则

治疗原则为控制感染，通畅引流，清除病灶，尽可能恢复听力，消除病因。

1. **药物治疗**

（1）引流通畅者以局部药物为主，急性发作时应全身应用抗生素。用药前可先取脓液作细菌培养及药敏试验，以作指导用药。

（2）局部用药 鼓室黏膜充血、水肿，分泌物较多时给予抗生素溶液或抗生素与糖皮质激素混合液滴耳。鼓室黏膜湿润、脓液较少时，可用乙醇或甘油制剂等。

（3）局部用药注意事项 用药前需彻底清除外耳道及鼓室内的脓液。用药前通常可先用3% 过氧化氢溶液洗耳，洗净后再点药。忌用氨基糖苷类抗生素等耳毒性药物滴耳，以免引起听力下降。忌用粉剂，因其可能堵塞穿孔妨碍引流。尽量不用有色药物，以防影响局部观察。中耳腔内忌用含酚类、砷类的腐蚀剂。

2. **手术治疗** 慢性化脓性中耳炎待流脓停止、耳内干燥后，积极治疗中耳慢性病变以保留或改善听力，鼓膜穿孔不愈合应及时行鼓室成形术。

3. **病因治疗** 及时治愈急性化脓性中耳炎，积极治疗鼻咽部慢性疾病，如慢性化脓性鼻窦炎、慢性扁桃体炎、腺样体肥大等。

护理评估要点

1. **健康史** 评估患者是否有急性化脓性中耳炎病史，是否积极治疗，病程是否超过 8 周。评估患者是否存在鼻咽部病变，如腺样体肥大、鼻窦炎、慢性扁桃体炎等。评估患者是否有免疫力低下的情况。询问患者既往史，有无过敏史、用药史等。

2. **身体状况** 询问患者是否有耳部流脓、听力下降、耳鸣、眩晕等症状；是否有颅内感染征象，如头痛、发热、恶心、呕吐等。

3. 心理－社会状况评估 慢性化脓性中耳炎患者因长期迁延的耳部流脓、听力下降，常表现为焦虑、自卑等负面情绪。护士应评估患者的年龄、性别、职业、文化水平、工作环境、饮食习惯、性格特点以及家庭支持系统状态等，了解其对本疾病的认知，围绕疾病的相关知识、手术过程、预后情况进行宣教，提高患者配合度。

护理诊断 / 问题

1. **疼痛** 与中耳慢性炎症刺激、手术切口有关。
2. **焦虑** 与担心慢性炎症久治不愈和手术治疗效果有关。
3. **知识缺乏** 缺乏慢性化脓性中耳炎的相关疾病知识。
4. **潜在并发症** 硬脑膜外脓肿、耳源性脑脓肿、耳后骨膜下脓肿。

护理措施

1. 术前护理

（1）心理护理 做好疾病的健康教育，耐心讲解手术的目的及意义，术中可能出现的情况，如何配合术后的注意事项，使患者有充分的思想准备，减轻焦虑与恐惧情绪，并使其认识到本疾病潜在的危害性，积极配合手术。

（2）术前病情观察 观察患者有无耳部流脓、耳鸣、眩晕等症状。有眩晕者，应卧床休息，减少活动，加强防跌倒相关健康宣教，避免不良事件发生。

（3）饮食护理 术前可进食高蛋白、高热量、高维生素、易消化的清淡饮食，忌辛辣及刺激性食物，禁烟酒。

（4）健康宣教

① 保持耳部清洁，告知患者滴耳液使用的目的、注意事项，指导患者正确的滴耳方法。

② 采用多种形式如发放小册子、播放科普小视频、口头宣教等对患者进行疾病相关知识宣教，加深患者对疾病的认识与了解。

（5）术前准备

① 遵医嘱做好术前备皮，并注意避免皮肤破损。

② 遵医嘱行药物过敏试验。

③ 协助指导患者完善术前检查，告知患者检查的注意事项、检查时间及检查的目的。

④ 全麻患者术前按麻醉要求禁饮禁食。

2. 术后护理

（1）术后病情观察

① 全麻患者术后遵医嘱予吸氧及心电监测，严密观察患者的生命体征变化及面色、意识情况，发现异常及时告知医生。

② 观察患者耳部伤口敷料是否渗湿，伤口敷料有无松脱，如有松脱渗血现象及时告知医生予以伤口换药。

③ 密切观察患者病情变化，防止并发症的发生。观察患者耳郭皮肤颜色、血运有无异常；观察患者有无面瘫、眩晕、呕吐和眼震出现；观察患者有无头痛、恶心、呕吐、发热及耳后红肿、明显压痛等症状，一旦发现异常，应立即告知医生查看。

（2）饮食与活动

① 嘱患者进食高蛋白、高热量、富含粗纤维的食物，从流食逐渐过渡至普食，忌食辛辣刺激性食物或带骨刺硬性食物。尽量采用健侧咀嚼，以免因咳嗽、打喷嚏及咀嚼时牵拉伤口引起疼痛和出血。

② 适当抬高床头，头部偏向健侧，避免局部受压。无特殊情况者尽早下床活动，起床动作要慢，以免引起眩晕，头部不能进行大幅度活动。

（3）用药指导　遵医嘱使用抗生素，预防和控制感染；告知患者药物名称、用药目的、使用方法及相关注意事项；观察药物疗效及可能出现的副作用。

（4）专科护理

① 术后患者出现眩晕，评估患者眩晕程度，协助患者活动，做好安全宣教，使用床挡，防止患者跌倒或坠床。

② 加强伤口换药，及时清除局部渗出物，防止感染。换药时注意无菌操作，注意观察伤口的愈合情况。

③ 评估患者疼痛性质，疼痛部位及疼痛持续时间。对疑有颅内并发症者，禁止使用镇痛、镇静类药物，以免掩盖症状。

（5）健康宣教

① 教会患者使用床旁呼叫系统，一旦出现头晕、恶心等不适症状时，应即刻采取安全措施：手扶固定物体、及时卧床或就地平躺，并通知医务人员。

② 告知患者伤口绷带拆除后，注意保持伤口清洁干燥，切勿进水，指导患者正确洗头洗澡方式。

③ 告知患者术后1周内避免打喷嚏和用力擤鼻，防止鼓膜重新裂开。

④ 术后有眩晕的患者应静卧，待眩晕消失后方可起床。

（6）心理护理　了解患者对术后治疗、护理的重视度，鼓励患者说出内心感受，开展病友交流活动，增强患者信心。

健康指导

1. 疾病知识指导

（1）避免诱发中耳炎的因素，减少感染，保持耳部伤口清洁、耳内干燥，避免耳部受压。

（2）告知患者正确的滴耳方法，头部偏向健侧，患耳朝上。清除分泌物后，充分暴露外耳道，将滴耳液顺着耳道壁滴入2～3滴。滴管末端勿触及耳部边缘，以防污染。滴完后用手指反复轻压耳屏数次，使药液流入中耳腔内并充分与耳道黏膜接触。

（3）避免用力擤鼻涕，保持鼻腔通畅。擤鼻时注意按压一侧鼻孔，勿同时捏紧双侧鼻孔。

（4）告知患者术后3个月内耳道有渗液为正常现象，观察渗液颜色、气味，若有异常，及时就医。

2. 饮食与活动指导

（1）养成良好的生活习惯，戒烟、戒酒。进食高热量、高蛋白、高维生素、易消化、清淡的食物，多吃新鲜蔬菜水果，避免进食辛、辣、煎、炸等刺激性食物，饮食过程细嚼慢咽。

（2）劳逸结合，按时作息，避免过度劳累或感冒；增强运动，提高机体抵抗力，但避免剧烈运动对术耳造成碰撞。做好保暖，预防上呼吸道感染。

（3）若患者存在鼓膜穿孔或在鼓室成形术后短期内，嘱其不宜游泳，在沐浴和洗头时，用干棉球堵塞外耳道，避免诱发感染。若患者行鼓膜修补术，嘱其半年内严禁坐飞机，以免气压影响鼓膜正常愈合。

3. 用药指导　积极治疗心脏病、高血压、糖尿病、动脉硬化等原发疾病。避免使用耳毒性药物。

4. 环境指导　保持室内环境安静舒适，避免嘈杂噪声，减少外界刺激。

5. 复诊指导　指导患者门诊复查及拆线，告知患者门诊挂号的方法及复查时间。

6. 心理健康指导　告知患者疾病的预后及转归，鼓励患者用积极乐观的心态面对，避免不良情绪产生。为患者提供疾病预防宣传资料及科室联系方式，提高患者安全感及信任感。

中耳胆脂瘤护理常规

中耳胆脂瘤为非真性肿瘤，是指角化的鳞状上皮在中耳内形成，呈囊性结构，囊的内壁为复层鳞状上皮，囊外以一层厚薄不一的纤维组织与邻近的骨壁或组织紧密相连。囊内除充满脱落上皮及角化物质外，尚可含胆固醇结晶，故称之为胆脂瘤。由于胆脂瘤具有破坏周围骨质的特点，中耳胆脂瘤可以引起严重的颅内外并发症，值得重视。从胆脂瘤的来源可将其分为先天性和后天性两种。先天性胆脂瘤系胚胎期外胚层组织遗留于中骨形成的囊肿。后天性胆脂瘤是鼓膜或外耳道上皮陷入鼓室形成，大多与感染有关。

病因

胆脂瘤形成的确切机制尚不明确。一般认为后天性胆脂瘤的发病机制多由鼓室内负压伴咽鼓管功能不良、鼓膜穿孔边缘处上皮向鼓室翻入、炎症刺激使鼓室黏膜上皮化生，以及外耳道深部和鼓室上皮具有活跃的增殖能力，由于炎症刺激增殖而形成胆脂瘤。后天性胆脂瘤常继发于慢性化脓性中耳炎。

临床表现

1. **不伴感染的胆脂瘤** 早期可无任何症状。

2. **听力下降** 听力下降可能是不伴感染的胆脂瘤患者唯一的主诉。早期多为传导性聋，程度轻重不等。上鼓室内小的胆脂瘤，听力可基本正常，即使听骨部分遭到破坏，但因胆脂瘤可作为听骨间的传声桥梁，听力损失也可不甚严重。病变波及耳蜗时，耳聋呈混合性。严重者可为全聋。

3. **耳溢液** 不伴感染的中耳胆脂瘤可无耳溢液。伴慢性化脓性中耳炎者可有耳流脓，且持续不停，脓量多少不等。由于胆脂瘤包囊内充满了脱落上皮屑，容易反复发生感染，特别是厌氧菌的感染，导致脓液常有特殊的恶臭。伴有肉芽者，脓内可带血。

4. **耳鸣** 多因耳蜗受累之故。

检查

1. **耳镜检查** 早期出现内陷袋时，其外貌可似穿孔。耳镜下典型的胆脂瘤为鼓膜松弛部或紧张部后上方边缘性穿孔，从穿孔处可见鼓室内有灰白色鳞片状或豆渣样无定形物质，多不易取尽，伴恶臭。有时可见上鼓室外壁骨质破坏，或在穿孔周围有红色肉芽或息肉组织。松弛部穿孔的大小一般与胆脂瘤的侵犯面积无关。

2. **听力检查** 听力可基本正常，或为传导性听力损失，也可为混合性听力损失，甚至感音神经性聋。

3. **影像学检查** 颞骨高分辨率CT扫描示上鼓室、鼓窦和乳突区有骨质破坏，边缘浓密整齐。对评价乳突气化程度、病变范围、听小骨破坏程度、面神经管状况有无迷路瘘孔以及颈静脉球高度等有重要意义。

诊断与鉴别诊断

儿童胆脂瘤多为气化型乳突，咽鼓管功能不良，胆脂瘤包囊周围常伴有明显的炎症，酶的活性较高，加之儿童免疫功能不稳定，因此较成人具有更强的侵袭性，其发展一般较快。但儿童胆脂瘤症状多不明显，因此仔细的耳镜检查，特别是耳显微镜检查对早期诊断甚为重要。对于某些仅局限于面隐窝或鼓室窦的小胆脂瘤也容易出现漏诊。因此，医者必须将临床检查及影像学检查两个结果综合分析，不可偏废。中耳胆脂瘤应与不伴胆脂瘤的慢性化脓性中耳炎进行鉴别。

治疗 / 处理原则

治疗原则为根除病变组织，预防并发症，重建中耳传音结构。

1. 手术治疗　术式的选择应根据病变范围、咽鼓管功能状况、听力受损类型及程度、有无并发症、乳突发育情况，以及术者的手术技能等条件综合考虑决定。具体的术式有：上鼓室开放术、关闭式手术、开放式手术（或称改良乳突根治术）、乳突根治术。

2. 病灶冲洗　遇有以下情况时，可采用冲洗法清除胆脂瘤：①由于全身健康状况而禁忌手术；②患者拒绝手术；③对侧耳全聋，患耳是唯一的功能耳，术者不具备术中保存或提高听力的条件；④胆脂瘤与外耳道间有足够的通道，以供冲洗；⑤患者可随诊观察者。

护理评估要点

1. 健康史　评估患者既往有无鼻咽部慢性疾病，机体抵抗力情况以及是否有急性化脓性中耳炎病史。

2. 身体状况　询问患者是否有耳部流脓、听力下降、耳鸣、眩晕等症状。评估患者鼓膜穿孔处是否有痂皮覆盖，脓液有无恶臭等。是否有颅内感染征象，如头痛、发热、恶心、呕吐等。

3. 心理 – 社会状况　评估患者的年龄、性别职业、文化水平、工作环境、饮食习惯、性格特点以及家庭支持系统状态等，了解其对本疾病的认知程度及心理状态。

护理诊断 / 问题

1. **焦虑**　与担心手术风险及预后有关。
2. **语言沟通障碍**　与听力下降有关。
3. **自我认同紊乱**　听力下降，与胆脂瘤导致听骨链破坏、鼓膜穿孔有关。
4. **舒适度减弱**　与耳部长期流脓、耳鸣有关。
5. **知识缺乏**　缺乏中耳胆脂瘤术后及日常的自我护理知识。
6. **潜在并发症**　耳源性脑脓肿、硬脑膜下脑脓肿、面瘫等。

护理措施

1. 术前护理

（1）心理护理　为患者及其家属详细讲解中耳胆脂瘤基础知识及手术治疗的必要性、具体方法等，并告知其术后可能出现的并发症及防护措施等，使患者做好充足的心理准备。针对存在焦虑、紧张、恐惧情绪的患者，除给予合理的疏导外，还可向其介绍手术成功的典型案例，使其对治疗充满信心。

（2）术前病情观察　观察患者有无耳部流脓、耳鸣、眩晕等症状。有眩晕者，应卧床休息，减少活动。观察患者神志、精神状态是否正常，有无颅内、外并发症的发生。

（3）饮食护理　进食高蛋白、高热量、高维生素、易消化的清淡饮食，忌辛辣及刺激性食物，禁烟酒。

（4）健康宣教

① 向患者及家属讲解胆脂瘤型中耳炎手术后配合要点、注意事项等，教会患者正确的耳部滴药方法，并遵医嘱予以抗生素滴耳。

② 加强防跌倒坠床等相关健康宣教，避免不良事件发生。

③ 对于口腔卫生习惯不良患者，需指导正确刷牙、清理口腔，保持口腔清洁。告知患者正确擤鼻的方式。

（5）术前准备

① 协助完善术前相关检查，避免手术禁忌。

② 皮肤准备：遵医嘱为患者剔除耳廓周围 5cm 区域内头发，注意避免皮肤破损。协助女性患者将术侧头发梳向对侧扎成小辫。

③ 遵医嘱行药物过敏试验，合理使用抗生素。

④ 胃肠道准备：全麻患者术前按麻醉要求禁饮禁食。

2. 术后护理

（1）术后病情观察

① 密切监测患者瞳孔、体温、血压、脉搏等各项生命体征，观察是否存在眼震、眩晕、头痛、面瘫、耳后红肿、明显压痛等症状，及时发现颅内压增高、体温升高等异常情况，防止发生颅内、颅外并发症并予以针对性处理。

② 观察患者耳部伤口敷料是否干燥固定，如有松脱、渗血现象及时告知医生处理。

（2）饮食与活动

① 选择易消化富含营养的清淡饮食，忌食辛辣刺激性食物或带骨刺硬性食物，尽量采用健侧咀嚼，鼓励患者多摄入富含水及膳食纤维的食物，防止大便干结。恶心、呕吐剧烈者，遵医嘱予以静脉补充营养。

② 指导患者取平卧位或健侧卧位，避免术耳受压，尽量减少头部运动，翻身时头部移动幅度不宜过大。因手术刺激可引起眩晕，对植入人工听小骨的患者应指导患者限制头部活动，少做点头、摇头等动作，以防听小骨移位。下床活动需注意循序渐进，防止跌倒坠床。

（3）用药指导　遵医嘱使用抗生素，预防和控制感染；告知患者药物名称、用药目的、使用方法及相关注意事项。观察药物疗效及可能出现的副作用。

（4）专科护理

① 加强伤口换药，避免伤口污染，渗血渗液较多时，及时更换渗湿的敷料，告知患者勿自行拆除敷料，以免造成伤口感染。

② 正确评估患者的疼痛程度、部位、性质。一般手术后 48 小时内患者会感觉伤口疼痛，耳内有脉搏跳动感、水流声或耳鸣加剧及轻微头痛、恶心等，均属正常现象，可指导患者深呼吸，采用音乐疗法或听广播等转移疼痛感受。如患者反复告知其疼痛难忍，应告知医生，防止非切口原因引起的疼痛。如打开敷料，观察切口及外耳道纱条相关情况无异常，且患者意识清醒、无脑膜刺激征等，可遵医嘱给予药物镇痛治疗。

③ 预防并发症的发生，及时清除局部渗出物，更换伤口敷料，保持术区清洁干燥。严密观察有无头痛、恶心、呕吐、发热及耳后红肿、明显压痛等症状，防止发生颅内、颅外并发症。对疑有颅内并发症者，禁止使用镇痛、镇静类药物，以免掩盖症状。及时、准确使用降压药物、使用足量抗生素，保持大便通畅，以防止脑疝发生。保持病房环境安静舒适，温度适宜，避免冷风直吹，多卧床休息。

（5）健康宣教

① 术后通常需要用明胶海绵或碘仿纱条填塞外耳道术腔，填塞时间为 2～4 周，期间会出现患侧耳闷或者听到自己呼吸、心跳声音，为术后常见反应。

② 告知患者及家属保持耳部清洁干燥，切勿将耳部伤口渗湿，容易引起感染。

③ 多注意休息，切勿劳累，告知患者耳内有填塞物堵塞伤口，术后可能会出现听力下降。告知患者及家属伤口纱布拆除时间及填塞物取出时间。

（6）心理护理　知患者术后治疗护理的重点、要点，多与患者沟通，安慰关心体贴患者，提高患者对治疗方案和预后认可度，积极配合治疗。告知患者及家属保持平稳的情绪的重要性，鼓励患者家属多支持陪伴。

健康指导

1. 疾病知识指导

（1）因耳道填塞物堵塞、听骨周围组织水肿等原因，术后听力短时受影响，随着耳道填塞物去除，听力会逐渐改善，术后 3 个月时可达到稳定的听力状态。

（2）避免用力擤鼻、打喷嚏，以防止鼻咽部分泌物沿咽鼓管途径进入中耳腔引发耳部感染。患者咽鼓管功能不良时，鼓励患者适当做张口及吞咽动作，以增加咽鼓管开放机会。

（3）积极治疗上呼吸道的慢性疾病。

2. 饮食与活动指导

（1）指导患者进食高蛋白、高热量、高维生素类饮食，以促进伤口愈合和增强机体抵抗力；忌食辛辣、油炸等刺激性食物，多饮水，戒烟戒酒，多食新鲜蔬菜、水果，保持大便通畅。

（2）锻炼身体，提高身体素质、积极预防和治疗上呼吸道感染。

（3）鼓膜穿孔及鼓室置管者禁止游泳，洗浴时防止污水流入耳内。

（4）术后 3 个月内避免剧烈运动和重体力劳动，避免耳部受压、碰撞，防止听骨链移位。

3. 用药指导　遵医嘱使用喷鼻剂喷鼻，减轻鼻腔和鼻咽部的炎症反应，防止咽鼓管阻塞。

4. 环境指导　休养环境宜安静、舒适，减少外界刺激，避免噪声影响，保证患者睡眠。

5. 复诊指导　告知患者定期复诊的重要性，一般术后 2 周复诊时取出耳道填塞物。术后 1 个月、2 个月、3 个月、6 个月、12 个月返院复诊，以后每年至少复查一次。

6. 心理健康指导　保持良好的心理状态，避免紧张、激动等情绪，告知患者预防疾病发生的方法及措施，减轻患者焦虑心理，鼓励患者以积极乐观的心态面对疾病。

梅尼埃病护理常规

梅尼埃病是一种特发性膜迷路积水的内耳疾病，表现为反复发作的旋转性眩晕、波动性感音神经性听力损失、耳鸣和或耳胀满感。该病有明显的眩晕发作期和间歇期，急性发作期患者突然感觉天旋地转、剧烈眩晕，每次持续20分钟～12小时。本病多见于50岁以下的中、青年人，儿童亦可发病。一般为单耳发病。基本病理改变是膜迷路积水。

病因

梅尼埃病病因不明，可能与内淋巴产生和吸收失衡有关。目前公认的发病机制主要有内淋巴管机械阻塞与内淋巴吸收障碍学说、免疫反应学说、内耳微循环障碍、内分泌障碍学说等。通常认为梅尼埃病的发病有多种因素参与，其诱因包括劳累、精神紧张及情绪波动、睡眠障碍、不良生活事件、天气或季节变化等。

临床表现

1.眩晕 典型者为突然发作的旋转性眩晕。患者睁眼时感周围物体绕自身水平旋转，或向前、向后滚翻；闭眼时感自身旋转。睁眼时眩晕加重，闭目则减轻；因向患侧卧时眩晕加重，故喜闭目向健侧静卧。常伴恶心、呕吐、出冷汗。头部的任何运动均可使眩晕加重。但意识始终清楚。眩晕可于任何时间发作，于睡梦中发作者则突然惊醒。眩晕的持续时间为数十分钟至数小时不等，最长者不超过24小时。同一患者，每次发作的持续时间和严重程度不等，各患者之间亦不相同。眩晕发作的次数愈多，则每次发作持续的时间愈长，间歇期愈短。眩晕发作后可立即恢复正常，或仍有头晕、不稳感，数日后方进入间歇期。眩晕发作较轻者，患者仅有不稳感，如上、下颠簸感，或往返运动感等。

2.听力下降 早期为低频下降型感音神经性聋，听力波动，发作期听力下降，间歇期中听力可部分或完全恢复。随着病情的发展，听力损失逐渐加重，间歇期亦无缓解；同时，高频听力出现下降，但单纯高频听力受损者很少见。个别病例可在一次发作后，听力近乎完全丧失。由于患耳具有重振现象，以致患耳与健耳对同一纯音可听成两个不同音色和音调的声音（复听）。

3.耳鸣 耳鸣可能是本病出现的最早症状。早期耳鸣出现于眩晕发作前，并伴随眩晕发作的缓解而逐渐减轻或消失。反复发作后，耳鸣可持续存在，间歇期亦不缓解。耳鸣的性质不一，早期多为低音调，晚期可出现多种音调的嘈杂声，如铃声、蝉鸣声、电机声、风吹电线声等，少数患者可出现两侧耳鸣，或由一侧延及对侧，此为两耳受累之的征象。

4.耳胀满感 患耳胀满感或压迫感，有时可感耳周灼痛。

检查

1.耳镜检查 鼓膜正常，声导抗测试的鼓室导抗图正常，咽鼓管功能良好。

2.前庭功能检查 发作期可观察到或用眼震电图描记到节律整齐、强度不同、开始向患侧继而转向健侧的水平性或旋转水平性自发性眼震，或为位置性眼震，在恢复期眼震转向患侧。动静平衡功能检查结果异常。间歇期自发性眼震和各种诱发试验结果可能正常，多次复发者患耳前庭功能可能减退或丧失。冷热试验可有优势偏向。

3. 听力学检查 呈感音性聋，多年长期反复发作者可能呈感音神经性聋表现。纯音听力图早期为上升型或峰型，晚期可呈平坦型或下降型。长期发作患者的平均言语识别率可降低，平均听阈提高。

4. 脱水剂试验 是通过减少异常增加的内淋巴而检测听觉功能的变化，协助诊断，临床常用甘油试验。本病患者甘油实验常为阳性，但在间歇期、脱水药物治疗期可为阴性。

5. 影像学检查 颞骨 CT、膜迷路 MRI 有时可呈现前庭导水管短、细直影像。

诊断与鉴别诊断

（1）反复发作的旋转性眩晕 2 次及以上，每次发作持续数十分钟至数小时，伴有耳鸣和感音神经性听力下降，发作间歇期眩晕消失，而可排除其他疾病引起的眩晕者，临床上可诊断为本病。甘油试验阳性可支持本病的诊断。

（2）临床上有 3 个典型症状具备者（即发作性眩晕、耳鸣、听力下降三联征）可诊断。仅有眩晕而无听力下降和耳鸣，或有耳鸣、听力下降而无眩晕者，则须继续观察；同时，反复精确的听力学检查有可能发现患者尚未觉察到的听力下降；诊断时应进一步仔细排除其他疾病，而不宜轻率地诊断为"前庭型梅尼埃病"或"耳蜗型梅尼埃病"。该病还需注意与前庭性偏头痛、突发性聋、良性阵发性位置性眩晕、迷路炎、前庭神经炎、前庭阵发症、药物中毒性眩晕后循环缺血、颅内占位性病变等进行鉴别；此外，还需要排除继发性膜迷路积水。

治疗 / 处理原则

由于病因及发病机制不明，目前多采用以调节自主神经功能、改善内耳微循环以及解除迷路积水为主的药物综合治疗或手术治疗。

1. 一般治疗 发作期应卧床休息，选用高蛋白、高维生素、低脂肪、低盐饮食。症状缓解后宜尽早逐渐下床活动。心理精神治疗的作用不容忽视，特别是对久病频繁发作、伴神经衰弱者要耐心解释，消除其思想负担。卧床时注意预防压力性损伤。

2. 药物治疗 急性期可给予前庭神经抑制剂如地西泮、地芬尼多等，利尿脱水药尽快缓解眩晕、恶心症状。还可以应用抗胆碱能药、血管扩张药及钙通道阻滞剂等。

3. 中耳压力治疗 常用的方法有 Meniett 低压脉冲治疗，可短期及长期内控制眩晕症状。

4. 鼓室注入庆大霉素 对于单侧发病、年龄小于 65 岁、眩晕发作频繁、剧烈，保守治疗无效的三期及以上梅尼埃病患者，可考虑鼓室注射庆大霉素（建议采用低浓度、长间隔的方式），治疗前应充分告知患者发生听力损失的风险。

5. 手术治疗 适应证为眩晕发作频繁且剧烈，长期药物治疗无效以及耳聋加剧的患者考虑手术治疗，包括内淋巴囊手术、三个半规管阻塞术、前庭神经切断术、迷路切除术等。

6. 前庭和听力康复治疗

（1）前庭康复训练 是一种物理治疗方法，适应证为稳定无波动性前庭功能损伤的梅尼埃病患者，可缓解头晕，改善平衡功能，提高生活质量。前庭康复训练的方法包括一般性前庭康复治疗、个体化前庭康复治疗以及基于虚拟现实的平衡康复训练等。

（2）听力康复　对于病情稳定的三期及四期梅尼埃病患者，可根据听力损失情况酌情验配助听器或植入人工耳蜗。

护理评估要点

1. 健康史　详细询问病情，了解患者首次发病的年龄，既往有无耳部疾病史、家族史及有无累、紧张等诱因。

2. 身体状况　评估患者眩晕及耳鸣发作的特点、眩晕的性质，是否合并眼震、恶心呕吐等症状。发作时有无听力下降及其下降的程度。

3. 心理－社会状况评估　评估患者及其家属心理状况，评估不同年龄、文化程度的患者对疾病的认识程度。患者可能因眩晕反复发作而焦虑，甚至恐惧，或因疾病影响正常生活和工作而产生悲观情绪。

护理诊断／问题

1. **有受伤的危险**　与眩晕发作、平衡失调有关。
2. **感知紊乱**　与听力损失和膜迷路积水导致的耳鸣有关。
3. **焦虑**　与眩晕反复发作、听力下降影响生活有关。
4. **舒适度改变**　与眩晕、恶心、呕吐有关。
5. **知识缺乏**　缺乏有关本病的预防和保健知识。

护理措施

1. 术前护理

（1）心理护理　向患者解释梅尼埃病相关知识，使其了解疾病的自然病程规律、可能的诱发因素、治疗方法及预后。做好心理咨询和辅导工作，消除患者恐惧心理。

（2）术前病情观察

① 严密观察患者神志、面色，以及有无眩晕、眼震及恶心、呕吐等症状，并做好记录。如患者恶心、呕吐严重导致脱水或反应剧烈、血压下降时，应立即告知医生，配合急救。

② 观察眩晕发作的次数、程度、持续时间，询问患者发作时的自我感觉，以及有无其他神经系统症状。

③ 观察患者用药疗效，有无不良反应。

（3）饮食护理　指导患者食物应低盐、低脂，清淡饮食，限制入水量。避免咖啡因制品和酒精类制品的摄入。

（4）健康宣教

① 告知患者规律作息的重要性，告知疾病容易诱发的因素。

② 告知患者及家属发作期间应卧床休息，专人陪护，防止患者跌倒受伤。嘱患者尽可能不做转体或低头弯腰等动作，以免诱发眩晕导致跌倒受伤。告知患者病情缓解期下床活动时应扶持把手或床沿等，行动要缓慢。

③ 向患者详细讲解手术的基本过程和手术中的配合方法，呼吸训练、床上使用便器等。

（5）术前准备

① 遵医嘱给予术区备皮、行药物过敏试验等。

②完善术前各项检查，如心电图、X线胸片、CT、MRI等各种检查。

③全麻患者按手术常规要求禁食禁饮。

④告知患者术前1日沐浴、修剪指甲，及时清除指甲油，保持全身清洁；男性患者剃净胡须，女性患者勿化妆、佩戴饰物。

2. 术后护理

（1）术后病情观察

①观察患者神志、面色、生命体征等有无异常。询问患者有无恶心、呕吐等症状。

②观察患者伤口有无渗血、渗液，伤口有无红肿、刺痛。

（2）饮食与活动

①嘱患者进食营养丰富、易消化的低盐饮食，限制入水量，以减轻迷路水肿。保持大小便通畅。

②全麻术后观察患者有无乏力、头晕等症状，指导患者首次下床时应渐进下床活动，防止因虚脱而摔倒。

（3）用药指导　遵医嘱使用镇静药或自主神经调整药物，使用脱水药减轻膜迷路积水，使用血管扩张药改善微循环，使用糖皮质激素等。护士应掌握所用药物的作用、副作用及禁忌证，在使用过程中注意观察药物是否出现副作用，发现药物不良反应，及时处理。

（4）专科护理

①做好安全指导：全麻术后观察患者有无乏力、头晕等症状，指导患者首次下床时应渐进下床活动，防止因虚脱而摔倒；教会患者使用床旁呼叫系统，一旦出现头晕、恶心等不适症状时，应即刻采取安全措施：手扶固定物体、及时卧床，并通知医务人员；老年人活动时应注意地面湿滑，防止摔倒，儿童患者注意不要随处跑动，以免撞伤。

②在医护人员指导下进行前庭康复训练。眩晕较轻时鼓励下床运动及康复训练，加快疾病康复。

③保持伤口敷料清洁干燥，敷料固定无松脱。换药时注意无菌操作，避免伤口感染。

（5）健康宣教

①保持伤口敷料清洁干燥，如伤口有松脱或渗血应及时告知医务人员，及时更换。

②室内温湿度适宜、光线柔和，保持环境舒适、安静。

③告知患者活动时的注意事项，以静养为主，减少人员探视。

（6）心理护理　向患者及其家属耐心解释本病的术后注意事项及护理要点，及时解答患者的疑问，采用关爱、解释、鼓励的方式进行干预，解除其紧张、焦虑情绪，使患者主动配合治疗及护理。

健康指导

1. 疾病知识指导

（1）告知患者容易诱发该疾病的因素，避免上呼吸道感染。

（2）避免接触过敏原，以免引起免疫反应造成眩晕。

（3）在发作期要卧床休息，防止跌倒坠床。有恶心、呕吐等症状时，应将头偏向一侧，避免误吸。

2. 饮食与活动指导

（1）清淡饮食为主，选用高蛋白、高维生素、低脂肪的食物，减少盐分的摄入，不能吃高盐、肥甘厚腻、辛辣刺激等食物，如腌制品、肥肉、辣椒、胡椒等。忌烟酒、浓茶咖啡等。

（2）养成良好的生活习惯，不熬夜酗酒，避免劳累，保证充足的睡眠。

（3）加强锻炼，提高身体抵抗力。病情好转后忌登高、下水及驾驶车辆。

3. 用药指导　遵医嘱用药，切勿私自停药或改药。出现眩晕症状时应在医生的指导下正确服药。

4. 环境指导　环境安静舒适，避免压抑，室内灯光柔和，尽量避免强声刺激。

5. 复诊指导　告知患者复诊时间、复诊地点，告知患者复诊的必要性，如有伤口感染或再次出现眩晕应及时就医。

6. 心理健康指导　告知患者保持乐观的情绪、舒坦的心情，避免抑郁、急躁易怒或精神上高压力造成的紧张等不良情绪。告知患者释放压力的方法，保持情绪放松。

良性阵发性位置性眩晕护理常规

良性阵发性位置性眩晕（BPPV）是指头部迅速运动至某一特定头位时，出现短暂阵发性发作的眩晕及眼震，由于征象是在头部运动过程中出现，故有变位性眩晕之称。本病为眩晕疾患中最为常见者。该疾病常具有自限性，因而又称为"良性眩晕"，是由多种疾病引起的一种综合征，多见于老年及女性患者。

病因

大部分病因不明（约占68%），一般可分为两类，一类为特发性，称为耳石病，占34%～68%；另一类为继发性，继发于前庭神经炎、梅尼埃病、突聋、病毒性迷路炎、迷路动脉缺血、偏头痛、头外伤、中耳和内耳术后、人工耳蜗术后、耳毒性药物损害、耳硬化症、内耳畸形、慢性中耳乳突炎及颈源性眩晕等。

临床表现

典型表现为患者头位改变时突然出现旋转性眩晕（不超过1分钟），并伴有眼球震颤，少数患者可有漂浮感，伴有恶心、呕吐等自主神经症状。眩晕发作时，患者一般无耳鸣、耳闷、听力下降，单次发作通常为数秒至数十秒，较少超过1分钟，患者可于再次变换头位时症状再出现。发病时整个病程可持续数小时或数日，严重者更可长达数月甚至数年。

检查

1. **变位性眼震试验** 显示眼震为旋转性、有潜伏期、持续时间短，眼震由强减弱。
2. **正旋转实验** 呈阳性反应。
3. **听力学检查** 一般听力学无异常改变，但半规管结石症如发生于某种耳病，则可出现患耳听力异常。
4. **前庭功能检查和影像学检查** 可用于疾病的病因诊断或鉴别诊断。

诊断与鉴别诊断

病史的特征性极为重要，间歇期无异常发现，结合病史、变位性眼震试验，听力学检查可确诊，但变位性眼震试验最好在发作期进行。应与中枢性位置眼震、前庭神经炎、梅尼埃病、脑血流疾病致眩晕相区别，部分患者在发病前已存在椎-基底动脉缺血性疾病，致迷路也存在缺血性改变，从而使诊断更为复杂。鉴别诊断在于本病发作持续时间不长于1分钟，而椎-基底动脉缺血性发作则长于1分钟。

治疗/处理原则

由于BPPV是一种自限性疾病，其中发病者中约有50%在发病1个月内可自愈，但可以反复发生。最有效的方法是耳石复位。

1. 耳石复位治疗　目前治疗 BPPV 最常用的手法。该方法是通过外力作用依次改变患者头位，使耳石在重力作用下从半规管排出。

2. 药物治疗　当患者出现其他合并症时，如有头晕、呕吐、平衡功能障碍时，可遵医嘱给予改善内耳循环的药物，如倍他司汀、前列地尔等。

3. 前庭功能康复训练　该训练是利用中枢的可塑性及代偿功能，通过一系列眼、颈、头部及躯体运动来改善 BPPV 引起的眩晕症状及提高平衡能力。

4. 手术治疗　主要是适用于上述治疗方式无效，且一定程度影响到患者生活质量，可考虑行半规管阻塞术或后壶腹神经切断术。

护理评估要点

1. 健康史　评估患者是否存在头部外伤史，是否有其他耳病；详细询问患者眩晕发作的特点。

2. 身体状况　评估患者在发病时，是否有出现强烈旋转性眩晕，是否伴有眼震、恶心和呕吐等症状。

3. 心理 – 社会状况　评估患者的年龄、性别、职业、文化水平、工作环境、饮食习惯、性格特点以及家庭支持系统状态等，了解其对本疾病的认知程度及心理状态。患者是否因眩晕反复发作而焦虑，或因影响正常的生活和工作而产生负面情绪等。

护理诊断 / 问题

1. 有受伤的危险　与突发眩晕有关。

2. 舒适度减弱　与眩晕引起不适有关。

3. 焦虑　与眩晕影响工作和生活有关。

4. 知识缺乏　缺乏疾病的治疗和护理相关知识。

护理措施

1. 心理护理　做好疾病的健康教育，说明本疾病的特点与相关注意事项，并告知治疗效果，消除患者焦虑与恐惧情绪。对眩晕发作频繁的患者多做解释工作，帮助其树立战胜疾病的信心，回归社会与家庭。

2. 病情观察　密切观察患者的病情变化，对于发作频繁的患者，告知其尽量不要单独外出及剧烈运动，多卧床休息，防止意外的发生。

3. 专科护理

（1）发作期应卧床休息，并加床栏保护，防止眩晕发作时坠床。

（2）室内温湿度适宜、光线柔和，避免对患者的刺激，保持环境舒适、安静。

（3）协助医生对患者进行耳石复位。复位过程中，密切观察患者反应，有无恶心、呕吐、眩晕等。患者恶心、呕吐时，注意保持呼吸道通畅，防止误吸。

（4）前庭康复训练　指导患者进行前庭康复训练，包括视觉稳定性、习服训练及平衡功能等方面的练习，训练时宜循序渐进。患者选择合适体位，宜餐后 2 小时或餐前进行，训练过程中注意保护患者安全，防跌倒。

4. 药物指导　遵医嘱用药，观察患者用药效果，有无药物不良反应的产生。

5. **饮食护理** 给予患者低盐、低脂、高蛋白、高维生素、清淡的饮食。多食新鲜的水果、蔬菜，忌食酒、咖啡等刺激性食物。

健康指导

1. **疾病知识指导**

（1）告知患者容易诱发眩晕的因素，减少眩晕的发生。

（2）告知患者前庭康复训练的目的及重要性，指导患者坚持训练。

（3）提高患者自救意识，独自一人眩晕发作时，应立即扶住身边物体，停止移动，缓慢蹲下，防止意外跌倒而受伤。

2. **饮食与活动指导**

（1）养成良好的习惯，加强营养，多食新鲜蔬菜水果。

（2）生活规律，不熬夜酗酒，适当锻炼，提高抵抗力，避免过度疲劳，提高自身的代偿适应能力。

（3）告知患者仍不宜从事高空作业，避免游泳、观水、乘船及做各种旋转度大的动作。

3. **用药指导** 避免使用耳毒性药物，出门常备抗眩晕等药物，以防止眩晕突然发作而发生意外。

4. **环境指导** 室内通风，光线柔和，安静整洁，避免噪声刺激。

5. **复诊指导** 告知患者定期复诊，医生可全面跟进患者恢复情况。

6. **心理健康指导** 指导患者保持情绪稳定，心情舒畅，避免暴躁、易怒的情绪。调动家庭支持系统，嘱患者家属予以陪伴与安慰。

特发性突聋护理常规

特发性突聋是指突然发生的、原因不明的感音神经性听力损失，患者的听力一般在数分钟或数小时内下降至最低点，少数患者在 3 天内到达最低点，且至少在相邻的两个频率听力下降不少于 20dBHL。发病同时或先后伴有耳鸣及眩晕。除第Ⅷ对脑神经外，无其他脑神经症状。临床上多将这种特发性突聋称为"突发性聋"。

病因

突聋病因不明，文献记载引起本病的原因有很多，其中许多是比较少见的。不少患者的特发性突聋是发生在睡眠当中，于起床时自感耳鸣、耳聋。一些病人有较明显的劳累、情绪过于激动、精神紧张及感冒病史，这些可能与发病有一定关系。据 Mattox（1977 年）的意见，本病的原因顺序为：病毒感染、血管疾病、膜迷路破裂及诸因素的联合。

临床表现

1. 听力下降　突然发生，在数分钟或数小时达到最低点，多发生于一侧，极少数可同时或先后两耳发病。程度轻重不一，多为中重度感音神经性聋。

2. 耳鸣　突然发生一侧耳鸣，音调很高，同时或相继出现听力迅速下降。

3. 眩晕　约半数患者在听力下降前或听力下降发生后出现眩晕。这种眩晕多为旋转性眩晕，少数为颠簸不稳感，大多伴有恶心、呕吐、出冷汗、卧床不起。以眩晕为首发症状者，常于夜间睡眠之中突然发生。

4. 其他　部分患者有患耳耳内堵塞、压迫感，听觉过敏或重听、耳郭周围感觉异常。

检查

1. 一般检查　外耳道、鼓膜无明显病变。

2. 听力测试

（1）纯音听阈测试　纯音听力曲线示感音神经性聋，大多为中度或重度聋。可为以高频下降为主的下降型（陡降型或缓降型），或以低频下降为主的上升型，也可呈平坦型曲线。听力损失严重者可出现岛状曲线。

（2）重振试验阳性，自描听力曲线多为Ⅰ型或Ⅲ型。

（3）声导抗测试　鼓室导抗图正常。镫骨肌反射阈降低，无病理性衰减。

（4）耳蜗电图及听性脑干诱发电位示耳蜗损害。

3. 前庭功能试验　本检查一般在眩晕缓解后进行，前庭功能正常或明显降低。

4. 瘘管试验　（Hennebert 征，Tullio 试验）阴性。

5. 实验室检查　包括血、尿常规，血液流变学等。

6. 影像学检查　内耳道脑池造影、CT、MRI（必要时增强）示内耳道及颅脑无病变。

诊断与鉴别诊断

只有在排除了由其他疾病引起的突聋后，本病的诊断方可成立，如听神经瘤、梅尼埃病、窗膜破裂、耳毒性药物中毒、脑血管意外、化脓性迷路炎、大前庭水管综合征、梅毒、多发性硬化、血液或血管疾病、自身免疫性内耳病等。少数分泌性中耳炎患者也可主诉突聋，鼓膜像和听力检查结果可进行鉴别。由于本病容易发生误诊，为慎重起见，建议对特发性突聋患者进行 6～12 个月的随诊观察，以了解听力的变化情况，病情的转归，进一步排除其他疾病。

治疗／处理原则

特发性突聋具有一定的自愈倾向，但切不可因此等待观望或放弃治疗，因为该病治疗开始的早晚与预后有一定的关系，因此，应当尽一切可能争取早期治疗。治疗一般可在初步筛查后（一般在 24 小时内完成）立即开始。然后在治疗过程中再同时进行其他的检查（如影像学）。主要涉及的疗法包括糖皮质激素疗法、高压氧疗法及其他疗法。

护理评估要点

1. **健康史**　评估患者发病前是否有感冒、过度劳累、睡眠不足、情绪激动等情况；评估患者是否存在病毒感染性疾病及耳毒性药物用药史；评估患者是否存在颅脑外伤史；评估患者有无高血压、糖尿病等病史。询问患者有无家族史。

2. **身体状况**　观察患者是否有恶心、呕吐、眩晕、耳鸣等症状，了解患者听力下降的程度。

3. **心理－社会状况评估**　由于听力突然丧失，患者易产生恐惧、焦虑等不良情绪，护士应评估患者的情绪及知识需求，通过相关宣教及心理干预，提高患者对疾病的认知，提高患者的配合度。

护理诊断／问题

1. **感知紊乱**　与听力突然下降有关。
2. **语言沟通障碍**　与听力下降有关。
3. **恐惧**　与耳鸣耳聋有关。
4. **焦虑**　与担心预后有关。
5. **有跌倒的危险**　与眩晕有关。
6. **知识缺乏**　缺乏有关特发性突聋的病因及预后等相关知识。

护理措施

1. **心理护理**　护士应主动与患者沟通交流，态度和蔼、语言亲切，告知患者疾病的发生、发展、转归以及治疗过程可能出现的反应、需要接受的检查等，若患者无法进行语言沟通，可通过眼神、表情、手势、写字板等方法进行交流，以消除其紧张、焦虑的情绪。

2. **病情观察**　观察患者听力损失有无加重，观察患者进食情况，有无营养失衡或电解质紊乱等。

3. **专科护理**

（1）对伴有眩晕的患者，应加强防跌倒／坠床相关健康宣教，指导其安静卧床休息，待眩晕减轻之后，可以在家属或医护人员的陪同下进行适当的活动，保证患者安全，避免意外事故的发生。

（2）对伴有恶心、呕吐的患者，嘱其取半卧位、侧卧位，及时清理呕吐物，尽量使患者保持舒适。

（3）对需要辅助予高压氧治疗或鼓室内注射治疗的患者进行相应健康宣教。高压氧治疗健康宣教：为患者介绍治疗流程、配合要点及注意事项等，告知患者入舱前排空大小便，禁止携带易爆、易燃物品进入氧舱，出舱后及时询问患者感受，如出现关节痛和腰痛等情况及时采取有效的解决措施。

（4）医嘱下达后完善相关检查，详细耐心告知患者检查项目、检查的注意事项，检查地点、方式等，必要时医护人员进行陪同，对患者提出的相关问题进行解答。

4. 用药护理　治疗期间遵医嘱使用糖皮质激素、改善微循环等药物的患者，告知其药物使用的目的及注意事项，观察用药后反应，尤其注意有无胃肠道反应、血压变化、面色潮红、皮下出血等。

5. 饮食与活动

（1）鼓励患者多食用高蛋白质和高纤维类等食物，以清淡、少盐、低脂为主。

（2）根据患者身体状况，做好安全活动指导，严防跌倒、坠床等不良事件。若患者生活自理能力受限，护理人员应勤巡视病房，及时发现患者的生活需求，协助患者如厕、活动等，确保安全。

健康指导

1. 疾病知识指导

（1）嘱患者远离噪声，避免在噪声过大的场所停留过久，避免内耳听细胞受损。

（2）指导患者正确认识此疾病，讲解引起突发性耳聋的病因，避免诱发因素。

（3）告知患者注意保护听力，不长时间佩戴耳机，听音乐时注意分贝不要过大，以免造成听力损伤。

2. 饮食与活动指导　养成良好的生活习惯，戒烟戒酒，进食清淡、富含维生素、高蛋白质食物，保证充足睡眠，避免过度劳累。提醒患者避免突然用力或突然改变体位。不去酒吧等嘈杂的地方进行活动。不熬夜酗酒。

3. 用药指导　嘱患者遵医嘱服用糖皮质激素、扩血管类药物，不可擅自停药、改药。

4. 环境指导　环境应安静舒适，避免嘈杂。

5. 复诊指导　定期门诊复查，不适随诊。嘱患者积极治疗基础病，如高血压、糖尿病等。

6. 心理健康指导　告知患者保持情绪稳定的重要性，鼓励患者积极面对疾病的发生。

感音神经性聋护理常规

感音神经性聋是指发生在位于内耳耳蜗内螺旋器的毛细胞、听神经或各级听中枢的病变，主要是对声音的感觉与神经冲动的传导发生障碍从而引起听力下降或听力丧失。在耳鼻喉科是一种较常见，且较难治的疾病之一。

病因

根据导致听力障碍的不同病因，感音神经性聋可分为3类。

1. 遗传性聋　系继发于基因或染色体异常等遗传缺陷的听觉器官发育缺陷而导致的听力障碍。出生时已存在听力障碍者称先天性遗传性聋，出生以后的某个时期（多发生在婴幼儿期、儿童期或青少年期）开始出现听力障碍者称为获得性先天性遗传性聋。多数遗传性聋为伴有其他部位或系统畸形的遗传异常综合征。

2. 非遗传性先天性聋　指由妊娠期母体因素或分娩因素引起的听力障碍。病毒感染、产伤和核黄疸为其发生的主要病因，母亲患梅毒、艾滋病或在妊娠期应用耳毒性药物等亦可导致胎儿耳聋。非遗传性先天性聋往往为双侧性重度聋或极度聋。

3. 非遗传性获得性感音神经性聋　发病率占临床确诊感音神经性聋的90%以上。常见的主要有突发性聋、药物性聋、噪声性聋、老年性聋、创伤性聋、病毒或细菌感染性聋、全身疾病相关性聋等。近年来临床与实验研究表明，自身免疫反应、某些必需元素代谢障碍亦可直接引起耳蜗损伤，或作为感音神经性聋发生与发展的病理基础。

临床表现

1. 耳聋　早期患者常不自觉，一般在发作期可感听力减退，多为一侧性。患者虽有耳聋但对高频音又觉刺耳，甚至听到巨大声音即感十分刺耳，此现象称重振。在间歇期内听力常恢复，但当再次发作听力又下降，即出现一种特有的听力波动现象。晚期可呈感音神经性聋。

2. 耳鸣　绝大多数病例在眩晕前已有耳鸣，但往往未被注意。耳鸣可为低频音或高调音，轻重不一。一般在眩晕发作时耳鸣加剧。

3. 眩晕　特点是突然发作，剧烈眩晕，呈旋转性，即感到自身或周围物体旋转，头稍动即觉眩晕加重。同时伴有恶心、呕吐、面色苍白等自主神经功能紊乱症状。数小时或数天后眩晕减轻而渐消失。间歇期可为数周、数月或数年，一般在间歇期内症状完全消失。

4. 其他　眩晕发作时可有患侧耳胀满感，头部沉重、压迫感。

检查

1. 耳部检查　注意鼓膜有无病变及咽鼓管功能情况（除外中耳疾病）。

2. 听力及前庭功能检查　包括音叉、纯音电测听声阻抗及电反应测听，旋转或冷热试验及眼电图检查。

3. **影像学检查** 根据听功能情况选定 X 线、CT 或 MRI 检查协助确定病变部位范围和程度等。

诊断

在系统收集患者病史、个人史、家族史的基础上，进行临床全面体检与听力学检查，必要时进行影像学、血液学、免疫学、遗传学等方面的实验室检测，可为确诊感音神经性聋的病因与类型提供科学依据。

治疗 / 处理原则

早期发现、早期诊治。适时进行听觉言语训练。适当应用人工听觉。目前尚无特效药物或手术疗法能使感音神经性聋患者完全恢复听力。

1. **药物治疗** 根据病因及类型用药，如细菌或病毒感染所致，给予抗生素或抗病毒药物治疗；自身免疫性聋可应用类固醇激素或免疫抑制剂；还可应用扩血管药物、降低血液黏稠度药物、能量制剂和神经营养药物等。

2. **手术治疗** 对双耳重度或极重度的患者可行手术治疗，以改善局部血液循环，促进内耳可逆损害恢复。人工耳蜗植入，配合言语训练，可使全聋者恢复部分言语功能。

3. **选配助听器** 药物治疗无效可配助听器。

护理评估要点

1. **健康史** 评估患者是否为先天性聋，是否有外伤史或内耳畸形、大前庭导水管综合征、肿瘤、迷路炎等相关疾病；评估患者用药史，有无应用过耳毒性药物；评估患者家族史，家族中是否有类似疾病患者。

2. **身体状况** 观察患者有无眩晕、耳鸣等症状，

3. **心理－社会状况评估** 评估患者的年龄、性别、职业、文化水平、工作环境、饮食习惯、性格特点以及家庭支持系统状态等，了解其对本疾病的认知程度及心理状态。

护理诊断 / 问题

1. **语言沟通障碍** 与听力减退有关。
2. **焦虑** 与耳聋及担心预后等有关。
3. **感觉障碍** 与听力减退有关。
4. **知识缺乏** 缺乏有关耳聋的防护知识。
5. **有感染的危险** 与植入人工耳蜗电极有关。

护理措施

1. **术前护理**

（1）心理护理 医护人员多与患者接触，耐心倾听患者谈话，跟患者及其家属讲解人工耳蜗相关知识，帮助患者及其家属树立治疗信心，消除负面心理。

（2）术前病情观察 观察患者有无听力下降、耳鸣、眩晕等症状加重。

（3）饮食护理 加强营养，以高蛋白、富含维生素的食物为主，多食新鲜蔬菜水果，避

免进食辛辣、刺激性食物，禁烟酒。

（4）健康宣教

① 与患者沟通时，注意沟通方式，对重度耳聋患者，可借助沟通手册、写字板、手势或肢体语言等进行交流。

② 告知患者及家属治疗的方法、麻醉方式及术前、术后配合要点，提高患者及家属对疾病的认识。

（5）术前准备

① 做好术前备皮，备皮范围为术侧耳郭周围5～7cm，小儿或男性患者可剃光头。

② 遵医嘱行药物过敏试验。

③ 胃肠道准备：术前8小时禁食、6小时禁水，小儿可根据实际情况和医生沟通安排设定禁食时间，嘱患者家属切勿因小儿饥饿、哭闹而私自给予进食。

④ 完善相关检查：协助患者完成各项常规检查和专科检查，查看患者检查结果，有无手术禁忌。患者年龄小、不配合检查者，可遵医嘱使用镇静药，使用镇静药时应密切观察患者生命体征、意识状态有无异常。

2. 术后护理

（1）术后病情观察

① 密切观察患者瞳孔、意识及生命体征情况，体温过高时应注意观察有无颅内感染症状。

② 观察有无面瘫、耳鸣、眩晕、恶心等症状。

③ 观察局部有无皮下血肿、伤口敷料有无松脱以及伤口有无渗血、渗液等情况。发现异常及时报告医生并协助处理。

（2）饮食与活动

① 术后饮食应以营养丰富、易消化的软食为主，禁止进食过硬、辛辣刺激食物，避免用力、过度咀嚼牵拉耳部伤口引起疼痛。

② 术后平卧时将头偏向健侧，手术患耳朝向上方，以免压迫伤口。因伤口加压包扎不适，患者可能出现躁动，注意安抚患者情绪，可采用转移注意力、听音乐等方式进行缓解，此时应注意给予床档保护，床边专人陪护，防止坠床、抓挠伤口（尤其夜间睡觉时）。

（3）用药指导　遵医嘱应用抗生素预防感染，告知患者及家属药物的名称、药物可能会出现的不良反应，注意观察患者用药疗效。

（4）专科护理

① 做好伤口护理，换药时严格遵守无菌操作，观察耳郭切口周围的血运及切口渗血情况，伤口包扎时可用弹力绷带进行加压包扎，防止敷料松动、脱落。

② 保持植入的电子耳蜗等设备固定在位，防止脱落、异位。

（5）健康宣教

① 对于虚弱、眩晕、需绝对卧床等特殊患者，告知患者床上活动，防止静脉血栓。

② 注意勿用力打喷嚏、咳嗽等，保持大便通畅。

③ 告知患者保持伤口敷料清洁干燥的重要性，切勿随意松绑耳部敷料。

④ 告知患者及家属活动时的注意事项，尤其年龄较小的患者，应注意防止跌倒、摔跤等以免植入的仪器设备脱落或异位。

（6）心理护理　患者及家属讲解疾病的预后情况，了解患者对听力现状的接受程度，提高听力的期望值，为患者推荐、选择合适的助听器。

健康指导

1. 疾病知识指导

（1）注重听力的保护，远离噪声环境或爆震场所；预防上呼吸道感染，积极治疗原发疾病，如耳部的急慢性炎症。

（2）佩戴助听器的患者注意保持助听器外部语言处理器的洁净，要防止被雨淋湿，并应远离高电压、强磁场，禁止做MRI检查，定期更换电池。

（3）助听器开机调试及听觉语言康复训练，术后2～4周助听器开机调频，由弱渐强，定期调试直至稳定。开机后1个月患者即可到专门的语言康复中心接受系统的听觉语言康复训练。

2. 饮食与活动指导

（1）保证充足的维生素和蛋白的摄入，清淡避免油腻，均衡营养。

（2）养成良好的生活作息，保证充足的睡眠，适当锻炼身体，保证身心健康，增强机体抵抗力。

（3）不要过猛、过快转动头部，不可做剧烈的头部运动，限制跑、跳，避免碰撞术耳，以免逆行感染。避免头部受到强烈震动，以防电极脱落、移位或电子耳蜗内部的接收刺激器损坏，导致电子耳蜗装置失灵。

3. 用药指导　禁用耳毒性药物，遵医嘱按时用药，观察用药后反应。用药期间加强听力检测，一旦出现听力受损的征兆立即停药并积极治疗。

4. 环境指导　休养环境宜安静、舒适，尽量减少与强噪声等有害物理因素及化学物质接触；在强噪声环境中工作要注重自我保护，如戴耳塞等。

5. 复诊指导　告知患者及家属助听器的开机调试时间、地点，告知患者复诊的重要性，如助听器使用过程中出现障碍，应及时来院查看。

6. 心理健康指导　鼓励患者及家属保持积极乐观的心态面对生活，避免紧张、激动等情绪，以利于疾病康复。对生活自理能力差或依赖性强的患者，加强与家属的沟通，寻求其家人及亲友的支持，提高社会适应能力。

耳硬化症护理常规

耳硬化症是一种原因不明的原发于骨迷路的局灶性病变，在骨迷路包囊内形成一个或数个局限性的、富于血管的海绵状新骨而代替原有的正常骨质，故又称"耳海绵化症"。以后此新骨再骨化变硬，故一般称之为"耳硬化症"。临床上耳硬化症的发病率随种族和地区不同而有所不同。白种人的发病率最高，为 0.3%～0.5%，黄种人则被认为是此病的低发种族。本病的男女发病率之比为 1：1.85，高发年龄为 20～50 岁，高峰在 30～40 岁之间。

病因

耳硬化症的病因尚未完全明确，有学者研究主要有以下几方面因素。

1. 内分泌因素　有学者基于本病女性多发、妊娠与绝经能激发并加重病情，而认为与内分泌代谢障碍有关。

2. 遗传因素　由于耳硬化症在不同种族及家系中发病存在差异，因此许多学者都认为其发病与遗传有关。

3. 骨迷路成骨不全　耳硬化症病灶好发部位是骨迷路包囊，尤其是前庭窗区的前庭裂，它是前庭窗前方骨迷路包囊中的裂隙，内含组织纤维束，其周围有胚胎期的软骨残体，是骨迷路包囊发育、骨化过程中所遗留的缺陷。作为一种正常的结构，它可终身存在，而在某种因素的作用下，静止的软骨残体或纤维束中可发生新的软骨或新骨形成，而成为耳硬化症的源头。研究表明，除窗前裂外，骨迷路包囊的其他部位如窗后窝、耳蜗内、蜗窗、半规管等部位也常出现软骨残体或不健全骨质，这些部位同样可成为耳硬化症的起源处。

4. 病毒感染　Arnold（1988）等用免疫组织化学方法研究耳硬化症患者的骨足板，发现足板中骨细胞、软骨细胞、破骨细胞和结缔组织中有抗流行性腮腺炎、麻疹、风疹病毒的抗原，因此认为耳硬化症的病因可能为上述病毒感染所启动的骨迷路包囊的炎性血管反应或慢性炎症。

5. 免疫因素　有人提出 Ⅰ 型胶原的自身免疫反应是耳硬化症的主要病因。

6. 酶学说　有学者对耳硬化症患者的病灶骨、中耳黏膜和外淋巴等进行酶研究，发现一些酶的活性、含量等与正常者有明显不同，因此提出酶学说。

临床表现

1. 耳聋　为最常见的症状，常历经数年乃至 10 余年。呈缓慢进行性传导性或混合性耳聋，临床耳硬化症患者的听力下降一般呈典型的传导性聋，当其发展至镫骨完全固定时，听力则趋向稳定，不再继续下降，如病变侵及耳蜗影响感音功能，则听力继续下降成为混合性聋。耳蜗性耳硬化症则表现为感音性聋。本病多为双侧性，可先后或同时起病，耳聋程度相同或不对称。

2. 耳鸣　耳鸣常与耳聋同时存在，耳鸣一般以"轰轰"或"嗡嗡"低音调为主，高音调耳鸣常提示耳蜗受侵。耳鸣多为持续性或为间歇性，轻者仅在安静环境下感到，重者可使人烦躁不安，比耳聋更为苦恼。

3. 威利斯听觉倒错（也称闹市返聪） 临床耳硬化症主要是传导性聋，在一般环境中听辨言语困难，在嘈杂环境中，患者的听觉反较在安静环境中灵敏，此现象称为威利斯听觉倒错，这是由于正常人在噪声环境中说话需提高声音并超过噪声，而患者由于听力减退，噪声对其干扰不明显，在所听到的语音远高于安静环境中的语音时，可有听力提高的感觉。耳硬化症者威利斯听觉倒错出现率为 20% ～ 80%。一旦耳蜗受累威利斯听觉倒错即行消失。

4. 眩晕 若病灶侵犯前庭神经或因病灶释放的蛋白水解酶等损伤前庭的神经上皮而发生眩晕。本病的眩晕可类似良性阵发性位置性眩晕，即在头部活动时出现短时眩晕，前庭功能可正常，多数患者手术后眩晕可消失。

检查

1. **耳部检查** 鼓膜多正常、标志清楚，可稍显菲薄，部分患者在鼓膜后部分隐现淡红色，这是鼓黏膜血管增多、扩张、充血的表现，称为 Schwartz 征。

2. **听力检查**

（1）音叉检查 呈 Bezold 三征，即低频听提高、Rinne 试验强阴性、骨导延长。音叉检查时应选用频率为 256Hz 及 512Hz 音叉为佳。

（2）纯音测听检查 不同的病变程度和病变部位可表现为不同的听力曲线，若镫骨固定属早期，则气导曲线呈上升型，以低频气导下降为主，是骨环韧带劲度增加所致；若镫骨完全固定但未合并耳蜗病变者，则所有频率的气导听力降至 60dB，呈平坦型曲线。一般可利用气、骨导差来了解镫骨活动的情况，如差距小于 40dB，可作为镫骨部分固定的指征，差距在 60dB 左右，则可作为镫骨完全固定的指征。骨导听力曲线可在 1000Hz 或 2000H 区 V 形下降，即卡哈切迹，是耳硬化症的特征。

（3）声导抗测试 鼓室导抗图早期为 A 型，随着镫骨固定程度加重，鼓膜活动受到一定的限制，可出现低峰曲线（As 型），镫骨肌声反射消失

（4）耳声发射检查 畸变产物耳声发射（DPOAE）幅值降低或引不出放射。

（5）听性脑干反应测听 Ⅰ波、Ⅴ波潜伏期延长或值提高。

3. **影像学检查** 颞骨 X 线断层拍片无中耳乳突病变，CT 扫描及 MRI 可较清晰地显示骨迷路包囊、两窗区或内耳道骨壁上出现界限分明的局灶性硬化改变。特别有助于耳蜗性耳硬化症的诊断。

诊断与鉴别诊断

（1）根据病史、家族史、症状及检查，对典型患者的诊断不难。凡双侧非对称性进行性传导性聋、鼓膜正常或 Schwartz 征阳性、咽鼓管功能良好、Gelle 试验阴性、鼓室导抗图 As型、镫骨肌反射消失者，临床耳硬化症即可初步做出诊断。但值得注意的是伴有中耳病变的耳硬化症（如慢性化脓性中耳炎、粘连性中耳炎、鼓室硬化、听骨链固定或中断等），常被其原有的传导性聋所掩盖，诊断比较困难，此时可根据缓慢进行性传导性耳聋史，做出疑有耳硬化症的诊断，手术探查后方能明确诊断。

（2）耳蜗性耳硬化症的诊断比较困难，近年来 CT 的临床应用，使耳蜗性耳硬化症的诊断有了可能。对无明显原因的中、青年的感音神经性聋患者，如有耳硬化症家族史、鼓膜上有 Schwartz 征、鼓室导抗图 As 型、言语识别率低者应行颞骨 CT 检查，如 CT 片显示迷路或内耳道骨壁上有硬化灶者，可确诊为迷路性耳硬化症。

（3）本病需与先天性前庭窗未育症、先天性听骨畸形或固定、粘连性中耳炎、分泌性中耳炎、鼓室硬化、Paget 病和 Van der Hoeve 综合征（以耳聋、蓝巩膜、骨质易碎为特征）相区别。

治疗 / 处理原则

1. 保守治疗

（1）药物治疗　适当剂量的氟化钠可抑制骨质吸收，促进新骨形成。由于目前此方面的研究进展不大，氟化钠对耳硬化症病灶起抑制作用的确切效果尚需继续观察。如无慢性肾炎及孕妇等禁忌证，下列情况可考虑用氟化钠治疗：①耳蜗型耳硬化症；②患者拒绝做或不宜做骨手术的临床型耳硬化症；③骨导听力甚差的混合性聋（耳硬化症），病变广泛，发展迅速，且有 Schwartz 征的恶性耳硬化症。

（2）佩用助听器　凡不宜手术或不愿意接受手术的患者，不论其为传导性聋、混合性聋或感音神经性聋均可试佩助听器。

2. 手术治疗　耳硬化症目前尚无针对病因的疗法。通过手术矫治因镫骨固定而造成的传音障碍，以恢复或改善听力是唯一行之有效的方法，手术方法有骨手术及外半规管开窗术，在治疗时要慎重选择手术方法。

护理评估要点

1. 健康史　最近有无免疫力下降、病毒感染、上呼吸道感染、感冒等症状。询问患者是否有内分泌失调。已婚女应了解妊娠期听力的情况。了解患者既往病史、家族史等。

2. 身体状况　评估患者耳部有无畸形，鼓膜是否完整等。评估患者有无进行性听力减退、耳鸣、威利斯听觉倒错或眩晕症状。

3. 心理 - 社会状况评估　评估患者的年龄、性别、职业、文化水平、工作环境、饮食习惯、性格特点以及家庭支持系统状态等，了解其对本疾病的认知程度及心理状态。患者是否因听力障碍且住院前可能已经进行过各种治疗，但效果欠佳而焦虑，或因影响正常的生活和工作而产生负面情绪等。

护理诊断 / 问题

1. 感知改变　与听力进行性减退有关。

2. 焦虑　与听力减退和担心手术后效果有关。

3. 语言沟通障碍　与双侧听力减退有关。

4. 定向力障碍　与眩晕有关。

5. 知识缺乏　缺乏耳硬化症的相关知识。

6. 疼痛　与手术切口有关。

7. 有感染的危险　与术后伤口感染有关。

护理措施

1. **术前护理**

（1）心理护理　加强与患者的沟通，做好疾病的健康教育，说明本疾病的特点与手术的相关注意事项，并告知治疗效果，消除患者焦虑与恐惧情绪，积极配合手术。

（2）术前病情观察

① 观察患者有无眩晕症状，是否伴恶心、呕吐，遵医嘱予对症处理。

② 观察患者有无听力损失加重、耳鸣加重等现象。

③ 观察患者生命体征是否正常，血压、血糖、体温是否在正常范围内。

（3）饮食护理　根据患者的进食及身体状况，指导患者进食高蛋白、高维生素、低脂饮食，避免进食坚硬、辛辣、刺激性食物，禁烟酒。注意饮食卫生，以免出现腹泻、腹胀等不适而影响手术。

（4）健康宣教

① 对患者进行耳硬化症相关疾病知识宣教，包括主要治疗过程、方法、预后及药物相关知识等。

② 告知患者手术配合的要点及注意事项。指导患者练习床上大小便。

③ 告知患者预防跌倒坠床的方法，眩晕发作时，应避免下床活动以静卧为主，待症状消失再下床活动。

（5）术前准备

① 指导协助患者完善各项术前检查，排除手术禁忌。

② 术前 1 天清洗头发，剃净术侧耳郭周围 5cm 范围内头发，长发者应将术侧头发梳成小辫夹往对侧，以免妨碍手术，污染切口。做好手术侧耳部标记。

③ 遵医嘱行药物过敏试验。

④ 根据麻醉要求，做好胃肠道准备，禁饮禁食 6～8 小时。

2. **术后护理**

（1）术后病情观察

① 观察耳部敷料有无渗血渗液、敷料包扎是否松动、切口有无红肿。

② 观察患者有无恶心、呕吐、耳鸣、眩晕等不适。

③ 观察患者有无眼睑闭合不全、鼓腮漏气、嘴角歪斜、流口水等症状。

（2）饮食与活动

① 术后 4～6 小时开始进半流质饮食，2 天后改为软食，以后视患者情况逐渐改为正常饮食，嘱患者忌坚硬大块食物，减少咀嚼运动，避免镫骨移位，避免进食辛辣刺激性食物，以防呛咳影响手术效果。可多吃蔬菜和水果，保持大便通畅。

② 术后取健侧卧位或平卧位，耳部伤口加压包扎 5～7 天；限制头部运动，避免头部过度晃动、碰撞。若术后眩晕较重，可延长卧床时间，下床时必须有护士或家属陪伴。嘱患者定时翻身，观察及按摩受压骨突处皮肤，防止压力性损伤的发生。

（3）用药指导　遵医嘱给予改善循环及营养神经等药物治疗，告知患者及家属药物名称、用药目的、使用方法及相关注意事项。观察药物疗效及可能出现的副作用。

（4）专科护理

① 及时伤口换药，注意无菌操作。伤口渗血、渗液较多时，应及时进行查看并处理。

② 评估患者疼痛的部位、性质、程度，进行疼痛评分，根据评分结果予以对应的护理措施，同时告知患者疼痛的原因和可能持续的时间。

③ 评估患者有无耳鸣，如术后48小时内如感觉有耳内脉搏跳动感、水流声，是正常现象，可自行缓解。

④ 保持环境安静，避免噪声刺激；告知患者注意休息，保证充分睡眠，保持心情舒畅。

（5）健康宣教

① 告知患者患侧伤口勿受压，可选择平卧位或健侧卧位。

② 告知患者尽量减少头部活动，预防过度运动导致人工镫骨脱位以及淋巴液振动引起的眩晕。如行人工镫骨全切及重建手术，术后为防止镫骨移位，应绝对卧床48小时，保持患者头部制动。

③ 若有敷料血性浸湿较多、伤口剧烈疼痛等异常现象时，应及时通知医护人员进行处理。

④ 保持外耳道清洁、耳内干燥，避免耳内进水，防止感染。切勿自行松解伤口敷料。

（6）心理护理　告知患者及家属解释术后可能会出现的症状，并告知如何处理，耐心听取患者建议及主诉，并予以解答，注意沟通方式，指导患者采用放松疗法，缓解心理压力。关心尊重患者。

健康指导

1. 疾病知识指导

（1）保持伤口清洁干燥，切勿用手抓挠伤口，避免污水进入伤口或外耳道内。

（2）告知患者注意保护头部，避免伤口部位受到挤压、碰撞。

2. 饮食与活动指导

（1）恢复期应禁刺激性食物、禁烟酒，选择富含蛋白质、维生素的饮食（如瘦肉、新鲜瓜果蔬菜），增强机体抵抗力。

（2）2周内避免重体力劳动及剧烈运动，避免磕碰头部。半年内不参加游泳、跳水等运动，不坐飞机；洗头时用棉球堵塞外耳道，避免污水流入引起感染。

（3）勿用力咳嗽、打喷嚏、捏鼻、鼓气，指导患者正确的擤鼻方法，不可双侧同时擤鼻，半年内避免乘坐飞机。

（4）养成良好的生活作息习惯，不熬夜酗酒，保证充足的睡眠。

3. 用药指导　遵医嘱用药，切勿自行停药或改药。

4. 环境指导　室内保持安静舒适，避免嘈杂或噪声。

5. 复诊指导　告知患者术后按时复诊的重要性，如出现局部疼痛、红肿、有分泌物等情况应及时到医院复诊。

6. 心理健康指导　鼓励患者以乐观积极的心态面对，告知患者放松的方法，避免精神压力过大。

周围性面瘫护理常规

周围性面瘫是急性发作的病因不明的，以单侧面部表情肌群麻痹为主要特征的周围性面神经麻痹，又称为"特发性面瘫"，属于最常见的面神经疾病。

病因

病因尚不明确，病毒感染如潜伏的 I 型单纯疱疹病毒和水痘 - 带状疱疹病毒的重新激活是被广泛接受的原因；也有认为该病亦属于自身免疫性疾病，如家族性面神经麻痹可能是继发于遗传性人类白细胞抗原的自身免疫性疾病。另外寒冷和凉风的刺激以及精神创伤等可诱发本病。

临床表现

（1）任何年龄、季节均可发病。

（2）急性起病，病情多在 3 天左右达到高峰。

（3）临床主要表现为单侧周围性面瘫如受累侧闭目、皱眉、鼓腮、示齿和闭唇无力，以及口角向对侧歪斜；可伴有同侧耳后疼痛或乳突压痛。根据面神经受累部位的不同，可伴有同侧舌前 2/3 味觉消失、听觉过敏、泪液和唾液分泌障碍。个别患者可出现唇和颊部的不适感。当出现瞬目减少、迟缓、闭目不全时，可继发同侧角膜或结膜损伤。

检查

1. 神经电生理检测技术　是一种能够快速检测面神经功能的手段，可以为临床预测预后及治疗方法的选择提供参考，促使最大化恢复面神经功能，改善患者生活质量，对临床具有重要的指导意义。如面神经兴奋试验、面神经电图等。

2. 常规磁共振与高分辨磁共振头面部神经学多模态成像检查　面神经 MRTA 和内听道 MRI 检查必不可少，以排除听神经瘤、面神经瘤、胆脂瘤、脑膜瘤等肿瘤。

3. 超声检查　超声可以评估面神经的大小、回声和血流。高频超声作为一种与神经电生理学相结合的补充技术，可以建立面神经的正常值。

诊断与鉴别诊断

患者一旦出现面瘫，首先根据典型的体征需要鉴别中枢性和周围性面瘫。在周围性面瘫中，75% 为特发性面神经麻痹，大约 25% 为其他病因所致，需要结合其他情况进行鉴别。在排除了引起周围性面瘫的其他疾病之后（如中耳炎、外伤、耳带状疱疹、听神经瘤、腮腺疾病等），本病诊断方可确立。故详细的病史询问，周密的耳部检查极为重要，必要时应进行全面的神经系统及头部影像学检查。对长期缓慢进行的，或反复发作的，或久治不愈的（6个月以上）面瘫应注意排除肿瘤。

治疗／处理原则

1. **非手术治疗** 用于完全性面瘫但面神经可逆病变和不完全性面瘫的患者。

（1）**药物治疗** 糖皮质激素类药物、抗病毒药物、血管扩张剂、维生素、其他药物等。

（2）**高压氧治疗**。

（3）**物理疗法** 按摩、肌肉功能锻炼等。

（4）**中医疗法** 针灸、理疗。

2. **手术治疗** 对于完全面瘫、面神经不可逆病变的患者，可行面神经减压术。但目前对面神经减压术的适应证，手术时机及减压范围仍有争论。

护理评估要点

1. **健康史** 评估患者有无手术史及颅内外肿瘤病史；询问患者近期有无过度劳累、受凉、精神压力较大等；了解患者近期有无上呼吸道感染、带状疱疹等病毒感染史；有无家族史等。

2. **身体状况** 评估发病时间及病情进展情况。评估患者是否能皱眉，有无饮水漏水、鼓腮漏气、流涎、不能吹气、味觉等功能障碍，有无结膜炎、口角下垂、外耳道疱疹、耳鸣眩晕等症状。

3. **心理–社会状况** 患者因个人形象受损，容易出现焦虑、紧张等不良情绪，应评估患者的心理状况、年龄、文化层次、生活习惯、家属及社会支持系统等。

护理诊断／问题

1. **感觉障碍** 与面部感觉减退或消失有关。

2. **焦虑** 与疾病导致外形受损有关。

3. **自我形象紊乱** 与面瘫有关。

4. **有感染的危险** 与结膜外露、口唇闭合不紧有关。

5. **知识缺乏** 缺乏疾病治疗护理等相关知识。

护理措施

1. **心理护理** 做好疾病的健康教育，说明本疾病的特点与相关注意事项，并告知治疗效果，鼓励患者积极配合治疗，保持乐观状态。

2. **病情观察** 观察患者眼睑闭合程度，有无面肌痉挛，能否皱眉、抬额、鼓腮，鼻唇沟有无变浅等。

3. **专科护理**

（1）做好口腔护理，由于面肌功能障碍，食物易残留，为保持口腔清洁，需对患者一天三次行口腔护理。

（2）当患者存在眼睑闭合不全时，应重视对患者眼部的保护。由于眼睑闭合不拢、瞬目无力或动作缓慢，导致异物容易进入眼部，泪液分泌减少，使得角膜损伤或感染的风险增加，必要时应请眼科协助处理。

（3）协助指导患者进行面部肌肉功能锻炼、局部按摩等。

4. **药物指导** 遵医嘱用药，注意观察药物疗效。指导患者滴眼液的用法及使用时间、使用的注意事项，建议患者症状选择滴眼液或膏剂防止眼部干燥。

5. 饮食护理　告知患者清淡饮食，多吃一些富含 B 族维生素的水果和蔬菜，食物营养丰富，科学搭配。

健康指导

1. 疾病知识指导

（1）告知患者易诱发的因素，避免受凉、感染，减少疾病的复发。

（2）告知患者该疾病护理相关知识，告知患者坚持面部肌肉功能锻炼的重要性。

2. 饮食与活动指导

（1）饮食清淡，多食新鲜蔬菜、水果。

（2）告知患者外出活动时注意事项，冬天外出时，尤其气温骤降，可佩戴口罩防止面部直接受冷。夏天避免空调直吹。洗脸时，水温应控制在 25 ~ 35℃之间。

（3）养成良好的生活习惯，加强体育锻炼，提高身体抵抗力，避免熬夜、酗酒。避免强光刺激，睡觉可佩戴眼罩。

3. 用药指导　遵医嘱服用营养神经、扩血管等药物，切勿私自停药、改药。

4. 环境指导　保持室内温湿度适宜，避免空气干燥。环境安静舒适，利于休息。

5. 复诊指导　告知患者按时复诊的重要性，医生可根据患者恢复情况调整治疗方案，期间如出现其他不适及时就诊。

6. 心理健康指导　该病显著影响患者容貌、个人尊严和社会形象，在与患者沟通交流时，应耐心倾听患者主诉，并给予鼓励，同时调动家庭成员系统，给予患者安慰及信心。

听神经瘤护理常规

听神经瘤是原发于第Ⅷ对脑神经鞘膜上的肿瘤，为神经膜瘤，或称施万细胞瘤。听神经瘤为良性肿瘤，多为单侧发病。

病因

病因尚不明确。听神经瘤多来源于前庭下神经，其次为前庭上神经。其发展缓慢，早期较小时可引起耳部症状；后期可因肿瘤增大突出内耳道，累及面神经、三叉神经、听神经或压迫小脑及脑干，出现相应的症状。

临床表现

本病的临床表现与肿瘤的大小、所在位置及侵犯范围等有关。

1. 早期症状 体积较小的肿瘤可无明显症状鸣、感音神经性聋、眩晕可为本病最常见的早期症状。

（1）耳鸣 耳鸣呈渐进性加剧，音调高、低不等，多以喧杂声为主，常伴随听力减退。耳鸣也可能为早期的唯一症状。

（2）听力减退 多数患者诉一侧渐进性耳聋，初始时表现为与别人交谈时只闻其声而不解其意，以后渐发展为全聋。个别病例可因肿瘤压迫迷路动脉，内血供突然阻断而致突发性聋。

（3）眩晕 大多数患者表现为轻度的不稳感或瞬间的头晕，往往不引起患者的重视，由于肿瘤发展缓慢，患者可逐渐发生前庭代偿而眩晕消失。但也有少数患者出现短暂的旋转性眩晕，伴耳内压迫感、恶心、呕吐，类似梅尼埃病。

（4）其他 耳深部刺痛或痒感，或外耳道后壁麻木感。

2. 中、晚期症状 随着肿瘤增长扩大，早期症状加重，且可因颅内压增高和肿瘤侵入颅后窝，出现以下症状。

（1）三叉神经损害 随着肿瘤增大可出现三叉神经损害症状，以同侧面部感觉迟钝和角膜反射减退最常见。

（2）面瘫 晚期可出现同侧周围性面瘫。

（3）小脑功能障碍 肿瘤压迫小脑，可出现小脑功能障碍症状。早期表现为患侧手足运动不灵，精细动作不能，步履蹒跚，向患侧倾倒等。至晚期则卧床不起。

（4）颅内高压症状 颅内压升高时，出现持续性头痛，多位于前额部或后枕部，晚期发展为全头痛，可伴恶心、呕吐，视盘水肿，视力障碍等。

（5）其他脑神经损害症状 肿瘤增大向后展，侵及颈静脉孔区时，压迫第Ⅸ、Ⅹ、Ⅺ对脑神经，可引起相应的脑神经症状；肿瘤发展至颅中窝、压迫外展神经以及动眼神经，则引起眼球运动障碍、复视等。

检查

1. 听力学检查

（1）纯音听阈测试 纯音听力图呈单耳感音神经性聋，曲线多为高频陡降型，少数为平坦型或上升型。

（2）自描听力曲线 多为Ⅲ、Ⅳ型，偶见Ⅰ型。

（3）音衰试验 大多为阳性。双耳交替响度平衡试验和短增量敏感指数试验显示无响度重振现象。

（4）言语测试 言语识别率明显下降，多在 30% 左右。

（5）声导抗测试 镫骨肌反射阈升高或消失，潜伏期延长，常有病理性衰减。

（6）听性脑干诱发电位 患侧Ⅴ波潜伏期及Ⅰ～Ⅴ波间期较健侧明显延长，两耳Ⅴ波潜伏期差（ILD5）超过 0.4ms 以上，如Ⅰ波存在而Ⅴ波消失，提示存在包括听神经膜瘤在内的桥小脑角占位病变。

（7）耳声发射 耳声发射正常。

2. 前庭功能检查
自发性眼震是听神经瘤较常见的体征，早期水平型自发性眼震，快相向健侧，继而向患侧，最后发展成向两侧。且可出现垂直或斜型眼震 80% 有位置性眼震和自发性倾倒现象。各种诱发试验反应普遍偏低，常有向患侧的优势偏向。

3. 神经系统检查
除第Ⅷ对脑神经外，还需检查第Ⅴ、Ⅶ及Ⅸ、Ⅺ、Ⅹ、Ⅵ对脑神经。眼底检查可出现视盘水肿。

4. 影像学检查
MRI 及 CT 检查是临床听神经瘤诊断的主要依据。CT 内耳道扫描可见内耳道扩大，如椎管内注入空气进行内耳道脑池扫描，可诊断局限在内耳道内 5mm 以下的肿瘤。增强的 MRI 扫描可早期发现内耳道内直径 1mm 左右的小肿瘤，又可了解肿瘤在桥小脑角区的范围，有助于鉴别颅后窝的肿瘤。

5. 脑脊液蛋白分析
70% 的病例出现脑脊液蛋白增加，但假阴性和假阳性比较多。

诊断与鉴别诊断

MRI 是目前诊断听神经瘤最敏感、最有效的方法，为目前诊断听神经瘤的金标准。小脑脑桥三角区的肿瘤虽以听神经瘤多见，但上皮样囊肿（先天性胆脂瘤）、脑膜瘤、胶质瘤等也可见于此部位，通过影像学检查进行可进行鉴别。发生于内耳道的面神经鞘瘤在影像学上酷似听神经瘤，两者很难区分，在对拟诊为内耳道的听神经瘤患者施行手术前应告知患者存在面神经鞘瘤的可能性。

治疗 / 处理原则

确诊后尽早施行手术治疗，在保证彻底切除肿瘤的前提下，尽可能减少肿瘤周围组织的损伤对于小的听神经瘤，不愿或不能耐受手术者，可选用 γ 刀或 X- 刀治疗，但不适用于脑干受压或颅内压高的患者。

护理评估要点

1. 健康史 评估患者有无高血压、糖尿病等病史。

2. 身体状况 评估患者有无耳鸣、听力减退、眩晕、头痛及邻近器官出现相应症状等，

询问患者症状持续时间。

3. **心理 - 社会状况**　评估患者的年龄、性别、职业、文化水平、工作环境、饮食习惯、性格特点以及家庭支持系统状态等，了解患者及家属对本疾病的认知程度及心理状态。

护理诊断 / 问题

1. **疼痛**　与颅内压过高或过低引起头痛有关。
2. **意识障碍**　与术后颅内水肿、脑出血有关。
3. **有感染的危险**　与手术伤口有关。
4. **焦虑**　与担心手术预后有关。
5. **脑脊液漏**　与颅底骨折或术中误伤硬脑膜有关。
6. **自我形象紊乱**　与面肌瘫痪、口角歪斜有关。
7. **知识缺乏**　缺乏听神经瘤相关治疗与护理的知识。

护理措施

1. 术前护理

（1）**心理护理**　评估患者的心理状况，详细介绍疾病的治疗方法、预后及转归，消除患者忧虑，对患者提问应予明确、积极、有效的答复，树立治愈疾病的信心。

（2）**术前病情观察**　观察患者有无耳鸣、听力减退、眩晕、头痛等症状是否加重。对于头痛患者，耐心解释疼痛的原因，保持病室安静，嘱患者卧床休息，减少活动，避免不必要的刺激，保持心情舒畅，避免情绪激动。

（3）**饮食护理**　指导患者进食高蛋白、高热量、高维生素、易消化的清淡饮食，忌辛辣及刺激性食物，禁烟酒。

（4）**健康宣教**

① 耐心向患者及家属讲述疾病治疗的方法、目的及配合治疗的重要性，提高患者对疾病知识的了解。

② 指导患者进行深呼吸，及有效咳嗽、咳痰的方法。

③ 指导患者练习腹式呼吸和床上大小便。

（5）**术前准备**

① 协助患者完善术前检查，排除手术禁忌。

② 完善交叉配血；做药物过敏试验。

③ 按手术要求备皮，术前1天清洗头发，剃净术侧耳廓周围5cm范围内头发，长发者应将术侧头发梳成小辫夹往对侧，以免妨碍手术，污染切口。做好手术侧耳部标记。

④ 术前按麻醉要求禁饮禁食。

2. 术后护理

（1）**术后病情观察**

① 密切观察患者神志、瞳孔、生命体征、血氧饱和度等，保持呼吸道通畅；观察有无头痛剧烈、频繁呕吐、烦躁不安等症状，如发现意识障碍逐渐加重，一侧瞳孔散大，对光反应迟钝或消失，表明可能有继发颅内出血发生，应立即报告医生处理。

② 观察患者耳部伤口有无渗血、渗液，敷料有无松动。

③ 询问患者是否有咽上部感觉减低或丧失，观察患者进食、吞咽有无障碍，有无声音嘶哑、唾液外流等症状。

④ 观察患者肢体活动情况，有无头颈后仰及前屈无力，有无患侧肩下垂、不能耸肩。

（2）饮食与活动

① 全麻清醒后进行洼田饮水实验，吞咽功能良好者可给予易消化、高蛋白、高维生素流质饮食，逐渐过渡至半流质饮食和普食。对饮水呛咳严重者留置胃管进行肠内营养，及时进行训练，改善其摄食、吞咽功能，尽快恢复其进食能力。感觉障碍者进食宜缓慢，并注意饮食、饮水的温度适宜，防止误吸、烫伤发生。

② 全麻术后 4～6 小时去枕平卧，清醒后抬高床头 15°～30°，便于减轻水肿，促进颅内压降低。每 2 小时协助翻身一次，翻身时应做到用力均匀，动作协调、轻柔，呈轴位翻身，保持头部和身体同时转动，术后 48 小时内禁患侧卧位。

③ 早期床上与下床活动，为患者制定相应的活动计划，指导全麻清醒后早期在床上进行肢体主动运动，如双下肢屈曲、踝泵运动、翻身、伸直；鼓励患者术后第 1 天下床活动，首先协助患者在床旁小范围内进行活动，根据身体情况，活动量及活动时间可逐步增加。

（3）用药指导　遵医嘱给予患者抗感染、降颅压、抗水肿等药物治疗，向患者讲解药物作用及注意事项，观察用药后有无不良反应。

（4）专科护理

① 对术后出现步态不稳、平衡障碍等共济失调症状的患者，加强防跌倒措施，保持地面清洁干燥，专人看护，及早进行肢体主动与被动功能锻炼。应在患者术后 24 小时内采取健侧卧位，翻身时勿过度搬动头部，注意头部与身体同时转动，避免颈部扭曲突然翻向健侧。翻身后注意观察患者的呼吸、脉搏、血压及瞳孔的变化。

② 疼痛护理：评估疼痛的部位、性质、程度，进行疼痛评分，根据评分结果予以对应的护理措施，同时告知患者疼痛的原因和可能持续的时间，如患者出现剧烈头痛、呕吐频繁、烦躁不安，应立即告知医生处理。

③ 妥善固定引流管，标识清楚，每日观察并记录引流液颜色、性质、量，班班检查引流管是否固定良好通畅；向患者及家属做好留置管道注意事项的宣教，防止意外脱管。

④ 并发症的护理

a. 舌咽、迷走神经损伤：术后进食速度宜慢、量少，进食时取坐位或半坐卧位，选择不易误吸的糊状食物，出现呛咳时应腰颈弯曲、身体前倾、下颌低至前胸，以防残渣再次进入食管。呛咳严重不能进食者，给予留置胃管。指导患者行伸舌、吞咽训练。

b. 副神经损伤：指导患者不要做激烈运动，尽量避免外力撞击。晚间睡觉时尽量不要压迫患侧肢体，以免压迫到神经，不利于康复。指导患者定时做手臂挥动、关节转动等动作，动作要轻而有规律。训练前后给予手臂肌肉按摩，放松肌肉与神经。还可给患处热敷，促进患处血液循环。

c. 脑脊液漏：发现患者耳部伤口敷料出现月晕样淡红色浸渍圈，应警惕出现脑脊液漏，需立即告知医生，重新包扎切口、加大压力。此外，需询问患者口腔、鼻腔有无液体流出，有无不自主的吞咽及呛咳等症状，密切监测患者体温。

d. 面神经损伤：患侧面部禁止冷、热敷，术后 1 周指导患者用大鱼际肌或拇指指腹环形按摩患侧面部，并做张口、鼓腮、吹气等动作训练；遵医嘱给予营养神经药物。面瘫患者进食后患侧口腔内易存留食物残渣，要注意口腔清洁；对眼睑闭合不全的患者注意眼部清洁卫生，及时清除眼部分泌物，日夜交替使用眼药水和金霉素眼药膏滴眼、涂眼，予以消炎、保护角膜、防止干燥，睡眠时可用凡士林纱布覆盖保护双眼。

（5）健康宣教

①嘱患者进食后漱口，预防口腔感染。

②指导患者正确清洁伤口皮肤的方法，切勿用手抓挠伤口。

③告知患者家属护理的要点及术后病情观察的重点，一旦发现异常，立即按呼叫铃呼叫。

④指导患者进行床上活动，防止静脉血栓。

（6）心理护理　耐心倾听患者主诉，加强沟通，主动关心日常生活及所需，及时满足其合理需求，注意说话的语气，尊重、坦诚地对待患者，安慰患者不要紧张、担忧，向其讲解其他患者手术成功的病例，以增强患者信心，积极配合治疗与护理，取得最佳的治疗效果。

健康指导

1. 疾病知识指导

（1）保持伤口清洁干燥，预防感染，如出现炎症反应加重应及时就诊。

（2）耳鸣、眩晕者，指导下床时应按"三步起床法"，预防跌倒坠床。避免剧烈活动头部，保持充足的睡眠。

（3）闭目不全者注意保护眼部，给予滴眼液及眼膏保护角膜。指导患者锻炼面部肌肉群运动功能，必要时可行理疗，如按摩、针灸等。患侧面颊部痛温觉消失者指导患者注意饮食温度，以防烫伤。

2. 饮食与活动指导

（1）加强营养，给予高能量、高蛋白、低脂肪、粗纤维、高维生素流质饮食。进食原则为少量多餐，细嚼慢咽；进食后清洁口腔，以免食物残留发生口腔炎。

（2）养成良好的作息，保持心情舒畅，避免情绪激动，适当进行体育锻炼，可适量从事轻体力劳动，避免重体力劳动和过于激烈的体育活动，勿用力打喷嚏、剧烈咳嗽。保持大便通畅。

（3）避免头部剧烈活动。

3. 用药指导　告知患者药物名称、剂量、服药顺序及服药时间，告知患者遵医嘱用药的目的及重要性，切勿私自停药或改药。

4. 环境指导　保持环境安静、整洁，避免噪声及强光刺激。

5. 复诊指导　复诊时间一般为术后1个月、3个月、6个月、12个月，如无异常可以后每年复查1次。如有病情变化应随时到医院就诊。

6. 心理健康指导　鼓励患者以积极乐观的心态面对疾病，指导患者使用放松疗法，缓解心理压力，释放不良心理情绪。

颈静脉球体瘤护理常规

颈静脉球体瘤是指起源于颈静脉球体外膜以及沿迷走神经耳支和舌咽神经鼓室支等部位分布的副神经节肿瘤，又被称为化学感受器瘤、非嗜铬性副神经节瘤。根据肿瘤生长的部位，通常将发生于颅底颈静脉孔及其附近者称为颈静脉球体瘤，发生于中耳鼓室者称为鼓室球体瘤，但因临床经常难以确定肿瘤的原发部位，故常将二者统称为颈静脉球体瘤。该病属于良性肿瘤，但因其位置特殊、血供丰富，瘤体较大时可侵犯周围结构，故可表现出恶性潜能。

病因

目前病因不明，有学者认为与后天基因突变有关，多为散发，有家族发病倾向。

临床表现

根据肿瘤原发部位及发展情况不同，出现的症状和体征也有不同。鼓室球瘤症状出现一般较早，而起源于颈静脉球顶部的颈静脉球体瘤在疾病晚期才有明显症状。

1. **早期症状**　为单侧搏动性耳鸣、轻度传导性耳聋和耳部闷胀感，耳鸣与脉搏一致，如压迫患侧颈动脉耳鸣立即消失，停止压迫，耳鸣迅即重现。上述症状可持续多年，如肿瘤长到外耳道，可有出血，继发感染后则有血脓性耳漏，肿瘤压迫或继发感染也可引起耳痛。

2. **疾病晚期**　迷路及邻近组织、脑神经等受累，可出现眩晕，面瘫，第Ⅸ、Ⅹ、Ⅺ、Ⅻ对脑神经瘫痪和 Horner 综合征，即上睑下垂、瞳孔缩小、面部潮红和出汗。

检查

1. **耳镜检查**　疾病的早期，鼓膜完整，透过鼓膜可见鼓室后下部有深红色或蓝色肿物阴影，当肿瘤体积较小时，用鼓气耳镜加压使鼓膜和瘤体接触，可看到搏动性跳动，若肿物膨出较显著已经触及鼓膜或穿破鼓膜突入外耳道时，则在耳镜下不需加压也可见到搏动，搏动节律与脉搏一致。突入外耳道内的肿物常呈息肉状或肉芽状，触之较硬，易出血。

2. **听力测试**　了解听力下降的性质和程度。

3. **颞骨高分辨 CT、MRI**　CT 可显示颈静脉孔扩大周围骨质边缘呈现不规则蚕蚀样改变。高流速血管在 MRI 上表现为流空低信号，慢流速血管表现为高信号、斑点，再加上肿瘤实质信号，形成所谓的"胡椒盐"征，是其特征性表现。

4. **数字减影血管造影（DSA）检查**　可明确肿瘤的供血动脉、肿瘤与颈内动脉的关系、患侧乙状突 - 颈内静脉回流情况，还可借此做血管栓塞治疗。

5. **头颅磁共振血管成像（MRA）和静脉成像（MRV）**　可以用来评估颈内动脉的受压情况，MRV 有利于评估颅骨硬脑膜窦的侧支循环因为乙状窦通常会被肿瘤阻断。

6. **实验室检查**　对于可疑具有神经内分泌功能的颈静脉球瘤，应收集 24 小时尿液检查儿茶酚胺含量或检测血儿茶酚胺含量。

诊断与鉴别诊断

凡具有与脉搏一致的搏动性耳鸣、传导性耳聋和耳部闷胀感的长期病史，鼓膜呈深红色或蓝色，或伴有耳内出血，尤其是外耳道内有触之极易出血的息肉样或肉芽样组织者，均应考虑本病。本病的鉴别诊断较为复杂，根据患者搏动性耳鸣、进行性耳聋及后组脑神经损害为主的症状体征，结合耳镜检查及影像学表现有助于本病的诊断。同时需与颈静脉球假瘤、颈静脉孔区假膜瘤、神经鞘瘤等进行鉴别区分。

治疗 / 处理原则

根据病变范围，采用手术切除或放射治疗，或手术加放疗。

1. 手术治疗 手术应以切除肿瘤全部为原则，根据肿瘤部位，侵犯范围，采取不同手术方法。鼓室切开术、下鼓室切开术、乳突根治术、颞下窝径路肿瘤切除术。

2. 放射疗法 凡病变范围广泛，难以手术切除或手术切除不满意者，或全身情况不良不能手术者，均可采用放射治疗。该肿瘤血管丰富，放射治疗可引起动脉内膜炎和纤维化，阻止或延缓肿瘤生长，缓解症状，甚至可使肿瘤缩小。

护理评估要点

1. 健康史 询问患者是否有高血压、糖尿病等，是否有家族史，是否有累及其他器官的表现。

2. 身体状况 询问患者有无单侧搏动性耳鸣、轻度传导性耳聋和耳部闷胀感等；查看患者外耳道有无出血、流脓等。

3. 心理 – 社会状况评估 了解患者的心理状态，注意收集各个方面的信息资料，包括患者患病前的社会角色和对所患疾病的认识，以及家庭、社会的支持情况。

护理诊断 / 问题

1. 急性疼痛 与手术切口有关。

2. 有感染的危险 与患者术后切口感染有关。

3. 焦虑 与担心手术及疾病治疗预后有。

4. 舒适度的改变 与疾病引起的耳鸣有关。

5. 潜在并发症 出血、颅内高压、脑脊液耳漏、面瘫等。

6. 知识缺乏 缺乏该疾病的治疗和护理知识。

护理措施

1. 术前护理

（1）心理护理 由于该病病情复杂，手术风险较大，应及时评估患者心理状况进行心理疏导，针对一些检查、治疗需做到耐心解释，说明手术的必要性，同时详细介绍手术后可能出现的并发症及预防措施，以获得患者的充分信任，提高患者配合度。

（2）术前病情观察

①监测患者血压、心率，查看血压波动情况。维持患者生命体征平稳。

②评估患者听力下降、头晕等不适症状有无加重；是否伴有阵发性或持续性高血压，

以及头痛、多汗、心悸、面色苍白、代谢紊乱等交感神经兴奋表现。

（3）饮食护理　指导进食高蛋白、高热量、高维生素、易消化的清淡饮食，忌辛辣及刺激性食物，禁烟酒。

（4）健康宣教

① 耐心向患者及家属讲述疾病治疗的方法、目的及配合治疗的重要性，提高患者对疾病知识的了解。

② 指导患者练习腹式呼吸，掌握有效咳嗽、咳痰的方法，进行肺功能锻炼；指导患者练习床上大小便。

③ 告知患者及家属养成良好作息的重要性。避免熬夜。

（5）术前准备

① 遵医嘱备皮，注意避免皮肤破损。术中需取腹壁脂肪者，按医嘱做好腹部皮肤准备。术前晚嘱患者做好个人清洁卫生。

② 交叉配血、做药物过敏试验。

③ 完善术前检查，避免手术禁忌。行 DSA 检查或选择性血管栓塞治疗的患者，应做好检查前的解释工作及皮肤准备等。检查或治疗后予卧床 24 小时，股动脉穿刺处予以压迫 8 小时，保持插管侧大腿伸直位，严密观察患者生命体征变化、穿刺处有无渗血、足背动脉搏动情况、末梢循环情况等。

④ 术前按麻醉要求禁饮禁食。

2. 术后护理

（1）术后病情观察

① 密切观察患者意识、瞳孔、生命体征的变化。

② 观察伤口有无渗血、渗液。

③ 观察患者有无剧烈头痛、颈项强直、频繁呕吐、寒战高热及神志淡漠、烦躁不安等症状，警惕颅内并发症的发生。观察患者有无面瘫、耳鸣、眩晕，有无舌体运动功能障碍、脑脊液漏等并发症。

（2）饮食与活动

① 全麻清醒后 6 小时后可进食高热量、高维生素、高蛋白、易消化的流食，以后逐渐可过渡至半流质普食，多餐少食，饮食不宜过冷、过热。进食后予以漱口，防止食物残渣残留，保持口腔清洁。

② 全麻清醒后抬高床头 15°～30°，以降低颅内压减轻脑水肿；告知患者及家属减少颈部的活动，以免用力过度造成手术伤口裂开引起出血与疼痛。对于球体瘤较大、术后患者身体虚弱需要长期卧床的患者，应鼓励患者勤翻身、勤擦洗，避免局部组织长期受压，保持床单位清洁干燥，指导患者早期在床上进行肢体主动运动，如双下肢屈曲、踝泵运动、翻身、伸直等。

（3）用药指导　根据医嘱予抗感染、止血、营养支持等对症治疗，观察患者用药后反应。痰液较多咳不出的患者可予祛痰的药物或采取雾化吸入的方法帮助排痰。

（4）专科护理

① 加强伤口换药。换药时注意术区有无皮下血肿，有无伤口周围性皮肤的坏死，换药时注意无菌操作，防止伤口感染。如有渗血、渗液或敷料松脱应及时告知医生，予以更换敷料。

② 保持呼吸道通畅，避免剧烈咳嗽。

③ 妥善固定引流管，防止引流管脱出或受压，保持引流管引流通畅，避免受压、打折、扭曲。及时观察和记录引流液颜色和量的变化。

④ 并发症的护理

a. 脑脊液漏的护理：若出现脑脊液漏，需绝对卧床休息，抬高床头。保持大便通畅，避免情绪激动。遵医嘱给予甘露醇快速静脉输注。

b. 面神经损伤的护理：患侧面部禁止冷、热敷，术后1周指导患者用大鱼际肌或拇指指腹环形按摩患侧面部，并做张口、鼓腮、吹气等动作训练。遵医嘱给予营养神经药物。面瘫患者进食后患侧口腔内易存留食物残渣，要注意口腔清洁。

c. 对眼睑闭合不全的患者注意眼部清洁卫生，及时清除眼部分泌物，日夜交替使用眼药水和金霉素眼药膏滴眼、涂眼，予以消炎、保护角膜、防止干燥，睡眠时可用凡士林纱布覆盖保护双眼。

（5）健康宣教

① 告知患者术后观察要点、疾病预后及转归，帮助患者及家属了解疾病的相关知识。

② 嘱患者勿抓挠伤口，保持伤口敷料清洁干燥，避免打湿。

③ 向患者及家属解释留置引流管的目的及重要性，告知患者带管活动的注意事项。

（6）心理护理　多与患者沟通，关心体贴患者，告知患者如何配合医务人员的治疗、锻炼及护理，消除患者紧张、恐惧的心理。因患者口角歪斜、眼睑闭合不全，外观形象受损，护理人员需耐心、细致讲解此方面的护理，帮助患者适应自己形象的改变。

健康指导

1. 疾病知识指导

（1）保持伤口清洁干燥，防止污水流入耳道，保持术耳干燥。

（2）有面瘫者坚持每日行面部按摩，有条件的可行局部理疗，面瘫使眼睑不能闭合者，应注意眼睛的保护，及时滴眼药水、涂眼药膏，预防角膜炎。

2. 饮食与活动指导

（1）饮食宜清淡，可适当增加瘦肉等富含蛋白食物的摄入。多食用新鲜蔬菜和水果，忌食辛辣刺激的食物。

（2）出院后1月内避免重体力劳动，剧烈活动。注意休息，养成良好的生活习惯，保持心情舒畅，避免感冒。

3. 用药指导　告知患者药物名称、剂量、服药顺序及服药时间，告知患者遵医嘱用药的目的及重要性，切勿私自停药或改药。

4. 环境指导　保持室内舒适、安静，避免嘈杂，每日宜开窗通风透气。

5. 复诊指导　告知患者复诊时间、复诊地点，向患者解释复诊的重要性，以便于医生对患者后期的恢复进行全面了解。

6. 心理健康指导　告知患者保持良好情绪的重要性，鼓励患者以乐观、平和的心态面对，避免情绪紧张、激动。

中耳癌护理常规

中耳癌是发生在中耳和乳突区的少见恶性肿瘤，以鳞状上皮细胞癌最多见，40～60岁为好发年龄，多数患者有慢性化脓性中耳炎病史。

病因

1. **炎症刺激** 约80%的中耳癌患者有慢性化脓性中耳炎病史，故认为其发生可能与炎症有关。中耳炎症反复刺激引起鼓室黏膜上皮血液循环及营养发生障碍，使鼓室黏膜上皮转变成复层鳞状上皮。

2. **其他** 电离辐射等理化刺激因素，也可继发于外耳道癌、鼻咽癌等癌肿对中耳的侵犯。中耳乳头状瘤亦可发生癌变。

临床表现

中耳癌很容易向周围蔓延，破坏侵蚀邻近组织，因病程早晚、病变部位及发展方向的不同，其临床表现也有不同。

1. **出血** 耳内出血或有血性分泌物为最早和最常见的症状，对早期诊断有帮助。到晚期肿瘤侵蚀骨质，破坏血管，可发生致命性大出血。

2. **局部疼痛** 耳痛早期为耳内发胀感，到晚期则有明显的疼痛。其特点是持续性耳深部胀痛、刺痛或跳痛，并向颞骨和枕部放射。

3. **耳聋** 多数患者因原有中耳炎所致的耳聋，故往往不引起重视。早期为传导性耳聋，晚期为混合性耳聋常伴有耳鸣。

4. **张口困难** 早期因炎症、疼痛而反射性地引起下颌关节僵直，晚期多因癌肿侵犯颞肌、三叉神经或直接侵犯颞颌关节所致。

5. **面瘫** 出现的早晚与肿瘤侵犯的部位有关。如肿瘤起源于面隐窝或鼓岬则早期可出现面瘫。

6. **眩晕** 中耳癌的早期一般不侵犯迷路，晚期可因迷路受侵犯而出现眩晕。

7. **颈淋巴结肿大** 局部淋巴结转移时出现颈部包块。对侧颈部淋巴结亦可发生转移。

8. **远处转移** 晚期出现血行转移时，则相应内脏或骨骼器官随之出现症状。

9. **其他** 脑神经受累症状晚期第Ⅴ、Ⅵ、Ⅶ、Ⅸ、Ⅹ、Ⅺ、Ⅻ对脑神经可受到侵犯，出现复视、咽下困难、声嘶、软腭麻痹、抬肩无力、伸舌偏斜等症状。

检查

1. **病理检查** 取中耳腔或外耳道肉芽做病理检查可以明确诊断。

2. **影像学检查** 行CT/MRI检查。CT可显示中耳腔或乳突不规则的组织病灶；MRI可显示肿瘤是否向颅内侵犯。

诊断与鉴别诊断

中耳癌由于早期症状与慢性中耳炎相似，可能长期被漏诊，不易早期发现，诊断时常常需要进行活检才能明确诊断。在临床通常需要与慢性中耳炎进行鉴别，故应提高警惕，争取早期诊断，以免贻误治疗，增加治疗难度。

治疗 / 处理原则

早期宜采用手术切除加术后放疗，对晚期患者则应进行综合治疗。

1. 手术治疗　对局限于中耳乳突腔内的较小的肿瘤（T期），可行乳突根治术或扩大的乳突根治术；肿瘤已侵犯内耳、岩尖者，行颞骨次全切除术或颞骨全切除术。有颈淋巴结转移者，应采用颈部淋巴结廓清术。

2. 放射治疗　随着放射设备的改进，中耳癌的放疗效果有了显著的提高。放疗中应保持耳道清洁，预防和控制感染，促使肿瘤消退，减轻放射损伤。

3. 化学治疗　化疗仅作为手术或放射治疗的辅助方法，对于无手术指征的晚期病例具有缓解症状的作用。

护理评估要点

1. 健康史　评估患者是否有慢性化脓性中耳炎病史，有无肿瘤家族史；评估患者是否有疼痛，疼痛的程度、性质、疼痛持续时间；评估患者是否有伴随症状或并发症。

2. 身体状况　观察患者是否有耳部跳痛或刺痛、耳流脓或脓血性分泌物、耳闷、耳鸣、听力减退、眩晕、面瘫等症状。评估患者是否存在平衡障碍、定向功能障碍等情况。

3. 心理 – 社会状况评估　中耳癌属罕见恶性肿瘤，患者及其家属多存在恐惧、绝望的心理。因此，应评估患者及其家属情绪状况、家庭成员关系、社会支持系统等，有利于采取积极的心理干预。

护理诊断 / 问题

1. **疼痛**　与肿瘤压迫有关。
2. **有感染的危险**　与术后伤口感染有关。
3. **语言沟通障碍**　与听力下降有关。
4. **感知紊乱**　与原有的中耳炎引起的听力下降有关
5. **有跌倒的危险**　与眩晕、平衡失调有关。
6. **自我形象紊乱**　与疾病所致面瘫及手术创口有关。
7. **预感性悲哀**　与疾病晚期患者对治疗和预后丧失信心有关。
8. **知识缺乏**　缺乏有关中耳癌的治疗原则、手术过程及预后等相关知识。

护理措施

1. 术前护理

（1）心理护理　向患者及家属告知疾病的相关知识，耐心倾听患者主诉，并给予适当的关注与回应，鼓励患者及家属积极面对，帮助患者调整情绪，使患者更好地应对病情和治疗。

（2）术前病情观察

① 观察患者生命体征有无异常。观察患者耳内有无出血或血性分泌物渗出增多，有无出血不止。

② 评估患者疼痛的程度、性质、起始时间、持续时间，是否向颞骨和枕部放射。

③ 观察患者营养情况，有无吞咽困难加重。

④ 观察患者有无面瘫加重，有无吞咽障碍，观察其眼睑闭合程度。

（3）饮食护理

① 术前可进食高蛋白、高热量、高维生素、易消化的清淡饮食，忌辛辣及刺激性食物，禁烟酒。

② 有张口困难者遵医嘱予留置胃管或静脉营养治疗。

③ 对存在有营养风险的患者及早进行营养干预以增强体质及提高术后组织修复能力。

（4）健康宣教

① 指导患者练习腹式呼吸，掌握有效咳嗽、咳痰的方法，进行肺功能锻炼；指导患者练习床上大小便。

② 耐心向患者及家属讲述疾病治疗的方法、目的及配合治疗的重要性，提高患者对疾病知识的了解。

③ 告知患者进食后漱口，避免食物残留；指导患者使用滴眼液，睡觉时戴眼罩保护角膜，防止角膜溃疡。

（5）术前准备

① 协助患者完善术前检查，包括纯音测听、声导抗、耳声发射、前庭功能检查；神经系统检查；颅底及颞骨 X 线片、CT 及 MRI 等影像学检查；血常规、电解质、凝血功能等实验室检查。

② 完善交叉配血，做药物过敏试验。

③ 做好术区备皮：术前 1 天清洗头发，剃净术侧耳郭周围 5cm 范围内头发，长发者应将术侧头发梳成小辫夹往对侧，以免妨碍手术，污染切口。做好手术侧耳部标记。

④ 术前按麻醉要求禁饮禁食。

2. 术后护理

（1）术后病情观察

① 密切观察患者神志、瞳孔、生命体征，以及有无颅内高压症状、运动障碍等。

② 严密观察患者有无恶心、呕吐等不适反应。

③ 观察患者耳部伤口敷料有无松脱，伤口有无渗血渗液等。

（2）饮食与活动

① 患者如无恶心、呕吐等症状，4～6 小时后即可进食高热量、易消化的温凉流质饮食，避免粗糙、坚硬、刺激性食物，以后逐渐过渡至半流质饮食和普食。

② 全麻术后 4～6 小时去枕平卧，清醒后抬高床头 15°～30°，给予舒适卧位，保持头部固定，避免患侧局部受压。

③ 向患者及家属说明早期床上活动及下床活动的重要性，指导患者进行床上肢体主动运动，如双下肢屈曲、踝泵运动、翻身、伸直；鼓励患者早日下床，下床时动作宜慢，必须有家属或护理人员陪同、协助，防止跌倒等不良事件发生。尽量避免搬动患者头部。

④ 有眩晕症状的患者嘱闭目静卧，予以床旁加双护栏，待症状好转后可逐步坐起或下

床活动，以逐渐适应体位的改变。

（3）用药指导　根据医嘱使用抗生素，注意观察患者用药反应。痰液较多咳不出的患者可遵医嘱使用祛痰药物或采取雾化吸入的方法帮助排痰。

（4）专科护理

① 保持伤口清洁干燥，避免伤口污染，换药时注意无菌操作，伤口有渗血渗液或松脱时，应及时查看伤口并予以更换敷料。

② 嘱患者勿用力咳嗽、打喷嚏，以免牵拉伤口引起疼痛，当手术切口疼痛剧烈，可遵医嘱给予镇痛泵。咳嗽无力者教会患者有效咳嗽，协助患者叩背，痰液较多无力咳出者予以及时吸痰，保持呼吸道通畅。

③ 管道护理：保持管道通畅，避免反折、受压、扭曲、脱出等；管道妥善固定，标识醒目。留置引流管的患者，注意观察引流的量、性质、颜色是否正常。留置胃管者，需防止胃管堵塞，加强营养并做好口腔护理，防止口腔感染；留置导尿管者，每日进行会阴部护理，观察尿量，并做好记录。

④ 并发症的观察与护理

a. 眩晕的护理：遵医嘱使用抗眩晕的药物，以降低前庭神经的兴奋性，达到减轻眩晕、恶心的目的。保持病室内安静，光线适宜，治疗时动作要轻，尽量避免搬动患者头部。眩晕发作期间加强生活护理，避免外伤。

b. 脑脊液漏的护理：密切观察患者有无脑脊液漏及具体情况。监测患者体温，嘱患者绝对卧床休息，床头抬高30°～40°。保持鼻腔和外耳道的清洁，禁止冲洗、填塞、滴药，更不可经鼻腔吸痰。

（5）健康宣教

① 告知患者家属术后观察要点，若发现异常及时告知医生。

② 治疗期间避免用力咳嗽、打喷嚏，以免造成逆行感染。

③ 向患者及家属解释留置管道的目的及重要性，告知留置时间及活动时应避免管道脱出。

（6）心理护理　通过沟通交流及时发现患者的心理问题，适时反馈患者的理解情况，增强患者信任感，介绍成功案例，开展病友交流活动，增强患者战胜疾病的信心。

健康指导

1.疾病知识指导

（1）术后需放疗的患者，告知患者放疗的目的及副作用，如有皮肤损害、皮肤颜色改变等，避免用肥皂等清洗皮肤。

（2）注意用耳卫生，勿用力抠鼻、挖耳，勿长时间戴耳机、耳塞，防止外耳道进水，正确使用滴耳药。

（3）预防上呼吸道感染，提高身体免疫力。

（4）保持伤口清洁和干燥，1个月内洗澡时耳内应塞棉球，以防止耳内进污水引起感染。

2.饮食与活动指导

（1）多吃富含维生素、高蛋白、易消化的清淡食物，禁辛辣刺激性饮食，不吃过期、变质、霉变的食物，注意烹饪方式，拒绝油炸、熏制、腊制、烧烤食物，菜品多样化，增加食欲；禁烟酒、槟榔，避免过量摄入咖啡及浓茶。

（2）保证充足的睡眠，养成良好的作息，在身体状况允许的情况下适当运动，在运动中不可过度劳累。

3. **用药指导**　告知患者药物名称、剂量、服药顺序及服药时间，告知患者遵医嘱用药的目的及重要性，切勿私自停药或改药。

4. **环境指导**　保持室内舒适、卫生、安静；每日开窗通风透气，避免嘈杂。

5. **复诊指导**　告知患者复诊时间、复诊地点，向患者解释复诊的重要性，以便于医生对患者后期的恢复进行全面了解。

6. **心理健康指导**　给予积极的心理支持和鼓励，激发患者自我治愈能力，增强他们战胜疾病的信心和勇气，帮助患者适应自己形象的改变，关注尊重患者，鼓励患者说出内心感受，调动家庭社会支持系统。

第二章
鼻科疾病护理常规

鼻出血护理常规

鼻出血又称鼻衄，是临床常见的症状之一，可由鼻病引起，亦可出全身疾病所致。鼻腔任何部位均可发生出血。一般认为，小儿及青少年鼻出血大多在鼻腔前部，具体为鼻中隔前下方易出血区，即利特尔区（Little area）；而40岁以上的中年人或老年人鼻出血则多发生在鼻腔后段鼻-鼻咽静脉丛（吴氏鼻-鼻咽静脉丛），亦可为鼻中隔后部动脉，该部位的鼻出血多较凶猛，不易止住。

病因

1. 局部原因

（1）外伤　鼻及鼻窦外伤或手术、颅前窝及颅中窝底骨折。剧烈咳嗽或喷嚏、擤鼻挖鼻、经鼻腔插管等引起鼻出血。

（2）气压性损伤　鼻腔和鼻窦内气压突然变化，可致鼻窦内黏膜血管扩张或破裂出血。

（3）鼻中隔偏曲　多发生在偏曲的凸面或附近，因该处黏膜较薄，易受气流影响，故黏膜干燥、糜烂、破裂出血。鼻中隔穿孔也常有鼻衄症状。

（4）炎症　各种鼻腔、鼻窦引起的特异性或非特异性炎症，如干燥性鼻炎、萎缩性鼻炎、急性鼻炎、急性上颌窦炎、鼻结核、鼻梅毒等，因细菌繁殖、黏膜溃烂、肉芽组织增生等易出现鼻出血。

（5）肿瘤　鼻咽纤维血管瘤、鼻腔、鼻窦血管瘤等，可致长期间断性鼻出血。鼻腔或鼻窦的恶性肿瘤，早期常出现鼻出血症状，出血量一般不多，但可反复发生，晚期破坏大血管者，可引起致命性大出血。

（6）其他　鼻腔异物、鼻腔水蛭，可引起反复出血。在高原地区，因相对湿度过低而多患干燥性鼻炎，为地区性鼻出血重要原因。

2. 全身原因

（1）血液疾病　血小板量或质的异常，如血小板减少性紫癜、白血病、再生障碍性贫血等。

（2）凝血机制的异常　如血友病、大量应用抗凝血药物、纤维蛋白形成受阻、异常蛋白血症和结缔组织病等。

（3）急性传染病　如流行性感冒、鼻白喉、麻疹、疟疾、猩红热、伤寒及传染性肝炎等。多因高热，鼻黏膜严重充血、干燥以致出血，出血部位多在鼻腔前段。

（4）心血管疾病　动脉压过高，如高血压、动脉硬化症、肾炎、伴有高血压的子痫等；其他如用力过猛、情绪剧烈波动、气压急剧改变（如高空飞行、登高山及潜水等），均可因一时性动脉压升高而发生鼻衄。出血前可有预兆，如头昏、头痛、鼻内血液冲击感等。

（5）静脉压增高　如二尖瓣狭窄、胸腔或纵隔和颈部巨大肿块、肺气肿、肺水肿及支气管肺炎等。

（6）维生素缺乏　维生素C、维生素K、芦丁及微量元素钙等缺乏时，均易发生鼻出血。

（7）化学药品及药物中毒　磷、汞、苯等中毒，可破坏造血系统功能引起鼻衄。长期服用水杨酸类药物，可致凝血酶原减少而易出血。

（8）内分泌失调　代偿性月经、先兆性鼻出血常发生于青春发育期，多因血中雌激素含量减少，鼻黏膜血管扩张出血。

（9）遗传性出血性毛细血管扩张症　由于血管壁缺乏收缩成分导致出血后难以自行止血。

（10）肝肾疾病　严重的肝病患者可出现鼻出血，与肝合成凝血因子减少有关。肾衰竭尿毒症患者，血管内毒素积聚，抑制了骨造血功能和血小板黏附、聚集，凝血功能下降，纤维蛋白降解产物增加，从而激活了纤维蛋白溶解系统。

临床表现

鼻出血多为单侧出血，亦可双侧出血，出血可表现为间歇性反复出血，亦可表现为持续出血。出血量多少不一，轻者仅为涕中带血，重者可因出血量较大而导致失血性休克，反复性鼻出血亦可导致贫血。

检查

1. 实验室检查　血常规、出血和凝血功能、肝肾功能、凝血因子，心电图、血压监测等。

2. 前鼻镜检查　可见鼻中隔前端黏膜糜烂或血痂附着。鼻内镜检查用于明确鼻腔后部或隐匿部位的出血。应特别注意检查下鼻道穹隆顶部、中鼻道后上部、嗅裂鼻中隔部和蝶筛隐窝等区域。

3. 影像学检查　怀疑鼻腔、鼻窦及鼻咽部肿瘤等病变，可行鼻部 CT 和（或）MRI 等影像学检查；对头颅外伤所致的鼻腔大出血，应高度警惕颈内动脉破裂、颈内动脉假性动脉瘤、颈内动脉海绵窦瘘等病变，行数字减影血管造影术有助于明确诊断；对鼻部外伤所致的鼻出鼻部，X 线片可对鼻骨骨折、出血等情况的判断有帮助；鼻窦病变所致的鼻出血，鼻窦X 线片检查可发现鼻窦内的相应病变。

诊断与鉴别诊断

有鼻部外伤、鼻部肿瘤、炎症，或能引起动脉压或静脉压增高、凝血功能障碍或血管张力改变的全身性疾病的等病史。症状表现随出血量的多少而分别出现，可见血液从前鼻孔流出或从后鼻孔、鼻咽部涌出。经检查，常可发现鼻出血的部位。主要是与其他部位（如咽、喉、肺、气管、食管、胃）的出血而经鼻腔流出者相鉴别。

治疗 / 处理原则

1. 一般处理方法

（1）滴鼻法　使用具有收缩鼻黏膜和血管的滴鼻剂，如 1% 盐酸麻黄素鼻液滴鼻以收缩血管，达到止血目的。若由干燥性鼻炎或萎缩性鼻炎而引起的出血者，可用复方薄荷油滴鼻以润滑和保护鼻黏膜，达到止血目的。

（2）指压法　用手指紧捏两侧鼻翼。此法可作为临时的急救措施。

（3）烧灼法　适用于小量出血，且可明确出血部位者，先于患处黏膜进行表面麻醉，选用具有蛋白凝固作用的腐蚀剂（如铬酸珠或硝酸银珠）点于患处，将出血的血管封闭，即可止血。

（4）黏膜下注射法　将局部麻醉药物，如 1% 普鲁卡因或 0.5% 利多卡因注射于患处的黏膜下，以压迫破裂的血管，达到止血目的。

2. 严重鼻衄的止血法　严重鼻衄是指成人失血量约 400mL、儿童失血量约 100mL 以上。此类患者除为外伤或手术创伤的原因所致外，常伴有全身性的疾病。

（1）填塞法　利用填塞物填塞鼻腔，压迫出血部位，使破裂的血管形成血栓而达到止血的目的。当出血剧烈但出血部位不明确时可进行前鼻孔填塞，当前鼻孔填塞后出血仍不止，且向后流咽部或由对侧鼻孔涌出者，说明出血部位在鼻腔后部，宜改用锥形凡士林纱布球行后鼻孔填塞术。

（2）鼻内镜下止血　鼻内镜易于明鼻腔各部位活动出血点，特别是鼻后部出血。同时在直视观察下通过局域性填塞，激光、微波、高频电凝等手段完成止血治疗，损伤小，止血准确且迅速，效果良好。

（3）血管结扎法　对于经反复前后鼻孔填塞及内科治疗无法止血者，外伤或手术损伤大血管出血凶猛者可考虑血管结扎。一般常用结扎方法有颈外动脉结扎和筛前动脉结扎。禁忌证是凝血机制障碍所致的鼻出血。

（4）血管栓塞术　适用于上述方法不能控制的严重鼻出血或头颅外伤所致的严重鼻出血。通过 DSA，对出血责任血管定位、栓塞治疗。

护理评估要点

1. 健康史

（1）了解患者有无高血压、凝血功能障碍、使用抗凝药等全身性因素，有无出血倾向的家族史。询问患者有无过敏史、疾病史、用药史等。

（2）了解患者既往有无鼻出血，此次出血有无自觉病因，有无其他伴随症状等。

2. 身体状况　评估鼻部的完整性，外鼻、鼻腔内有无创口，鼻部解剖结构是否异常，了解患者鼻部开始出血的时间、频率、出血量，有无鼻部外伤、手术、不良挖鼻习惯等局部因素。

3. 心理 - 社会状况评估　评估患者及其家属心理状况，评估不同年龄、文化程度的患者对疾病认识程度。患者及家属可能因鼻出血而紧张恐惧，甚至因恐惧而产生悲观情绪，因此需多跟患者及家属进行沟通交流，并进行心理疏导。

护理诊断 / 问题

1. 焦虑　与鼻出血及担心预后有关。

2. 舒适度改变　与鼻腔填塞有关。

3. 有体液不足的危险　与血容量减少有关。

4. 潜在并发症　出血性休克，与出血量大、长时间出血有关。

5. 贫血　与反复多次鼻出血有关。

6. 知识缺乏　缺乏鼻出血治疗及护理相关知识。

护理措施

1. 术前护理

（1）心理护理　护士应加强与患者的沟通，耐心安慰患者，消除其恐惧、焦虑等情绪，防止患者因情绪波动加重出血。向患者解释手术的目的并取得配合，同时告知患者及家属介绍鼻出血的预后及转归，消除紧张焦虑情绪。

（2）术前病情观察

① 观察患者有无脉搏细弱、心率过快，血压升高或下降等变化，患者有头痛、头晕等不适主诉时需及时测量血压，必要时遵医嘱行心电监护、备负压吸引器、气管切开包，如有异常及时通知医生。

② 观察鼻腔有无活动性出血，根据出血量的多少进行评估。①少量出血，出血量≤50mL，患者表现为鼻腔滴血、流血，可无其他体征变化。②出血量较多，出血量≥50mL，患者表现为鼻腔不停地流出鲜血或反复出血，可有新鲜渗血从口中吐出、呕出，患者可出现头晕、恶心、口渴、乏力、面色苍白等症状。③大量出血，出血量≥200mL，患者可表现为从口鼻涌出大量鲜血。④当出血达 500～1000mL 时，可出现出汗、血压下降、脉速无力等，若收缩压低于 80mmHg，提示患者出现休克征兆，需迅速抢救。

③ 若鼻腔仅有少许渗血且量逐渐减少，则表示未再继续出血；若鼻腔流出的鲜血增多，或从口中吐出时，则表示鼻腔有活动性出血，需立即告知医生查看并进行相应处理，如局部冰敷、鼻腔填塞，必要时在鼻内镜下行高频电凝止血术。同时指导患者及家属正确配合出血的观察。口腔如有渗血时要吐出勿咽下，以利于出血量的观察，同时也可避免血液刺激胃黏膜引起恶心、呕吐。有血液从前鼻孔流出时要及时用柔软的纸巾擦拭，嘱患者将擦拭后的纸巾放入指定的医疗垃圾袋内，以便正确评估出血量。大量鼻出血时患者取半坐卧位或侧卧位，嘱患者将流入口咽部的血液及时吐出以防误吸和窒息。备负压吸引装置在床旁，必要时予以抽吸。

（3）饮食护理　指导患者进食温凉的清淡易消化的食物，如需手术止血告知患者术前按全麻手术患者常规禁食禁饮，防止术中呕吐引起窒息。

（4）健康宣教

① 告知患者鼻出血时应采用头低位，冰敷额部，勿用纸巾填塞。

② 有活动性出血时，应绝对卧床休息，告知患者将血液轻轻吐出。

③ 告知患者及家属鼻出血相关治疗与护理相关知识，告知患者及家属止血的方法及注意事项，积极配合医生进行止血处理。

（5）术前准备　完善全身检查和专科检查，如胸片、血常规、凝血功能、输血前四项、血型、心电图等检查，必要时交叉配血；了解患者全身疾病排除手术禁忌，确保手术安全。

2. 术后护理

（1）术后病情观察

① 遵医嘱监测患者生命体征，既往高血压病史患者做好血压监测，一方面避免血压过高加重鼻出血，另一方面血压过低可能提示失血过多，观察患者面色、甲床、精神状态。

② 及时了解各项生化指标，血红蛋白、血清离子等，谨防失血性休克的发生。

③ 观察患者鼻腔止血情况，有无再次出血。

（2）饮食与活动

① 指导患者进食清淡、易消化、温凉、高蛋白、富含粗纤维的软食，保持大便通畅，避免因排便用力而导致鼻腔再次出血。

② 协助患者取半坐卧位，以减轻局部肿胀，利于鼻腔分泌物的引流。无活动性出血、无高危跌倒风险患者鼓励尽早下床活动。

（3）用药指导　遵医嘱使用抗炎、补液等药物对症治疗，告知患者药物名称、用药的目的，观察患者用药反应。

（4）专科护理

① 做好口腔护理，可用复方氯己定和康复新液漱口水交替使用，去除口鼻异味，预防感染。

② 根据患者身体状况和自理能力，做好安全活动指导，大量出血的患者常伴有头晕、四肢乏力等症状，避免发生跌倒、坠床等不良事件。

③ 保持鼻腔清洁湿润，保持空气湿度，血痂较多时，可使用生理盐水进行鼻腔冲洗。

（5）健康宣教

① 告知患者及家属保持鼻腔湿润的重要性，术后鼻腔内会有血痂，等待血痂自然脱落。

② 避免用力咳嗽或打喷嚏。

③ 告知患者及家属正确擤鼻的方法，应先擤一侧鼻腔，再擤另一侧鼻腔。

（6）心理护理　耐心倾听患者主诉，表达对患者的支持与理解，为患者创立一个安全、舒适的环境，让他们感到放松和舒展，有利于改善情绪和减轻压力。通过沟通交流及时发现患者的心理问题，并给予必要的干预和指导，使患者更好地应对后续治疗。

健康指导

1. 疾病知识指导

（1）避免及纠正儿童挖鼻、揉鼻、把异物塞入鼻腔等不良习惯。告知患者正确的擤鼻方式。

（2）予以鼻腔填塞的患者，注意观察其鼻腔填塞效果，是否仍有活动性出血。填塞物一般于 48～72 小时拔除，注意观察填塞物有无松动、脱落，避免填塞物意外脱落导致出血或患者窒息。填塞期间，患者常会出现头痛、头晕、口腔黏膜干燥等不适，应给予有针对性的护理，以减轻患者的痛苦，并告知患者头痛、头晕等不适症状在撤出纱条后可逐渐缓解。指导患者鼻腔填塞期间尽量避免打喷嚏，以免鼻腔填塞物的松动脱落，告知患者不要随意抽出鼻腔填塞物。填塞期间指导患者张口呼吸，协助和指导患者多饮水，使用空气加湿器，维持空气湿度，以缓解干燥，保持鼻腔黏膜湿润，避免因黏膜干燥导致鼻腔再次出血。填塞物取出后，黏膜干燥时可遵医嘱给予红霉素软膏或磺胺冰片、复方薄荷滴鼻剂等涂抹。

（3）当再次发生鼻出血时，指导患者用正确的方式先自行止血，出血量较多时，切勿拖延，立即就诊。

2. 饮食与活动指导

（1）积极锻炼身体，增强抵抗力，预防感冒；养成良好的生活习惯，戒烟戒酒，进食清淡、富含维生素、蛋白质、易消化的食物；平时多饮水，保持鼻腔湿润状态。避免用力咳嗽、打喷嚏，保持大便通畅。

（2）鼻出血术后患者短期内避免剧烈运动，保护鼻部，勿受外力碰撞，同时改掉大力擤鼻、抠鼻、挖鼻等不良习惯。

（3）在过敏高发季节或空气污染严重时，注意佩戴口罩，减少户外活动，户外活动后注意清洁鼻腔等。

3. 用药指导　遵医嘱用药，告知患者药物名称、用药频率，指导患者或家属正确使用滴

鼻剂的方法，告知患者保持鼻腔黏膜湿润，适量应用海盐水、凝胶、软膏等鼻腔润滑剂，防止鼻黏膜干燥而引起出血。

4. 环境指导　保持空气湿润，鼻出血多发生在秋冬气候干燥的季节，特别在北方地区，因此，应保持室内空气湿度≥60%。

5. 复诊指导　积极治疗原发疾病，高血压患者积极控制血压，保持心情放松，避免情绪激动血压升高而导致鼻腔出血。过敏季节积极控制鼻部症状，加强鼻腔冲洗及局部治疗。鼻腔反复出血或出血量增多者，应及时到医院就诊。

6. 心理健康指导　给予积极的心理支持和鼓励，激发患者自我治愈能力，增强他们战胜疾病的信心和勇气。

鼻骨骨折护理常规

鼻为面部最高点，易受到外力所伤。骨质薄而宽，且缺乏周围骨质的支撑，比较脆弱，易发生骨折。常合并鼻中隔软骨脱位或骨折，并可伴有鼻腔黏膜撕裂。鼻骨骨折是颌面部较为常见的外伤急症。有报道显示鼻骨骨折约占所有面部骨折的53%，严重者可同时致鼻窦眼眶、颅底发生骨折及颌面复合性骨折、意识丧失等，因此临床上建议对鼻骨骨折患者开展积极治疗，改善患者预后。

病因

鼻骨骨折多由直接暴力引起，如运动时有意或无意的外伤、斗殴、拳击、交通或工伤事故等。小儿扑跌时鼻部或额部着地也可引起鼻骨骨折。

临床表现

1. **症状** 外鼻肿胀和畸形、鼻出血、鼻部疼痛、头痛、头晕，严重者可出现脑脊液鼻漏及休克症状。

2. **体征**

（1）鼻骨骨折可引起外鼻畸形，如外鼻歪斜或下塌，外鼻平坦。软组织挫伤，鼻部和眼睑部瘀斑。有皮下气肿时，外鼻触诊可有捻发音。鼻腔内流清水样分泌物可能为脑脊液鼻漏。

（2）鼻腔内检查可发现鼻黏膜损伤、鼻出血、鼻中隔偏曲及血肿。

检查

1. **鼻骨影像学检查**

（1）**鼻骨X线平片** 作为初步检查方法，X线可显示鼻骨骨折线，鼻骨有无上下移位。

（2）**鼻骨CT** 能够准确判断骨折类型、骨折断端移位方向及程度和邻近结构骨折。

2. **鼻内镜检查** 能够直观判断是否存在鼻中隔偏曲、血肿及脓肿，判断出血部位以及有无脑脊液漏。

诊断与鉴别诊断

主要根据损伤史，临床特点和局部检查来确定。其中影像学检查，特别是CT技术，有助于确定诊断。临床上需与鼻骨缝及其病变进行鉴别。

治疗/处理原则

（1）单纯鼻骨骨折无移位者，鼻腔给予止血可不作其他处理。

（2）鼻骨骨折伴畸形者应在外伤后2～3小时内复位，此时软组织未肿胀，或消肿后进行鼻骨复位术。但一般不宜超过14天，以免发生畸形愈合。对于伴有明显鼻中隔偏曲，影响鼻腔通气者，可施行鼻中隔偏曲矫正术。

护理评估要点

1. 健康史 询问患者鼻骨骨折发生的时间、原因。评估患者年龄、精神状况，了解患者有无高血压、凝血功能障碍、使用抗凝药等全身性因素。询问既往有无外伤史、过敏史。

2. 身体状况 评估鼻部皮肤的完整性，外鼻、鼻腔内有无创口；鼻部解剖结构是否异常，外鼻有无畸形、肿胀、淤血，眼眶有无水肿，颜面部有无皮下气肿；评估患者有无头痛、头晕、恶心、呕吐等颅脑损伤的表现。

3. 心理 – 社会状况评估 评估患者的年龄、性别、职业、文化水平、工作环境、饮食习惯、性格特点以及家庭支持系统状态等，了解其对本疾病的认知程度及心理状态。

护理诊断 / 问题

1. 急性疼痛 与鼻骨骨折有关。

2. 有感染的风险 与鼻骨骨折未及时处理有关。

3. 鼻腔通气不畅 与鼻部畸形、鼻腔肿胀、血肿堵塞有关。

4. 焦虑 与担心预后有关。

5. 自我形象紊乱 与鼻骨骨折导致鼻部肿胀畸形有关。

6. 知识缺乏 缺乏疾病相关知识。

护理措施

1. 术前护理

（1）心理护理　评估患者的心理状态。外伤性鼻骨骨折对患者面部可能造成一定损伤，担心术后愈合，容易造成患者紧张、担忧、恐惧等负面情绪，护理人员需加强健康教育及护理指导，提高患者对各项治疗及护理工作的理解和配合程度，分散当前紧张情绪。

（2）术前病情观察

① 严密观察患者的心率、血压等，患者有头痛、头晕等不适主诉时需及时测量血压，必要时遵医嘱行心电监护，如有异常及时通知医生。

② 对于并发严重颌面损伤的患者，应密切关注患者生命体征变化，定期对患者的瞳孔和意识进行监测，同时查看患者有无头痛、恶心呕吐、颈项强直等脑膜刺激征症状。

③ 观察患者呼吸是否正常，鼻面部充血是否加重，协助患者保持半卧位或头高足低位，予以冰敷，减轻头部充血，促进面部消肿。

（3）饮食护理　指导患者进食温凉的清淡易消化的食物，如需手术告知患者术前按全麻手术患者常规禁食禁饮，防止术中呕吐引起窒息。

（4）健康宣教

① 向患者及家属解释手术的必要性，告知患者及家属麻醉方式、术前、术中、术后配合要点。

② 有颅内出血或合并其他严重并发症时，应绝对卧床休息。

③ 鼻出血时应立即告知医务人员进行处理。

④ 保持口腔清洁，饭后予以漱口。

⑤ 由于术后患者需要填塞鼻腔，应提前告知并教会患者学会用口呼吸，以减轻患者术后的不适反应。

（5）术前准备

①遵医嘱行药物过敏试验，迅速建立静脉通路。

②完善全身检查和专科检查，如胸片、血常规、凝血功能、输血前四项、血型、心电图等检查；了解患者全身疾病，排除手术禁忌，确保手术安全。

③需全麻患者遵医嘱予以禁饮禁食6～8小时。

2. 术后护理

（1）术后病情观察

①遵医嘱监测患者生命体征、神志、意识是否正常。

②填塞期间注意观察患者鼻腔分泌物的情况。

（2）饮食与活动

①术后如无不适症状可食用少量温凉流质食物，鼓励患者进食富含高蛋白、高热量的饮食。因鼻腔填塞后，呼吸通过口腔进行，容易造成口干，应少量多次饮水，多食新鲜高维生素蔬菜、水果，细嚼慢咽，防止便秘。

②告知患者下床活动的正确方法，首先从床上坐起1分钟，无头晕、乏力等不适，可在床边站立1分钟，若无不适，可以在病房内适当活动，嘱患者勿剧烈运动，注意休息。全麻清醒后取半坐卧位，以减轻局部肿胀，利于鼻腔分泌物的引流。无活动性出血、无高危跌倒风险患者鼓励尽早下床活动。

（3）用药指导　由于个体的差异性，应在医生指导下选择最合适的药物。常见药物有破伤风免疫球蛋白、抗生素、镇痛药，并告知患者药物名称、作用。

（4）专科护理

①鼻骨复位后鼻腔内常规填塞凡士林纱条，填塞物一般于术后24～48小时抽出，嘱患者避免剧烈活动，尽量避免搓鼻、打喷嚏、用力擤鼻涕、咳嗽等，以免填塞物脱出引起出血。告知患者在此期间感到头胀、鼻部胀痛、通气障碍属正常现象，可以张口呼吸，口上覆盖湿纱布缓解干燥，并可使用空气加湿器，保持室内温湿度适宜。

②做好疼痛管理，正确评估患者疼痛程度。鼻腔填塞期间，头部轻微疼痛或鼻部胀痛属正常现象，做好告知和心理护理。教会其自我放松的方法，如听音乐，转移注意力，以减轻疼痛。疼痛较重不能耐受的患者，必要时可遵医嘱使用镇痛药。

③做好口腔护理，保持口腔黏膜湿润，防止口腔感染。

（5）健康宣教

①告知患者及家属疾病术后转归。告知患者填塞的目的及重要性，切勿私自将纱条扯出，纱条如有松脱，立即告知医务人员进行处理。

②告知患者避免用力按压鼻部、用力擤鼻涕、打喷嚏等，以免影响骨折愈合。在休息或睡觉时，将头部垫高。

（6）心理护理　给予患者更多的关心及照顾，主动与患者进行沟通交流，告知患者及家属疾病预后及转归，给予患者以鼓励，让患者以积极乐观的态度面对。

健康指导

1. 疾病知识指导

（1）告知患者及家属容易造成鼻骨骨折的原因，当发生鼻骨外伤时，24小时内，应进行每天 4 次的冰敷，每次时间保持 10 ～ 15 分钟，以帮助减少肿胀。

（2）天气变化时，注意保暖，避免感冒引起鼻腔内感染。

（3）保持鼻腔湿润状态，切勿用手抠鼻、大力擤鼻等。

（4）佩戴眼镜者，尽量暂停佩戴 2 ～ 3 周，或适时需要再佩戴，保证骨折处愈合良好。

2. 饮食与活动指导

（1）患者宜清淡饮食，多吃瘦肉、蛋类、乳制品、蔬菜、水果等，保证机体蛋白质、维生素等营养物质摄入充足。

（2）治疗后的前 2 周，应多休息。同时应注意个人安全，避免磕碰后再次造成鼻骨损伤。

（3）洗脸时，不要用力擦洗鼻部，以免骨折处移位，尽量不穿套头的衣服，以免穿脱时碰伤鼻部。

3. 用药指导　遵医嘱按时用药，告知患者及家属药物名称、用药时间、用药频率、用药次数等，注意观察用药疗效。

4. 环境指导　保持室内空气湿度 ≥ 60%，室内安静舒适。外出粉尘较多时，应戴口罩。

5. 复诊指导　定期门诊随访，以便观察骨折复位效果，如鼻腔仍有出血或不通畅应及时就诊。

6. 心理健康指导　告知患者疾病恢复期间保持良好的心理状态，避免焦虑、激动等情绪，以利于疾病康复。

鼻息肉护理常规

鼻息肉是一种常见的鼻腔内赘生良性组织的一种疾病。多见于成人。好发于筛窦、上颌窦、中鼻道、中鼻甲及筛泡外。后鼻孔息肉多来自上颌窦，经上颌窦自然开口而坠入后鼻孔。

病因

1. **变态反应**

2. **慢性炎症**　鼻黏膜长期慢性炎症或鼻窦脓性分泌物的经常刺激，鼻黏膜充血、肿胀、静脉淤血、渗出增加，加之细菌毒素的作用，也促使小血管渗出增加及黏膜水肿加重，久之发生息肉样变。

3. **某些常染色体隐性遗传病**　如"原发性纤毛运动不良症"及"囊性纤维化"，由于纤毛及黏膜功能障碍，导致黏膜反复感染而产生鼻窦炎和鼻息肉。

临床表现

1. **鼻塞**　渐进性持续性，单侧或双侧。

2. **多涕**　因多伴有鼻窦阻塞性炎症、分泌物呈黏性或脓性。

3. **嗅觉障碍**　系息肉堵塞及嗅区黏膜慢性炎症所致。

4. **头痛**　系鼻窦受累之故。

5. **听力下降**　如息肉坠入后鼻孔。堵塞咽鼓管咽即可出现耳部症状。

6. **外鼻畸形**　病史较长的双侧鼻息肉，或鼻息肉过多过大时，外鼻可发生畸形，即两侧鼻背变宽、膨大，因形似蛙腹而称之为"蛙鼻"。此时两侧前鼻孔多可见到息肉。

检查

1. **鼻内镜检查**　鼻腔内可见 1 个或多个表面光滑、呈灰白色、半透明的新生物，形状如新鲜荔枝肉，触之甚软，且可移动，不易出血，亦无触痛。来自中鼻甲息肉样变者，则与中鼻甲不可分离，且略硬，色稍红。

2. **鼻咽镜检查**　后鼻孔息肉需作鼻咽镜检查。常在一侧后鼻孔发现上述典型病变，多为单个。仔细收缩鼻腔后亦有时在中鼻道可见其细长、光滑、呈灰白色的蒂部。

3. **CT 平扫**　可清晰显示各组鼻窦情况，有助于手术方案的确定。

诊断与鉴别诊断

根据临床症状和检查可明确诊断。但需与下列疾病鉴别：①鼻腔良、恶性肿瘤，如纤维血管瘤、内翻性乳状瘤、浆细胞瘤、圆柱瘤（一般称之为腺样囊性癌）、嗅神经母细胞瘤、鳞状细胞癌等，需仔细分辨，行病理检查以明确诊断。②出血性坏死性息肉，平时多有鼻出血史，X 线检查或 CT 扫描上颌窦及筛窦多有"占位性病变"，鼻腔内（多为一侧）可见较多暗红色坏死组织，触之易出血。有时在后鼻孔及鼻咽部可见到暗红色或出血性组织。临床上还需与脊索瘤、脑膜膨出等疾病进行鉴别。

治疗／处理原则

以药物治疗与手术切除相结合的综合治疗为原则。

1. 药物治疗

（1）局部糖皮质激素　适用于初发较小息肉、鼻息肉围术期，或伴有明显变态反应的患者。

（2）口服糖皮质激素　伴有变态反应因素、阿司匹林用药耐受不良或伴有哮喘的鼻息肉患者，可围术期晨起顿服泼尼松片，共 10～14 天，其后每周用量根据医嘱逐渐减少，维持 2～3 个月。用药期间注意患者有无药物不良反应，如胃部不适，血压、血糖变化等。

2. 手术治疗　多发和复发性鼻息肉患者，建议手术治疗。手术是针对症状的治疗，并非病因治疗，术后遵医嘱用药，按时鼻腔清理以及定期复查、回访是鼻息肉治疗成功的关键。

护理评估要点

1. 健康史　评估患者既往有无鼻息肉治疗和手术史、用药史，有无药物、食物过敏史及支气管哮喘病史。

2. 身体状况　评估患者鼻塞程度，鼻腔分泌物的量和性质，是否伴有头痛、面部胀痛、嗅觉减退、耳闷、听力下降、张口呼吸、闭塞性鼻音和呼吸困难等症状。

3. 心理 – 社会状况　评估患者年龄、文化水平、社会关系等，评估患者心理、情绪变化及对工作生活的影响；有无焦虑状态和不良情绪，鼓励患者积极应对，予以心理疏导。

护理诊断／问题

1. 疼痛　与手术创伤有关。

2. 舒适度改变　与鼻塞引起的头痛、术后鼻腔填塞有关。

3. 感知紊乱　与听力下降、嗅觉障碍与咽鼓管阻塞有关。

4. 焦虑　与担心全麻手术安全性及疗效有关。

5. 知识缺乏　缺乏本病预防、治疗和康复相关知识。

6. 潜在并发症　支气管哮喘、鼻窦炎和分泌性中耳炎。

护理措施

1. 术前护理

（1）心理护理　评估患者的心理状况，给予患者心理疏导，倾听患者主诉，告知患者及家属疾病相关知识消除患者疑虑，树立治愈疾病的信心。

（2）术前病情观察　注意观察患者病情变化，如出现哮喘、头痛加重、分泌性中耳炎，应及时告知医生并协助处理。

（3）饮食护理　合理膳食，科学搭配，多食新鲜蔬菜、水果。糖尿病患者选择糖尿病饮食，维持血糖稳定在正常范围内。

（4）健康宣教

① 对患者及家属进行疾病相关知识宣教，包括疾病原因、临床表现、治疗方法、预后

及自我护理知识等。告知患者及家属围手术期注意事项。

②教会患者鼻腔冲洗的方法，鼻腔冲洗的目的及作用。

（5）术前准备

①完善全身检查和专科检查，如血常规、凝血功能、心肺功能、鼻腔鼻窦 CT、鼻内镜检查等。

②遵医嘱指导患者行鼻腔冲洗治疗。

③术前1日剃净胡须、剪鼻毛，注意勿触及息肉以免引起出血。

④全麻手术术前常规禁食、禁饮。

⑤遵医嘱予以术前抗生素皮试。

2. 术后护理

（1）术后病情观察

①遵医嘱监测生命体征，及时、动态地了解患者病情变化。

②观察鼻腔渗血情况，术后少量血性分泌物从鼻腔流出，可协助患者用湿巾或干有卫生纸轻轻擦拭；若鼻腔有持续活动性出血，应及时告知医生，并协助局部冷敷处理或再次手术治疗。

③观察患者视力、眼球活动度及眼周有无青紫现象，如有异常，应及时告知医生给予对症处理。

（2）饮食与活动

①术后第1天可进半流质或软食，以减轻面部活动和避免由于咀嚼动作引起鼻部不适，第2～3天视情况由软食过渡为普食，禁止进食过硬、辛辣刺激食物，保证营养摄入。

②全麻未醒患者，应去枕平卧，头偏一侧，必要时予以床栏保护，以防坠床；全麻清醒者，取半卧位，抬高床头30°，有利于鼻腔分泌物引流。鼓励尽早下床活动。

（3）用药指导 遵医嘱用药，告知患者及家属药物名称，密切观察患者用药后反应。

（4）专科护理

①保持鼻腔清洁湿润，鼻腔内填塞物固定在位。

②保持口腔清洁，注意口腔卫生，可用复方氯己定和康复新液交替漱口，去除口鼻异味，预防感染。

③针对患者主诉，及时进行疼痛评估。鼻腔内止血填塞物可导致局部胀痛或头痛，疼痛剧烈不能耐受者，可遵医嘱正确使用镇痛药，注意观察用药后效果及有无不良反应。

（5）健康宣教

①嘱患者避免用力咳嗽、打喷嚏等行为。

②保持鼻腔湿润，多饮水。

③告知患者及家属鼻腔内填塞物的作用及填塞时间，避免鼻腔填塞物脱出。

（6）心理护理 利用日常护理操作、查房等机会关心体贴患者，获取患者及家属的信任，积极配合后续治疗，告知患者疾病预后与转归，消除患者紧张焦虑的心理。

健康指导

1. 疾病知识指导

（1）指导患者掌握正确的鼻腔滴药、喷鼻和鼻腔冲洗的方法。

（2）避免接触过敏原，预防上呼吸道感染。

（3）避免不良的生活习惯，如抠鼻、大力擤鼻等。

2. 饮食与活动指导

（1）指导患者进食高蛋白、高热量、高维生素类饮食，以促进伤口愈合和增强机体抵抗力；忌食辛辣、油炸等刺激性食物，多饮水，多食新鲜蔬菜、水果，保持大便通畅。

（2）养成良好的生活习惯，戒烟戒酒，不熬夜。避免剧烈运动，锻炼身体，适量活动，提高机体抵抗力，预防感冒。

3. 用药指导　遵医嘱按时用药，告知患者滴鼻药物的使用方法，切勿私自停药或改药。

4. 环境指导　避免空气干燥，保持室内空气湿度≥60%，室内安静舒适，外出粉尘较多时，应戴口罩。

5. 复诊指导　出院后进行病情的跟踪随访，嘱患者定期复诊。若有活动性出血，应及时就诊。

6. 心理健康指导　及时给予患者鼓励和安慰，良好的情绪有利于疾病的恢复，增强患者战胜疾病的勇气和信心。告知患者释放压力的方法及目的，减少不良情绪的产生。

鼻中隔偏曲护理常规

　　鼻中隔偏曲是临床最常见的鼻科疾病之一，是指鼻中隔偏离中线明显向一侧或双侧偏曲，引起鼻腔功能障碍并产生症状。鼻中隔偏曲有的是先天性的，有的是后天形成的。对于没有临床症状的单纯形态学的鼻中隔偏曲，称之为生理性鼻中隔偏曲，一般不需要临床干预。当偏曲较为严重并伴随鼻炎反复发作时，应尽快进行治疗处理。鼻中隔偏曲有几种分型方法，根据形态可分为：C形偏曲、S形偏曲、嵴突（骨嵴）、距状突（骨突）。

病因

　　1. 鼻外伤　外伤为本病的重要原因，多发生在儿童时期，外伤史常早已遗忘。因当时鼻中隔尚未发育完全，故没有明显症状，随年龄增长逐渐发展成为鼻中隔偏曲。成人也可因外伤造成鼻中偏曲或鼻中隔软骨脱位。

　　2. 发育异常　鼻中隔在胚胎期由几块软骨组成。在发育生长和骨化过程中，若骨与软骨发育不均衡或骨与骨之间生长不均衡，则形成畸形或偏曲。常见的原因有腺样体肥大导致长期张口呼吸，日久发生硬腭高拱，缩短鼻腔顶部与鼻腔底部的距离，使鼻中隔发育受限而发生鼻中隔偏曲。营养不良影响鼻中隔发育和骨化，也可发生鼻中隔偏曲。

　　3. 压迫因素　鼻腔内肿瘤或异物压迫，可使鼻中隔偏向一侧。

临床表现

　　1. 鼻塞　为鼻中隔偏曲最常见的症状，多呈持续性鼻塞。C形偏曲引起同侧鼻塞。久之对侧下鼻甲代偿性肥大，也可出现双侧鼻塞。S形偏曲多为双侧鼻塞。鼻中隔偏曲患者如患急性鼻炎，则鼻塞更重，且不容易康复。鼻塞严重者还可出现嗅觉减退。

　　2. 头痛　如偏曲部位压迫下鼻甲或中鼻甲，可引起同侧反射性头痛。鼻塞重，头痛加重。鼻腔滴用血管收缩剂或应用表面麻醉剂后，则头痛减轻或消失。

　　3. 鼻出血　部位多见于偏曲的凸面或棘、嵴处，因该处黏膜张力较大并且菲薄，加之鼻中隔前方软组织处血供丰富（易出血区），故较容易出血。

　　4. 邻近器官受累症状　如高位鼻中隔偏曲妨碍鼻窦引流，可诱发化脓性鼻窦炎或真菌感染。如影响咽鼓管功能，则可引起耳鸣、耳闷。长期鼻塞、张口呼吸，易发生感冒和上呼吸道感染，并可在睡眠时发生严重鼾声。

检查

　　1. 鼻内镜检查　可探明偏曲部位和形状。

　　2. 影像学检查　X线摄片、CT或MRI扫描有助于明确诊断，了解病变范围。

诊断与鉴别诊断

　　软骨段偏曲，诊断较为容易。鼻中隔后段或高位偏曲易被忽略，需用1%麻黄碱收缩鼻黏膜后，方可窥见、确诊。在诊断中应注意鉴别是否为肥厚的鼻中隔黏膜。用探针触之可出现明显凹陷者则为黏膜肥厚。鼻中隔偏曲的诊断较易确立，但应防止掩盖鼻腔、鼻窦、鼻咽等其他更为重要疾病的诊断。如鼻咽癌、鼻窦真菌病等也有类似鼻中隔偏曲常见的鼻塞、头痛和鼻出血等症状。故在确诊鼻中隔偏曲的同时，尤其在施行鼻中隔矫正术以前，尚应排除鼻腔、鼻窦、鼻咽等处更为严重的疾病。

治疗 / 处理原则

手术矫正是唯一治疗方法，常见的手术方法有鼻中隔黏膜下矫正术和鼻中隔黏膜下切除术。若伴有鼻息肉或鼻甲肥大，须同时行鼻息肉和鼻甲手术。

护理评估要点

1. **健康史**　评估既往的健康状况、外伤史、手术史以及住院经历、用药史、过敏史等。了解患者发病的危险因素，如有无鼻外伤或鼻腔占位性疾病史，儿童时期有无腺样体肥大病史等。

2. **身体状况**　评估患者是否有鼻塞、头痛、鼻出血及邻近器官症状，询问症状出现的部位、性质、持续时间、发作频率、严重程度及有无使其加重或减轻的因素等；鼻部体格检查，视诊外鼻有无畸形；了解鼻中隔偏曲的类型和程度。

3. **心理 - 社会状况评估**　患者因鼻塞、头痛等，严重者影响鼻的外形，易产生焦虑心理。通过观察、交谈及量表评估患者的心理社会情况，包括认知、情绪情感、精神信仰、家庭关系、生活环境与生活方式等，掌握患者对疾病的认知和期望值。

护理诊断 / 问题

1. **舒适度的改变**　与鼻塞、头痛有关。
2. **急性疼痛**　与疾病所致的头痛和手术创伤有关。
3. **鼻腔通气不畅**　与鼻部畸形、鼻腔肿胀、鼻腔填塞有关。
4. **焦虑**　与担心手术安全与效果有关。
5. **知识缺乏**　缺乏本病相关的预防、康复等自我保健知识。
6. **潜在并发症**　鼻出血、鼻窦炎、中耳炎。

护理措施

1. **术前护理**

（1）心理护理　合理运用沟通技巧，与患者进行有效沟通，提供信息支持，讲解鼻中隔偏曲的治疗与保健知识，疾病的发生、发展、转归，使患者有充分的心理准备，解除顾虑，消除紧张情绪。

（2）术前病情观察

① 观察患者鼻塞症状有无加重，有无鼻出血等症状，发生鼻出血时，立即安抚患者情绪，评估出血量，协助医生予以止血处理。

② 观察患者鼻内有无炎性分泌物蓄积，予以鼻腔冲洗。

（3）饮食护理　术前可进食高蛋白、高热量、高维生素、易消化的清淡饮食，忌辛辣及刺激性食物，禁烟酒。

（4）健康宣教

① 对患者及家属进行疾病相关知识宣教，包括疾病原因、临床表现、治疗方法、预后及自我护理知识等。

② 对术前使用喷鼻药物、滴鼻药物的患者，要向患者讲解主要目的、方法及副作用，为手术做好准备。告知患者术后鼻腔填塞的目的及可能带来的不适。

③ 嘱患者多饮水，改掉挖鼻、大力擤鼻等不良习惯，遵医嘱使用油性滴鼻剂，润滑鼻腔黏膜，预防干燥、出血。

（5）术前准备

① 完善全麻术前常规检查及专科检查，注意手术禁忌。向患者及家属讲解术前检查的目的、方法及注意事项。

② 术前一日剪鼻毛，保持术野清晰，保证术区清洁。

③ 遵医嘱行药物过敏试验。

④ 做好用物准备：纸巾、冰袋、便器等。

⑤ 胃肠道准备，给予漱口液漱口，术前按麻醉要求禁饮禁食。

2. 术后护理

（1）术后病情观察

① 观察患者生命体征、意识、呼吸道通畅情况；观察患者术后有无不适，如鼻塞、发热、恶心、呕吐等。了解患者的麻醉方式、术中特殊情况、出血量、意识恢复情况及皮肤完整性等。

② 观察鼻腔渗血情况；观察鼻腔填塞物的类型、位置及固定情况。

（2）饮食与活动

① 患者如无恶心、呕吐等症状，4～6小时后即可进食，予高热量、易消化的半流质饮食或软食，避免粗糙、刺激性食物。食物不宜过热，以温凉为宜。指导患者多喝温水。

② 全麻术后回病房2～4小时内，取去枕平卧位，头偏向一侧，清醒后常规给予半卧位，术后鼓励患者早期下床活动。根据患者手术耐受情况，评估患者活动能力，协助其逐渐增加活动量，恢复自理能力。

（3）用药指导　根据医嘱使用抗生素、抗水肿、止血止痛等药物，注意观察患者用药反应。使用抗生素控制和预防伤口感染，止血药预防手术伤口出血。使用黏液促排剂，具有抗炎、促进浆液腺分泌和纤毛摆动的作用。

（4）专科护理

① 保持鼻腔填塞固定在位，如填塞物脱出，应及时通知医生进行处理。

② 术后鼻腔及口腔会有少量渗血，嘱患者勿紧张，及时将血液轻轻擦拭或吐出，也可给予冰袋冷敷前额，减轻症状，出血较多时应立即告知医生查看，并予以止血处理。

③ 评估患者鼻部及头部疼痛情况。鼻腔填塞期间，头部轻微疼痛或鼻部肿胀属正常现象，可让患者听音乐、聊天等转移注意力；疼痛较重时，可使用冰袋局部冷敷；疼痛不可耐受时，遵医嘱使用止痛药，记录患者用药疗效。

④ 监测患者体温变化，若体温升高或主诉突发异常疼痛，鼻腔分泌物性质发生改变应及时予以处理，如局部冰敷、查血常规或血培养、全身用药等。

（5）健康宣教

① 鼻腔填塞期间嘱患者避免剧烈活动、情绪激动、用力擤鼻涕、打喷嚏，保持大便通畅。如想打喷嚏，可用手指按人中、做深呼吸或用舌尖抵住硬腭予以制止。避免鼻腔压力过大，致使鼻腔纱条松动、脱出或鼻腔血管破裂出血。

② 术后鼻腔填塞期间可出现鼻塞症状，做好安抚工作，告知患者鼻塞是暂时症状，待鼻腔填塞物撤除后症状会明显改善，指导患者逐渐适应张口呼吸方式，可给予床头抬高改善通气。

③ 鼻腔渗血嘱患者勿咽下，以免引起恶心等不适，也不利于出血量观察。

（6）心理护理　患者对术后鼻腔渗血、鼻腔填塞会有紧张、恐惧、不适等表现，应认真而耐心地倾听患者主诉，适当地给予回应，让患者感到受尊重、重视，提高患者安全感与信任度，以便积极配合后续治疗。

健康指导

1. 疾病知识指导

（1）积极治疗鼻部疾病，如鼻炎、鼻窦炎等，可以减轻炎症对鼻中隔的影响，有助于维持鼻腔的正常结构和功能。

（2）预防感冒，避免上呼吸道感染，从而降低鼻中隔偏曲的风险。

（3）指导患者正确的擤鼻方式，改变大力擤鼻、抠鼻等不良行为。告知患者鼻腔冲洗的重要性及作用。

2. 饮食与活动指导

（1）恢复期避免辛辣刺激食物。选择高蛋白、高热量、维生素丰富的食物，注意营养搭配。

（2）保持良好的生活习惯，术后短期内避免剧烈运动，注意保护鼻部，勿受外力碰撞，特别是参与高风险活动时要佩戴防护装备。

3. 用药指导　指导患者及家属正确使用滴鼻药物，告知患者药物名称、药物作用，切勿私自停药或改药。

4. 环境指导　保持室内空气清新，温湿度适宜，避免空气干燥，改善生活及工作环境，冬、春季外出时应戴口罩，减少花粉、冷空气、环境污染等对鼻腔黏膜刺激。空气粉尘较多时，佩戴口罩。

5. 复诊指导　术后按时进行鼻内镜检查，以便了解手术创面恢复情况，并及时对术腔进行处置，一般出院1周后到门诊复查，根据恢复情况确定再次复查时间。告知患者及家属复诊时间、复诊地点、复诊的目的及重要性。

6. 心理健康指导　向患者及家属就疾病预后及转归等方面做出详细解释，以消除患者的疑虑和不安，告知患者保持乐观稳定情绪的重要性，鼓励患者积极面对，尽快适应正常生活。

真菌性鼻窦炎护理常规

真菌性鼻窦炎是指鼻窦黏膜组织甚至骨质的真菌感染性疾病，或鼻窦黏膜对真菌的反应性疾病，或真菌在鼻窦内呈团块状积聚的一类鼻窦常见的炎性疾病，主要发生于患有慢性鼻窦炎和鼻息肉的特异性免疫活性患者中。真菌性鼻窦炎从病理学角度分为侵袭性及非侵袭性两类。侵袭性真菌性鼻窦炎可分为急性侵袭性和慢性侵袭性；非侵袭性真菌性窦炎可分为真菌球和变应性真菌性鼻窦炎。

病因

各种原因导致的机体免疫功能缺陷或低下是机体真菌感染的主要原因。此外，黑暗和潮湿的环境，长期接触土壤、家禽等，鼻腔中鼻道狭窄，窦腔通气减少，黏膜传输功能下降，都使得机会性致病真菌引发炎症。

临床表现

1. 全身症状　侵袭型真菌性鼻窦炎有发热、头痛、恶心、呕吐、面瘫、颅内高压、意识障碍等。

2. 局部症状

（1）真菌球　单侧鼻塞，有血涕、恶臭脓性涕，有面部疼痛、头痛等。

（2）变应性真菌性鼻窦炎　鼻塞，有奶酪状黏涕和疼痛，病变向眶内发展致突眼、眼球运动受限、视力障碍，也可向颅内发展引起神经系统症状。

（3）慢性侵袭性真菌性鼻窦炎　早期症状不典型，后期眼眶、颅内、翼腭窝、硬腭、眶尖部位出现侵袭性症状或出现海绵窦综合征。

（4）急性侵袭性真菌性鼻窦炎　起病急、快。早期症状有发热、眶面部肿胀及疼痛；进展期症状有头痛、恶心呕吐、眼球突出、动眼障碍、视力下降等；晚期症状有严重的组织坏死。

检查

1. 鼻内镜　鼻窦黏膜严重肿胀、暗红色、质地脆易出血，表面缺血样改变或黑色样改变。

2. 鼻 CT/MRI 检查　CT 易于显示窦壁骨质和钙化情况，是变应性真菌性鼻窦炎及真菌球最佳的检查方法。对侵袭性真菌性鼻窦炎，应行 MRI 检查，以观察病变侵犯邻近眼眶翼腭窝、腭、颞下窝和颅内等情况。

诊断与鉴别诊断

组织病理学证实真菌细胞侵入组织内是确诊真菌性鼻窦炎的金标准，在切片中皮下组织见真菌菌丝和（或）孢子即可明确诊断。临床标本微生物学真菌检查结果阳性可进一步帮助确诊。目前最有意义且诊断价值最高的是多种微生物学方法的联合检测，即 G 试验、GM 试验联合聚合酶链反应、真菌培养、真菌涂片镜检等。临床上急性侵袭性真菌性鼻窦炎类似于渗出性感染性炎症，而慢性侵袭性真菌性鼻窦炎应与鼻窦肿瘤相区别。

治疗 / 处理原则

1. 手术治疗 非侵袭性真菌性鼻窦炎可行窦内病变清理术，保持通气和引流，保留鼻窦黏膜、骨壁；侵袭性真菌性鼻窦炎则应行鼻窦清创术，除彻底清除鼻腔和鼻窦内病变组织外，还需广泛切除受累的鼻窦黏膜和骨壁。

2. 药物治疗 变应性真菌性鼻窦炎术后必须使用糖皮质激素类物来有效控制病情，临床上常用口服泼尼松或鼻内糖皮质激素；侵袭性真菌性鼻窦炎术后必须用抗真菌药物，首选广谱杀真菌药物两性霉素 B，但副作用较大。另有伊曲康唑、利奈唑胺等，对曲霉菌敏感，副作用小。

3. 免疫治疗和间歇吸氧

护理评估要点

1. 健康史 评估患者现病史及既往史、用药史等。了解患者有无糖尿病、高血压、支气管哮喘等内科疾病，了解患者有无长期使用广谱抗生素、免疫抑制剂、经常接触土壤、家禽等。

2. 身体状况 评估患者鼻部情况及有无周围侵犯症状。评估患者有无头痛、鼻塞、涕中带血等症状；对侵犯范围大的真菌性鼻窦炎患者，评估有无眶部肿胀、视力下降、眼球突出、眼球活动受限等症状。

3. 心理 – 社会状况评估 评估患者年龄、职业、文化、社会关系、对疾病知识了解程度等。评估患者和家属的心理状态。真菌性鼻窦炎患者常伴头痛症状，侵袭性真菌性鼻窦炎患者常伴剧烈头痛，会产生紧张焦虑等情绪，术前要了解患者及家属心理状态，耐心倾听患者主诉，缓解不良情绪。

护理诊断 / 问题

1. **疼痛** 与疾病所致的头痛有关。
2. **舒适度减弱** 与鼻黏膜水肿、头痛、术后鼻腔填塞有关。
3. **焦虑** 与担心全麻手术安全性及疗效有关。
4. **睡眠形态紊乱** 与疼痛、鼻塞、喷嚏等有关。
5. **知识缺乏** 缺乏本病预防、治疗和康复相关知识。
6. **潜在并发症** 眶尖综合征、海绵窦综合征。

护理措施

1. 术前护理

（1）心理护理 了解患者心理状态，给予心理支持。加强与患者沟通和交流，讲解真菌性鼻窦炎的相关知识，详细讲解手术目的及手术前后注意事项，介绍成功病例，增强患者信心。对侵袭性真菌性鼻窦炎患者，由于预后较差，患者心理负担重，要鼓励和安慰患者，使其保持良好的心态和稳定的情绪，积极配合手术。

（2）术前病情观察

① 观察患者生命体征，患者有无体温过高等症状，体温过高者予以物理降温或药物降温。

② 观察患者鼻塞、头痛症状有无加重。

③ 观察患者用药疗效。注意观察患者有无恶心、呕吐、眩晕等副作用，同时监测检验结果，有异常应立即通知医生进行相应处理。

（3）饮食护理　指导患者合理进食，加强营养。指导患者进食高蛋白质、富含维生素的食物，增强机体抵抗力。糖尿病患者应遵医嘱指导进食糖尿病饮食。

（4）健康宣教

① 对患者及家属进行疾病相关知识宣教，包括疾病原因、临床表现、治疗方法、预后及自我护理知识等。告知患者手术方法、手术目的、麻醉方式等。

② 教会患者正确鼻腔用药及口腔含漱的方法。

（5）术前准备

① 完善术前检查，实验室检查，注意手术禁忌，及时发现影响手术的因素并协助医生进行处理。

② 术前 1 日剪鼻毛，保持术野清晰，保证术区清洁。

③ 遵医嘱行药物过敏试验并记录，术前 1 日准备术中所需的抗真菌药物。

④ 做好用物准备，纸巾、冰袋、便器等。

⑤ 给予漱口液漱口，术前按麻醉要求禁饮禁食。

2. 术后护理

（1）术后观察要点

① 观察患者鼻腔及口腔分泌物的性状、颜色、量，体温、脉搏变化，有无头痛、恶心、呕吐、意识改变、眶周淤血或青紫情况，有无眼球外突或眼球运动障碍等。

② 观察鼻腔填塞物的松弛度，嘱患者不要用力咳嗽或打喷嚏，保持大便畅通。

③ 观察患者面部肿胀程度，严重者下眼睑可发生皮下淤血肿胀，不能睁眼，一般术后 1 周内消退，如肿胀不退、体温升高、局部压痛明显，应立即通知医生及时处理。

（2）饮食与活动

① 患者如无恶心、呕吐等症状，4～6 小时后即可进食予高热量、易消化的半流质饮食或软食，避免粗糙，刺激性食物。食物不宜过热，以温凉为宜。指导患者多喝温水。

② 全麻术后回病房 2～4 小时内，取去枕平卧位，头偏向一侧，清醒后常规给予半卧位，术后鼓励患者早期下床活动。根据患者手术耐受情况，评估患者活动能力，协助其逐渐增加活动量，恢复自理能力。

（3）用药指导　全身和局部应用抗真菌药物，注意观察患者用药后反应。两性霉素 B 在保存时注意严格避光，使用避光输液器进行输液。

（4）专科护理

① 疼痛护理：评估患者疼痛的部位、性质及程度，对鼻面部肿胀明显的患者给予额部冷敷，向患者及家属讲解引起疼痛的原因持续时间及应对方法，告知患者术后注意事项，教会患者自我放松的方法，疼痛不能耐受者，遵医嘱予以止痛药。

② 做好口腔护理，保持口腔黏膜湿润，嘱患者多饮水，可使用湿纱布覆盖口腔，做好口腔卫生，促进食欲。

③ 鼻腔渗血护理，观察鼻腔分泌物的颜色、性状和量。患者术后鼻腔及口腔会有少量渗血，嘱患者勿紧张，可给予冰袋冷敷前额，减轻症状。保持鼻腔填塞物固定在位，如患者填塞物脱出，不可随意抽出，及时通知医生进行处理。

（5）健康宣教

① 鼻腔填塞期间嘱患者避免剧烈活动、情绪激动、用力擤鼻涕、打喷嚏，保持大便通畅。

② 告知患者鼻塞是暂时症状，待鼻腔填塞物撤除后症状会明显改善，指导患者逐渐适应张口呼吸方式，可给予床头抬高改善通气。

③ 鼻腔有渗血嘱患者勿咽下，以免引起恶心等不适，也不利于出血量观察。

（6）心理护理　了解患者心理状态，给予心理支持。真菌性鼻窦炎术后患者担心预后，要告知患者非侵袭性真菌性鼻窦炎通过手术及后续治疗，一般预后较好。对侵袭性真菌性鼻窦炎的患者，由于预后较差，心理负担重，要鼓励和安慰患者，正确积极面对疾病。

健康指导

1. 疾病知识指导

（1）保持鼻腔清洁湿润，避免用力擤鼻和挖鼻，告知患者鼻腔冲洗的目的，指导患者正确进行鼻腔冲洗，每日冲洗 1～2 次。

（2）告知患者及家属容易诱发真菌性鼻窦炎的因素，避免疾病复发。

2. 饮食与活动指导

（1）疾病恢复期应禁烟酒，忌辛辣刺激性食物，选择营养丰富、富含维生素和蛋白质的饮食，增强体质，促进疾病恢复。

（2）养成良好的生活习惯，不熬夜酗酒，锻炼身体，增强抵抗力。

3. 用药指导　侵袭性真菌性鼻窦炎患者，出院后需继续遵医嘱使用口服抗真菌药物，如氟康唑、伊曲康唑等；变应性真菌性鼻窦炎患者遵医嘱继续应用糖皮质激素，正确使用滴鼻剂、鼻喷剂，告知患者药物副作用。

4. 环境指导

（1）保持室内温湿度适宜，注意通风，保持室内空气新鲜，防止感冒。

（2）避免春秋季节外出时，可戴口罩以减少花粉、冷空气对鼻黏膜的刺激。

（3）保持环境清洁，避免真菌滋生。

5. 复诊指导　告知患者复诊的重要性，按时复诊，定期进行鼻腔清理。

6. 心理健康指导　提高患者及家属对真菌性鼻窦炎的认知，消除患者及家属的焦虑，及时给予患者鼓励和安慰，增强患者战胜疾病的勇气和信心。

慢性鼻窦炎护理常规

慢性鼻窦炎是指病程超过 12 周的鼻窦黏膜的慢性炎性病变。为耳鼻咽喉头颈外科常见病，中国人群中总体患病率为 8%，欧洲约 10.9%，美国 12% ～ 14%，严重影响患者的生活质量，甚至引发心理精神障碍。慢性鼻窦炎根据传统分型分为慢性鼻窦炎不伴鼻息肉和慢性鼻窦炎伴鼻息肉。根据对治疗的反应不同，将慢性鼻窦炎分为嗜酸粒细胞性和非嗜酸粒细胞性两型，此分型在临床上更常用。

病因

1. 急性鼻窦炎　多因对急性鼻窦炎治疗不当，或对其未予彻底治疗以致反复发作、迁延不愈，导致慢性鼻窦炎的发生。此为本病之首要病因。

2. 阻塞性病因　鼻腔内的阻塞性病因，如鼻息肉鼻甲肥大、鼻腔结石、鼻中隔偏曲、鼻腔肿瘤、鼻腔填塞等阻碍鼻腔鼻窦通气引流的疾病及因素，成为本病的重要病因。

3. 致病菌毒力　某些毒力较强的致病菌，如患猩红热时的乙型溶血性链球菌，其所致的急性鼻窦炎，极易转为慢性。

4. 牙源性感染　因上列磨牙的牙根与上颌窦底部毗邻，如果牙疾未获根治，易成为牙源性慢性上颌窦炎。

5. 外伤和异物　如外伤骨折、异物存留或血块感染等，此点基本上同急性鼻窦炎。

6. 鼻窦解剖因素　由于各个鼻窦特殊的甚或异常的解剖构造，不利于通气引流，亦为一不可忽略的自身因素。

7. 全身性因素

（1）一般性因素　如有全身性慢性疾病、营养不良、烟酒嗜好及疲劳过度等各种原因，机体抵抗力低下时，易患此病。

（2）变应性因素　近年来随着变态反应学的不断发展，人们在变应性因素对慢性鼻窦炎的影响或两者之关系等方面的认识日益提高。

（3）支气管扩张　后天性支气管扩张常与慢性鼻窦炎相伴出现原因尚不明了；先天性支气管扩张可与慢性鼻窦炎同时发生如罕见的卡塔根纳综合征，可有支气管扩张、鼻窦炎、额窦不发育、多发性鼻息肉及内脏易位（如右位心）等异常表现，是一种常染色体隐性遗传病。

临床表现

1. 全身症状　与急性鼻窦炎相比，慢性鼻窦炎的症状较轻缓或不明显。一般可有头昏、易倦、精神抑郁、萎靡不振、失眠、记忆力减退、注意力不集中和工作效率降低等症状，极少数病例若已成为病灶者可有持续低热。

2. 局部症状　主要有鼻部症状，局部疼痛和头痛及其他症状。

（1）鼻部症状　包括流脓涕、鼻塞及嗅觉障碍等症状。

① 流脓涕：为主要症状之一，其量多少不定，色黄或灰绿。因脓涕经常流入鼻腔，可有慢性鼻炎症状或导致急性鼻炎发作。

② 鼻塞：为慢性鼻窦炎的另一主要症状。鼻甲黏膜肿胀或已发生息肉样变，鼻息肉形成，脓涕过多或过黏稠等，均可成为鼻塞原因。若因脓涕的量特别多而致鼻塞，须将其擦出后方得以暂时通气，则多见于上颌窦炎者。

③ 嗅觉障碍：表现为嗅觉减退、失嗅或恶嗅觉多为暂时性症状。鼻部病变经久不愈，可使嗅区黏膜发生退行性变，少数亦可呈永久性失嗅。嗅觉障碍的主要原因有嗅区黏膜炎性病变，鼻腔黏膜炎性肿胀及息肉样变，甚至形成鼻息肉，或因脓涕潴留阻塞嗅裂等。慢性筛窦炎者累及嗅区黏膜多较广泛。

（2）头痛及其他　若慢性鼻窦炎有急性发作时，头痛则较明显。而在一般情况下则并无头痛或不如急性者显著。常表现为头部沉重或压迫感或仅有钝痛或闷胀痛。其发作规律多为上午发生或较重，午后渐减轻或消失；或为白天重夜晚轻。

检查

1. 实验室检查　主要包括外周血、鼻腔分泌物和病理组织中的嗜酸性粒细胞计数。

2. 口腔和咽部检查　牙源性上颌窦炎者可见牙齿病变；后组鼻窦炎者咽后壁可见到脓液或干痂附着。

3. 鼻纤维镜或鼻内镜检查　可进一步查清窦口鼻道复合体、鼻腔各部甚至鼻窦内的病变。可见来源于中鼻道、嗅裂的黏性或黏脓性分泌物；鼻黏膜充血、水肿或有息肉形成。

4. 鼻窦 CT 检查　可显示窦口鼻道复合体和（或）鼻窦黏膜炎性病变（黏膜增厚或窦腔密度增高）。

诊断与鉴别诊断

诊断时依据临床症状、鼻内镜检查、鼻窦 CT 扫描结果进行。在有条件的单位可以进行实验室检查，从而细化免疫病理学诊断分型。鼻窦 CT 检查不能作为慢性鼻窦炎诊断的唯一依据。儿童慢性鼻窦炎诊断应以症状、鼻内镜检查为主，并严格掌握 CT 扫描指征。CT 结合鼻内镜检查可帮助慢性鼻窦炎与下列疾病鉴别，包括真菌性鼻窦炎、后鼻孔息肉、出血坏死性鼻息肉、内翻性乳头状瘤、鼻咽纤维血管瘤、前颅底脑脑膨出、恶性肿瘤、脑膜瘤、动脉瘤样骨囊肿等病变，对于肿瘤或肿瘤样病变，应同时行 MRI 扫描（包括增强扫描）帮助鉴别。

治疗 / 处理原则

慢性鼻窦炎是病因和发病机制复杂的异质性疾病，不同慢性鼻窦炎患者的炎症类型和临床分型有所不同，需针对慢性鼻窦炎患者情况采取个性化精准诊疗方案，经过全面仔细评估，获得准确的诊断。如慢性鼻窦炎类型，是否累及鼻窦、伴发疾病、严重程度、是否伴并发症及对生活质量的影响等，然后确定治疗方案，包括药物治疗、手术治疗或联合治疗。慢性鼻窦炎的手术治疗因鼻内镜外科技术的普及而发生了根本性的变化。目前，功能性鼻内镜手术已成为常规。慢性鼻窦炎治疗原则主要是控制症状和病变进展，防止复发。

护理评估要点

1. 健康史 评估患者有无急性鼻窦炎反复发作,急性鼻窦炎、鼻炎治疗不当,或牙源性上颌窦炎病史等。评估患者是否为过敏性体质。

2. 身体状况 评估患者鼻腔有无分泌物及分泌物的性质和量;评估患者有无乏力、咳嗽、注意力不集中及流脓涕、鼻塞、头痛、嗅觉减退等症状及严重程度。

3. 心理 - 社会状况评估 因病程长且反复发作,鼻塞、流脓涕、头痛、记忆力减退等影或消失等表现。正常工作、生活且导致患者学习成绩及工作效率下降,患者易产生焦虑、抑郁心理,对治疗失去信心或期望值过高。护士应评估患者的情绪状况、年龄、文化层次、对疾病的接受程度。

护理诊断 / 问题

1. 舒适度改变 与流涕、鼻塞、头痛有关。

2. 焦虑 与疾病影响正常工作、学习,疾病迁延不愈有关。

3. 疼痛 与疾病刺激有关。

4. 潜在并发症 出血、眶蜂窝织炎、球后视神经炎、脑脊液鼻漏。

5. 知识缺乏 缺乏与本病相关的知识。

护理措施

1. 术前护理

(1)心理护理 做好疾病的健康教育,向患者及家属耐心讲解手术的目的及意义,术中可能出现的情况,如何配合术后的注意事项,使患者有充分的思想准备,减轻焦虑与恐惧情绪,并使其认识到本疾病潜在的危害性,积极配合手术。

(2)术前病情观察 观察患者鼻腔分泌物是否增多,鼻塞、头痛症状是否加重,口腔有无感染等。加强口腔护理,头痛时卧床休息,减少活动,予以鼻腔冲洗,减轻鼻塞症状。

(3)饮食护理 术前可进食高蛋白、高热量、高维生素、易消化的清淡饮食,忌辛辣及刺激性食物,禁烟酒。

(4)健康宣教

① 保持鼻腔清洁,告知患者鼻腔冲洗的目的、注意事项。

② 采用多种形式如发放小册子、播放科普小视频、口头宣教等对患者进行疾病相关知识宣教,加深患者对疾病的认识与了解。向患者及家属解释手术的方法、目的及必要性,告知患者及家属麻醉方式。

(5)术前准备

① 遵医嘱做好鼻腔清洁。剪鼻毛,注意避免皮肤破损。

② 遵医嘱行药物过敏试验。

③ 协助指导患者完善术前检查,避免手术禁忌。告知患者检查的注意事项、检查时间及检查的目的。

④ 全麻患者术前按麻醉要求禁饮禁食。

2. 术后护理

（1）术后病情观察

① 监测生命体征及视力，及时、动态了解患者病情变化。

② 观察患者意识、神志是否正常，有无神经系统症状（脑膜刺激征）、眶内及颅内并发症发生。

③ 观察鼻腔渗血情况，术后少量血性分泌物从鼻腔流出属正常现象，可协助患者用纸巾轻轻擦拭；若鼻腔有持续活动性出血或频繁吞咽动作，应及时告知医生，协助局部冷敷处理，必要时遵医嘱使用止血药或再次手术治疗。

（2）饮食与活动

① 嘱患者进食高蛋白、高热量、富含粗纤维的食物，从流食逐渐过渡至普食，忌食辛辣刺激性食物。

② 全麻未清醒者，去枕平卧，头偏向一侧，必要时予以床栏保护，以防坠床；全麻清醒者，取半坐卧位，抬高床头 30°，减轻局部肿胀，有利于呼吸和鼻腔分泌物的引流。鼓励无高危跌倒风险患者尽早下床活动。

（3）用药指导　遵医嘱使用抗生素，预防和控制感染；告知患者药物名称、用药目的、使用方法及相关注意事项；观察药物疗效及可能出现的副作用。

（4）专科护理

① 保持鼻腔填塞物固定在位，如有松脱应立即告知，观察患者鼻腔有无出血，记录出血量，保持鼻腔湿润。

② 在术后的 48～72 小时内，鼻腔内止血填塞物可导致局部胀痛或头痛，应及时进行疼痛评估，向患者解释该填塞物一般为可吸收材料，随着材料降解局部胀痛会逐渐减轻；对疼痛评分≥3 分以上的患者，报告医生在物理治疗的基础上，遵医嘱可使用镇痛药物，减轻患者疼痛等不适，同时注意观察用药后有无不良反应。

③ 做好口腔护理，注意口腔卫生，可用复方氯己定和康复新液等漱口水交替使用，去除口鼻异味，预防感染。

④ 并发症的预防及护理

a. 鼻泪管损伤：由于泪道、泪囊与钩突在解剖结构上联系紧密，避免鼻泪管损伤的最好方法就是手术医生全面了解鼻泪管与钩突以及上颌窦前内壁的关系。鼻泪管损伤并不一定都会产生临床症状，大多数可以自愈或者引流于中鼻道。一旦损伤鼻泪管而引起临床表现，通常即刻或在术后 2～3 周内出现临床症状。这些症状可能在数周内随着鼻腔内炎症的消失而缓解。对于持续性的溢泪，判断鼻泪管阻塞部位是决定治疗的关键。如果阻塞在鼻泪管，可行鼻腔泪囊造口手术。

b. 脑脊液鼻漏：鼻内镜手术中最常见的颅内并发症，如果在术后发现脑脊液鼻漏，可先保守治疗，卧床休息，头位抬高，避免鼻腔冲洗，剧烈咳嗽或用力打喷嚏，使用抗生素预防感染。如 2 周后仍未痊愈，应协助患者行鼻窦高分辨率薄层 CT 检查或 MRI 检查以及 CT 脑池造影，以确定脑脊液鼻漏的位置。充分准备后行内镜下脑脊液鼻漏修补术。

c. 眶纸样板损伤：是内镜鼻窦手术最常见也是最轻微的并发症，手术过程中，手术医生应明确纸样板的解剖位置，尽量避免框纸样板的损伤。观察患者术后有无眶周淤血和气肿，手术结束后应尽量不进行鼻腔填塞或少填塞。术后遵医嘱给予糖皮质激素治疗以减轻眶内水肿。嘱患者避免用力擤鼻，延缓鼻腔冲洗。虽然损伤眶纸样板并不总是出现眶周淤血和气肿，而且一般不会造成严重后果，但是，内直肌损伤和其他一些眶内并发症的发生都是在损伤纸样板的基础上发生的，因此，对眶纸样板损伤仍然要给予足够的重视。

d. 眶内血肿：一旦出现眶内出血或血肿，患者会出现眼痛、结膜水肿或出血、眼睑肿胀或淤血、复视、眼球突出或者视力下降，应该立即去除或减少鼻腔填塞并请眼科医师紧急会诊。协助患者进行眼压测量及视网膜检查。因为眶内出血是一个持续的过程，所以以上检查应该重复进行。遵医嘱使用药物治疗可以降低眶内压力甘露醇和大剂量糖皮质激素静脉使用，密切观察患者用药效果。

（5）健康宣教

① 嘱患者避免用力咳嗽、打喷嚏等行为。

② 保持鼻腔湿润，多饮水。

③ 告知患者及家属鼻腔内填塞物的作用及填塞时间，避免鼻腔填塞物脱出。

（6）心理护理　了解患者对术后治疗、护理的重视度，鼓励患者说出内心感受，开展病友交流活动，增强患者信心。

健康指导

1. 疾病知识指导

（1）告知患者及家属鼻腔冲洗的目的及重要性，鼻腔冲洗对于清除鼻腔结痂和防止粘连具有良好的效果。术后首次的鼻腔清理时间可以依据手术范围、全身况和填塞物的选择而确定，通常为术后 1 ～ 2 周。指导患者正确的鼻腔冲洗的方法，建议每日冲洗 1 ～ 3 次，疗程不少于 4 周。

① 洗鼻时的水温以接近体温为宜 32 ～ 40℃，头朝下，下巴靠近胸口，张口自然呼吸。

② 鼻腔冲洗时，避免用力过猛，否则容易损伤鼻腔黏膜。或者水容易进入咽鼓管内，出现咽鼓管发炎，甚至中耳腔内积液。

③ 交替将两个鼻腔进行冲洗，可以使双侧鼻腔冲洗较干净，能够将分泌物完全冲洗出。如冲洗右侧鼻腔时，可以通过右侧鼻腔将水冲进去后，使其从左侧鼻腔流出，做到充分冲洗。

（2）告知患者容易诱发慢性鼻窦炎的因素，急性鼻窦炎时应及时治疗。季节变换时，注意增减衣物，避免上呼吸道感染。

（3）告知患者正确的擤鼻方式，避免用力擤鼻涕，保持鼻腔通畅。擤鼻时注意按压一侧鼻孔，勿同时捏紧双侧鼻孔。

2. 饮食与活动指导

（1）养成良好的生活习惯，戒烟、戒酒。进食高热量、高蛋白、高维生素、易消化、清淡的食物，多吃新鲜蔬菜水果，避免进食辛、辣、煎、炸等刺激性食物，饮食过程细嚼慢咽。

（2）劳逸结合，按时作息，不熬夜酗酒。避免过度劳累或感冒；增强运动，提高机体抵抗力。

3. 用药指导　告知患者鼻腔滴药的目的、作用及使用方法。可先进行鼻腔冲洗，干净后再滴药。

4. **环境指导** 避免空气干燥，保持室内空气湿度≥60%，室内安静舒适，外出粉尘较多时戴口罩，避免过敏原刺激。

5. **复诊指导** 患者按医定期复诊术后1个月、3个月、6个月、1年，随访持续时间近期1年，远期至少3年，以提高疗效避免复发。若有活动性出血、头痛、视力改变应及时就近就诊。

6. **心理健康指导** 因慢性鼻窦炎容易反复发作，应鼓励患者用积极乐观的心态面对，避免不良情绪产生。为患者提供疾病预防宣传资料避免诱发，提高患者安全感及信任感。

变应性鼻炎护理常规

变应性鼻炎又称过敏性鼻炎。变应性鼻炎是发生在鼻黏膜的变态反应性疾病，普通人群患病率为 10%～25%，以鼻痒、打喷嚏、鼻分泌亢进、鼻黏膜肿胀等为主要特点。变应性鼻炎分为常年性变应性鼻炎和季节性变应性鼻炎，后者又称"花粉症"。本病发病机制属于Ⅰ型变态反应，但与细胞因子、细胞间黏附分子 -1 及部分神经肽的相互作用密切相关。

病因

变应原是诱发本病的直接原因。引起变应性鼻炎的变应原主要为吸入物，其次是食物。

① 常见、主要吸入变应原有屋尘、螨、昆虫、羽毛、皮屑、花粉、真菌、植物纤维、化学物质、香料等。

② 常见的致敏原中食物种类有面粉、牛奶、蛋、鱼、虾、花生、大豆及某些水果（如芒果）、蔬菜等。

③ 易致敏的接触物有化妆品、假首饰、油漆等。

临床表现

变应性鼻炎的典型症状主要是阵发性喷嚏，清水样鼻涕，其次是鼻塞和鼻痒。部分患者有嗅觉减退，但多为暂时性。

1. 喷嚏　每天数次阵发性发作，每次多于 3 个，甚至连续 10 数个或数 10 个。多在晨起或夜晚或接触过敏原后立刻发作。

2. 清涕　为大量清水样鼻涕，有时可不自觉地从鼻孔滴下，每天要用大量纸巾，甚为痛苦。

3. 鼻塞　轻重程度不一，间歇性或持续性，单侧双侧或两侧交替，表现不一。

4. 鼻痒　大多数患者感鼻内发痒。花粉症患者可伴有眼睛、外耳道、软腭等处发痒。

5. 其他　约 30%（或更高）患者合并有变应性哮喘。花粉症患者在发作期可有眼结膜充血。

检查

1. 鼻内镜检查　见鼻黏膜苍白、淡白、灰白或淡紫色，双下鼻甲水肿，总鼻道及鼻腔底可见清或黏涕。如合并鼻变态反应感染，则黏膜充血，双侧下鼻甲暗红，分泌物呈黏脓性或脓性。病史长、症状反复发作者，可见中鼻甲息肉样变或下鼻甲肥大。

2. 特异性检查

（1）过敏原检测　过敏原皮肤试验是确定 IgE 介导的Ⅰ型变态反应的重要检查手段，属于过敏原体内检测，主要方法包括皮肤点刺试验和皮内试验。皮肤点刺试验具有高敏感性和较高特异性，一般均在 80% 以上，因而对变应性鼻炎的诊断可提供有价值的证据，且可用于儿童和老年人，临床推荐该方法。

（2）血液检查

① 血清总 IgE 检测：变应性疾病、自身免疫病、免疫系统缺陷病、寄生虫感染以及其他一些因素（如种族）均可使体内总 IgE 水平增加。血清总 IgE 水平升高仅能提示 I 型变态反应的可能性大，其临床意义有限，不能作为变应性鼻炎的独立诊断依据。

② 血清特异性 IgE 检测：属于过敏原体外检测，在变应性疾病的诊断中被广泛使用，推荐使用定量检测方法。

（3）鼻腔激发试验　是将变应原或干冷空气等刺激因子直接作用于鼻腔黏膜以诱发出类似变应性鼻炎症状或使症状加重的临床试验。又称鼻黏膜激发试验。

诊断与鉴别诊断

1. 详细询问病史　分析症状发作的时间和诱发因素，有无哮喘，评估症状严重程度。具有鼻痒、喷嚏、鼻分泌物和鼻塞 4 项症状中至少 3 项，常年性发作者在有症状的日子里症状每日累计达 0.5 ～ 1 小时以上。

2. 检查　鼻腔检查可见鼻黏膜苍白、水肿，严重者眼睑肿胀。发作期鼻分泌物涂片和（或）结膜刮片嗜酸性粒细胞检查阳性。变应原皮肤试验呈阳性反应，至少 1 种为（＋＋）或以上。有条件者可行血清或鼻分泌物特异性 IgE 检查。必要时行变应原鼻黏膜激发试验。

3. 鉴别　需与其他两种常年性鼻炎即非变应性鼻炎伴嗜酸性粒细胞增多综合征、自主神经性常年性鼻炎以及急性鼻炎相鉴别。

治疗 / 处理原则

根据 2022 年中国变应性鼻炎诊断与治疗指南，针对变应性鼻炎的治疗原则为"防治结合，四位一体"，包括环境控制、药物治疗、免疫治疗和健康教育。环境控制主要是指避免或减少接触过敏原和各种刺激物，是变应性鼻炎防治策略中的一个重要组成部分。变应性鼻炎的治疗方法包括对因治疗和对症治疗，前者目前主要采用过敏原特异性免疫治疗（简称免疫治疗），后者包括药物治疗和外科治疗等。变应性鼻炎虽然目前尚不能彻底治愈，但通过规范化的综合防治，患者的各种症状可得到长期控制，并可显著提高生活质量。应对患者开展有针对性的健康教育，加强疾病管理和随访。

护理评估要点

1. 健康史　评估患者是否长期处于空气污染较重的环境中；评估患者是否为过敏体质，既往有无接触某种变应原的病史及过敏史。询问患者有无用药史、治疗史、疾病史。

2. 身体状况　评估患者鼻痒、阵发性喷嚏、水样鼻涕和鼻塞的严重程度，有无嗅觉减退；季节性鼻炎可伴有眼痒和结膜充血；评估患者有无支气管哮喘和分泌性中耳炎等并发症的发生。

3. 心理 – 社会状况　评估患者年龄、文化水平、家庭、工作种类。了解疾病是否影响正常的工作、学习、生活及社交，有无焦虑，了解患者及其家属对疾病的认知和期望。

护理诊断 / 问题

1. 舒适度改变　与鼻痒、鼻塞、喷嚏和大量清水样鼻涕有关。

2. **清理呼吸道无效** 与鼻黏膜水肿、分泌物增多有关。

3. **焦虑** 与疾病症状反复，迁延不愈有关。

4. **潜在并发症** 变应性鼻窦炎、支气管哮喘和分泌性中耳炎等。

5. **知识缺乏** 缺乏变应性鼻炎的自我护理及预防知识。

护理措施

1. **心理护理** 告知患者及家属变应性鼻炎的疾病相关知识，提高患者对治疗的认识与配合程度。与患者及家属进行充分沟通，耐心倾听患者主诉，对患者的情绪表示认可。良好的健康教育可以提高患者预防和治疗疾病的意识，增强对治疗的依从性和自信心，从而优化治疗效果，提升医患双方满意度。

2. **病情观察** 观察患者鼻塞症状有无加重，鼻腔分泌物的性质、气味有无异常，有无感染等症状。观察患者有无并发症的发生。

3. **专科护理**

（1）根据患者治疗方案给予相应的护理措施。在进行免疫治疗时，要密切询问患者感受，观察患者有无不良反应的发生，严重者可发生过敏性休克，务必向患者详细交代注意事项和治疗间隔时间，必要时备好抢救设备。

（2）鼻腔盐水冲洗是一种安全、方便、价廉的治疗方法，通常用于鼻腔和鼻窦炎性疾病的辅助治疗，具有稀释黏液改善黏液纤毛清除功能、减轻黏膜水肿和减少鼻腔鼻窦中的过敏原负荷等作用。目前在临床使用的鼻腔冲洗装置和方法主要有鼻腔灌洗、喷液。冲洗液包括生理盐水、深海盐水和高渗盐水等种类。鼻腔冲洗的方法可见慢性鼻窦炎护理常规章节。

（3）避免吸入、接触或食用致敏物。变应性鼻炎患者应积极查找致敏变应原并避免接触过敏原。

（4）指导患者正确鼻腔内滴药的方法。

① 先擤出鼻涕，清理鼻腔分泌物；如果鼻内有干痂，可用盐水清洗，待干痂变软后再滴药。

② 采取坐位姿势时，尽可能使头部后仰下垂，鼻孔朝上；采取仰卧位时，肩膀与床齐平，肩部垫软枕，头部后仰下垂，使鼻腔低于口咽部。

③ 滴鼻剂距离鼻孔 1～2cm，按说明书或者遵医嘱，将药液顺着鼻孔缓慢流入，避免药液直接流入咽部。

④ 药物进入鼻腔之后，可以轻捏鼻翼两侧，保持原体位 3～5 分钟，有利于药物充分吸收。

4. **药物指导** 介绍药物治疗和免疫治疗的作用、效果、疗程和可能发生的不良反应，指导患者用药方法以及剂量和种类的调整。

5. **饮食护理** 食物清淡、营养。多吃蔬菜水果。对某些特定食物过敏的患者避免进食此类食物，以免引起过敏。值得注意的是，现在食品形式多样化，因此在食用时注意查看配料表，避免误食。

健康指导

1. **疾病知识指导**

（1）普及过敏知识，让患者及家属了解变应性疾病的病因、危险因素、自然进程以及疾病可能造成的危害性。

（2）告知患者及家属过敏原检查的必要性和主要检测方法。

（3）指导患者及家属进行良好的环境控制，避免接触或尽可能少接触过敏原。

（4）指导患者正确的擤鼻及鼻腔冲洗的方法。

2. 饮食与活动指导

（1）多饮水，不食辛辣刺激性食物。少吃生冷、冰冻、寒凉食物。多食蔬菜水果等富含维生素食物。

（2）空气骤降或季节变换时，应避免冷空气刺激。外出时可佩戴口罩。

（3）养成良好的生活作息习惯，不熬夜酗酒。增强锻炼，提高免疫力。避免剧烈运动。

3. 用药指导

（1）遵医嘱指导患者正确用药，缓解症状。告知患者药物种类、药物作用，严格按照疗程使用。同时使用 2 种或者 2 种以上滴鼻剂时使用时间应间隔 3 分钟以上，以免降低药物疗效或引起不良反应。

（2）同时使用减鼻充血剂和抗生素类滴鼻剂时，应先使用减鼻充血剂，再使用抗生素类滴鼻剂。

（3）婴幼儿鼻腔黏膜脆弱，应尽量避免使用滴鼻剂。

（4）高血压患者慎用鼻黏膜血管收缩剂，防止血压升高。

4. 环境指导

（1）建议室内温度保持在 20 ～ 25℃，相对湿度保持在 50%；尽可能避免使用纺织沙发、地毯，定期使用防尘除螨设备清理床垫、床单、被褥和枕头等。

（2）花粉过敏患者应关注当地的花粉信息预报，在花粉大量播散期间尽量居家并关闭门窗，外出时佩戴防护口罩和防护眼镜，鼻腔使用花粉阻隔剂；回家进入室内前要清理掉衣服和头发上的花粉，并进行鼻腔盐水冲洗、洗脸和漱口。

（3）对宠物（尤其是猫）过敏原过敏的患者，最好停止饲养宠物，或将宠物饲养于户外，并使其远离卧室，注意清洁宠物及其环境。

5. 复诊指导　根据治疗时间按时门诊就诊，症状较重时应及时就诊。

6. 心理健康指导　对患者进行心理疏导、详细讲解规范化治疗及预后不仅可以缓解患者症状、减轻不适，还有利于防止疾病发展，并使患者提高对疾病的认识，乐于接受治疗。对于儿童和青少年变应性鼻炎患者而言，科普宣教能提高患者及家属的相关知识水平和治疗依从性，有助于减少变应性鼻炎的复发率和并发症，并可改善患者的生活质量、减轻患者的身心症状。

鼻部血管瘤护理常规

血管瘤多发于身体血管分布较丰富处,鼻腔及鼻窦为其常发部位之一。报告鼻及鼻窦良性肿瘤中,血管瘤占首位,上颌窦是首发部位。其中以毛细血管瘤最为多见。

病因

病因至今未明,有人认为属于真性肿瘤,但较多人认为由于很少发生恶变、无转移等特点,从而认为是血管发育过程中血管发育障碍或畸形所致的错构瘤,但与真性血管瘤区分困难。其病因可能与慢性炎症、外伤内分泌有关。也有人认为血管瘤为先天性良性肿瘤,与胚性残余有关,认为鼻中隔血管瘤系自胚性成血管细胞所产生。

临床表现

鼻出血为其主要症状,可反复发作,亦可为血性鼻涕。肿瘤较大时,可有鼻塞及压迫症状,如鼻塞严重、面部畸形、眼球移位、复视、头痛等症状。

检查

1. **鼻内镜检查** 鼻中隔前下部,间或可在鼻腔底及鼻甲处发现具一小蒂或属广基新生物,常呈暗红色,表面光滑或呈桑葚状,探针触之易引起严重出血。血管瘤发生在鼻窦时,有时可见中鼻道丰满或有息肉变性样物,中鼻道有血性分泌物等。

2. **鼻窦 X 线拍片或 CT 扫描** 可见上颌窦扩大。

3. **上颌窦穿刺** 上颌窦穿刺时,下鼻道骨壁可能变薄或缺损,抽出针芯,自针管内有回血。

诊断与鉴别诊断

发生于鼻腔者,一般根据上述临床特点,多可做出诊断。发生于鼻窦者,诊断较为困难,容易与恶性肿瘤相混淆,如病史提示为良性,而临床检查疑似恶性,多次活检阴性时对该病有诊断意义。对于鼻腔检查未见肿物而反复发生鼻出血,而鼻腔检查无阳性发现者应疑及此病,可用棉片置于中鼻道后作体位引流,如见棉片染有血液,则对该病的诊断具有重要意义。活检易致严重出血,又可因鼻腔填塞而继发感染,导致血栓性静脉炎。诊断性穿刺抽出不凝血液有一定诊断意义;鼻窦拍片或 CT 扫描示窦腔扩大,密度增高,有一定提示意义,但须与上颌窦囊肿和上颌窦炎等鉴别。鼻窦内镜检查具有重要诊断作用,但确诊往往只能通过手术探查和术后病理检查证实。妊娠期的血管瘤可根据与妊娠有关、可出现于妊娠中任何时期、肿瘤迅速生长、妊娠终止后可自发消退等特点来诊断。

治疗 / 处理原则

带蒂的血管瘤可用圈套器截除之,并于根部用电灼或激光治疗。根部较广者,可绕肿瘤作切口，用分离器分离后切除之，亦可用冷冻疗法治疗。对鼻窦血管瘤，可采用鼻窦探查根治术进行切除。肿瘤大，有侵及颅内倾向者，常可发生大出血，应及时治疗，术前最好行同侧颈外动脉结扎，有助于减少术中出血。妊娠期肿瘤，一般在妊娠期后消退，少数不消退者，可行手术切除。

护理评估要点

1. **健康史**　评估患者的既往病史；询问患者是否接受过治疗，治疗的方式和效果，药物的种类、剂量和方法，目前的治疗情况。评估患者各系统情况，如是否有高血压、糖尿病、哮喘等。

2. **身体状况**　评估肿瘤发现的时间、生长位置、肿瘤大小等，评估患者鼻塞程度、有无涕中带血、嗅觉有无异常、有无头痛等表现。评估患者有无头晕、乏力等。

3. **心理－社会状况评估**　评估患者性别、年龄、文化水平、家庭关系。患者因鼻塞、反复鼻腔出血、担心治疗效果或肿瘤恶变，患者及家属易产生恐惧及焦虑心理。护士应多关心患者，了解疾病的治疗经过、患者及家属对疾病的认知、本次治疗拟采用的治疗方式及术后康复知识的掌握程度，加强疾病相关知识宣教，进行有效的心理辅导。

护理诊断／问题

1. **舒适度减弱**　与肿瘤压迫鼻腔引起鼻塞有关。
2. **贫血**　与慢性出血有关。
3. **疼痛**　与肿瘤刺激有关。
4. **焦虑**　与担心手术风险、手术预后有关。
5. **自我形象紊乱**　与疾病引起面部畸形有关。
6. **知识缺乏**　缺乏鼻部血管瘤治疗及护理知识。
7. **潜在并发症**　休克、感染等。

护理措施

1. **术前护理**

（1）心理护理　合理运用沟通技巧，与患者进行有效沟通，提供信息支持，讲解鼻部血管瘤的治疗与护理知识，疾病的发生、发展、转归，使患者有充分的心理准备，解除顾虑，消除紧张情绪。

（2）术前病情观察

① 观察患者有无鼻出血，记录每次出血的量、颜色、性质等。予以床旁备负压吸引器、气管切开包，出血量较多时，立即协助医生止血。

② 观察患者视力受损情况，评估患者活动能力，协助患者进行日常活动，清除病房内障碍，避免患者跌倒坠床。

③ 观察患者生命体征有无异常，有无发热、鼻腔有无异味。高血压患者嘱其按时服用降压药，维持血压平稳。

（3）饮食护理　术前可进食高蛋白、高热量、高维生素、易消化的清淡饮食，忌辛辣及刺激性食物，禁烟酒。对存在有营养风险的患者及早进行营养干预以增强体质及提高术后组织修复能力。

（4）健康宣教

① 向患者及家属解释疾病治疗方案、手术目的、手术方法、麻醉方式等，获得患者及家属的积极配合。

② 指导患者正确使用滴鼻药，告知不同药物的作用及注意事项。保证局部用药的效果，缓解鼻塞，减轻头痛。

③ 告知患者如有鼻出血应及时告知，准确记录出血量。出血较多时，应轻轻吐出。

（5）术前准备

① 完善术前检查，注意手术禁忌，完善全麻术前常规检查及专科检查，向患者及家属讲解术前检查的目的、方法及注意事项。及时发现影响手术的因素并协助医生进行处理。

② 术前1日剪鼻毛，根据手术区域备皮，保持术野清晰，保证术区清洁。

③ 做药物过敏试验并记录。

④ 必要时完善交叉配血。

⑤ 术前按麻醉要求禁饮禁食。

2. 术后护理

（1）术后病情观察

① 观察鼻腔渗血情况；鼻腔填塞物的类型、位置及固定情况。

② 密切观察患者头痛的性质、血压、脉搏、视力变化及眼球活动情况。

（2）饮食与活动

① 术后4～6小时后即可进食，予高热量、易消化的半流质饮食或软食，避免粗糙、刺激性食物。食物不宜过热，以温凉为宜。指导患者多喝温水。

② 全麻术后回病房2～4小时内，取去枕平卧位，头偏向一侧，清醒后常规给予半卧位，术后鼓励患者早期下床活动。根据患者手术耐受情况，评估患者活动能力，协助其逐渐增加活动量，恢复自理能力。

（3）用药指导　根据医嘱使用抗炎、止血、补液等对症治疗，注意观察患者用药反应。

（4）专科护理

① 予以鼻腔填塞的患者给予半卧位，用冷水袋或湿毛巾敷前额。保持鼻腔填塞物固定在位，观察鼻腔及口中分泌物性质、颜色和量，指导患者正确滴鼻或擤鼻。

② 评估患者鼻部及头部疼痛情况。头部轻微疼痛或鼻部肿胀属正常现象，可让患者听音乐、聊天等转移注意力；疼痛较重时，可使用冰袋局部冷敷；疼痛不可耐受时，遵医嘱使用止痛药。

③ 预防感染。监测患者体温变化，若体温升高或患者突发异常疼痛，鼻腔分泌物性质发生改变，应及时予以处理，如局部冰敷、查血常规或血培养、及时抽取鼻腔填塞物、全身用药等。

④ 保持口腔清洁，注意口腔卫生，可用复方氯己定和康复新液交替漱口，去除口鼻异味，预防感染。

（5）健康宣教

① 术后如有鼻腔填塞者期间出现鼻塞症状，做好安抚工作，告知患者鼻塞是暂时症状，待鼻腔填塞物撤除后症状会明显改善，指导患者逐渐适应张口呼吸方式，可给予床头抬高改善通气。

② 告知患者避免剧烈活动、情绪激动、用力擤鼻涕或打喷嚏，保持大便通畅。如想打喷嚏，可用手指按人中、做深呼吸或用舌尖抵住硬腭予以制止。避免鼻腔压力过大，致使鼻腔伤口破裂出血。

③ 告知患者如有头痛加重、视力视野改变、鼻腔出血等特殊情况应及时告知医护人员，及时处理。

（6）心理护理　了解患者心理状态，给予心理支持。向患者解释疾病术后康复过程，引导患者表达自己的不良情绪。针对情绪不稳定程度采用不同的心理干预方法，如音乐疗法、叙事护理等，多倾听主诉，多鼓励，给予解释和帮助。

健康指导

1. 疾病知识指导

（1）保护鼻腔，避免挤压、碰撞鼻部，改掉挖鼻、大力擤鼻等不良习惯。

（2）告知患者容易诱发疾病发生的因素，以及鼻出血正确止血方法。

2. 饮食与活动指导

（1）合理饮食，恢复期避免辛辣刺激食物及烟酒。食物应营养丰富、品种多样，以满足机体需要。

（2）避免剧烈、重体力活动及水上运动，适当进行锻炼，生活规律，注意劳逸结合，增强抵抗力，预防疾病复发。

（3）改善生活及工作环境，冬、春季外出时应戴口罩，减少花粉、冷空气、环境污染等对鼻腔黏膜刺激。

3. 用药指导　遵医嘱用药，指导患者正确鼻腔滴药，使用鼻腔黏膜保护剂或润滑剂，保持鼻腔湿润。

4. 环境指导　避免空气干燥，保持室内空气湿度 ≥ 60%，室内安静舒适。避免不良气体刺激。

5. 复诊指导　告知患者 1 周后到门诊复查，根据恢复情况确定再次复查时间。如出现鼻塞、鼻出血、视力异常等症状及时就诊。

6. 心理健康指导　由于鼻部血管瘤有复发的可能性，应准确告知患者疾病特点及后期康复知识，减轻患者疑虑，告知患者保持情绪稳定，避免激动暴躁，否则不利于疾病恢复。

鼻腔及鼻窦恶性肿瘤患者的护理

鼻腔及鼻窦恶性肿瘤较为常见，占耳鼻咽喉部恶性肿瘤的21.74%～49.22%。恶性肿瘤中以鳞状细胞癌居首位，占70%～80%，好发于上颌窦。

病因

1. 长期慢性炎症刺激 大部分鼻窦癌的患者，有长期慢性鼻炎、鼻窦炎的病史，临床上各鼻窦炎发病率差异与鼻窦恶性肿瘤发病率的差异相符，即均以上颌窦为最常见、筛窦次之、蝶窦最少。长期炎症刺激可使假复层柱状上皮发生化生，转化为鳞状上皮，从而成为鳞癌发生的基础。

2. 经常接触致癌物质 实验性研究表明，长期吸入镍、砷、铬及其化合物，可能导致癌变。

3. 良性肿瘤恶变 如内翻性乳头状瘤反复复发、多次手术，则有恶变之可能；其他如鼻硬结病、混合瘤、神经鞘膜瘤、纤维瘤等，亦可发生恶变。

4. 免疫功能低下 恶性肿瘤患者大多表现有外周血T淋巴细胞功能严重抑制，细胞免疫和免疫监视功能低下，使细胞的正常凋亡过程混乱，突变细胞得以逃脱免疫监视而异常增生。

5. 外伤 据报道肉瘤患者常有外伤史。

临床表现

1. 鼻塞 为鼻腔恶性肿瘤的早期症状，在鼻窦恶性肿瘤，则属晚期症状。鼻塞的轻重与肿瘤在鼻腔中的部位、鼻腔各壁被推移的程度及有无继发感染等有关。原发于鼻腔下部的肿瘤，鼻塞发生最早；原发于鼻腔上部和鼻窦者，只有当肿瘤较大时才发生鼻塞。鼻塞多为一侧，初为间歇性、进行性鼻塞，后为持续性鼻塞。鼻中隔被推向对侧，则可能出现双侧鼻塞。

2. 鼻出血或流血性分泌物 凡在成人，一侧鼻腔分泌物中经常带血或有少量鼻出血，尤当同时鼻内有特殊臭味（有人称为"癌肿气味"）可闻及者，须首先想到有恶性肿瘤的可能。最初，鼻出血的次数及出血量可能很少，以后逐渐增多。严重者可危及患者生命。鼻出血在鼻腔恶性肿瘤多为早期症状，在鼻窦恶性肿瘤者则可能已入晚期。

3. 疼痛与麻木 疼痛可为恶性肿瘤较早出现的症状之一，多属神经痛。晚期因肿瘤侵犯眶内或颅底而常有难以忍受的头痛。当肿瘤位于上颌窦底时，由于肿瘤压迫上齿槽神经或向下侵及牙槽，而常有牙痛。肿瘤向面部或眶底扩展，则可出现一侧眶下及面颊部胀痛感，多因眶下神经受侵犯之故。由于眶下神经受累，尚可出现一侧面颊部、上唇及上列牙齿麻木感，此对早期上颌窦癌有重要诊断意义。当肿瘤穿破后外壁侵入翼腭窝时，可发生严重的"蝶腭神经痛"。表现为患侧鼻根部、眶内、面颊和上牙槽处刺钻样痛，并可向耳内及颞部放射。

4. 流泪与复视　当肿瘤压迫鼻泪管使之阻塞，则有流泪；压迫眼球使之移位或出现眼肌瘫痪、眼球运动受限，则可发生复视。肿瘤未侵犯眶尖者，视力一般不受影响。

5. 张口困难　当肿瘤侵犯翼窝、颞下窝和颞窝时，可使翼内、外肌，咬肌和颞肌受累，下颌关节运动受限而致张口困难。

6. 恶病质　表现为衰竭、贫血、体重减轻等。在此时期内，尚可发生颈淋巴结和远处转移、颅内并发症及动脉侵蚀性大出血，常为其致死原因。

检查

1. 前、后鼻镜检查　可见鼻腔新生物菜花样、基底广泛，表面常有溃疡或坏死，触之易出血。如未见肿瘤，应注意鼻腔外侧壁有无向内侧推移现多中鼻道或嗅裂有无血迹、息肉或新生物。后鼻镜检查时，要注意后鼻孔区、咽顶及咽鼓管口和咽隐窝处情况。

2. 鼻腔及鼻内镜检查　可清楚看见肿瘤原发部位、大小、外形、鼻窦开口等情况。

3. 影像学检查　鼻腔鼻 CT 扫描显示鼻腔鼻窦新生物，伴有骨质破坏或侵犯眼眶或颅内；在 MRI 扫描序列中，不同肿物呈现出不同信号特征，可提示累及周围器官的情况，有助于选择手术方式；鼻窦 X 线对鼻腔和鼻窦恶性肿瘤的诊断有一定的意义。X 线断层片对早期可疑病例的诊断有所帮助。片中不仅有时可见骨质破坏，而且可显示肿瘤所在的部位和范围。

4. 视力视野检查

5. 病理学检查及细胞涂片　肿瘤组织及鼻窦穿刺细胞涂片病理学检查是最终确诊的依据。凡单侧鼻腔或鼻窦新生物建议送病理学或细胞涂片检查。

诊断与鉴别诊断

根据病史综合分析。鼻腔及鼻窦恶性肿瘤症状出较晚，且易误诊，早期确诊较难。凡出现一侧进行性鼻塞，经常有鼻出血或涕中带血，尤其是 40 岁以上者应高度怀疑，仔细检查。病理学检查是最终确诊鼻腔及鼻窦恶性肿瘤的依据。在诊断过程中，需与发生在外鼻、鼻腔、鼻窦的各种先天性、牙源性或潴留性囊肿进行鉴别。同时鼻窦良性出血性新生物包括血管瘤、出血坏死性息肉、坏死性上颌窦炎等。此类疾病的共同特点为反复鼻出血，应注意与之鉴别。

治疗／处理原则

治疗方法的选择，须根据肿瘤的性质、大小、侵犯范围和患者全身情况而全面考虑。目前公认鼻腔及鼻窦恶性肿瘤以手术切除为主的综合治疗预后最佳。对中晚期肿瘤单纯手术往往难获满意效果。先放疗后手术，一般用于肿瘤侵犯范围较广，彻底手术切除有困难的病例。先手术后放疗多因手术切除不满意，手术切缘阳性或有肿瘤残留，希望借助术后放疗以弥补手术治疗的不足。

护理评估要点

1. 健康史　评估患者既往健康状况、生活及居住环境，有无家族史，有无外伤史，有无慢性鼻炎、慢性鼻窦炎、鼻良性肿瘤、鼻出血、高血压等病史，是否接受过治疗等。了解患者发病的危险因素。

2.**身体状况** 评估患者症状，有无局部疼痛、涕血、剧烈头痛、颈淋巴结转移等症状，患者有无张口困难，根据营养风险评估量表及体质指数（BMI）对患者的营养状态进行评估。

3.**心理－社会状况评估** 恶性肿瘤的确诊给患者及家属带来极大的心理压力，治疗方式的选择让患者感到无所适从，手术治疗引起的面部形象改变，更给患者带来了恶性刺激，因此，患者极易产生恐惧、焦虑、退缩等消极情绪，甚至对治疗失去信心。护士应全面了解患者的文化程度、职业、家庭及社会关系、家庭经济状况、对疾病的认知程度等，年纪轻、社会地位高及女性患者，对外貌改变接受更困难，应综合所掌握的资料评估患者的心理状况，制定有效、有针对性的心理疏导措施。

护理诊断／问题

1.**疼痛** 与肿瘤侵犯组织器官、手术创伤有关。

2.**贫血** 与肿瘤侵犯血管引起出血有关。

3.**舒适度减弱** 与头痛、鼻塞有关。

4.**有跌倒的危险** 与视力受损、体能不足有关。

5.**营养摄入不足** 与疾病导致张口困难有关。

6.**焦虑** 与害怕手术、担心预后有关。

7.**知识缺乏** 缺乏与本病相关的知识。

8.**自我形象紊乱** 与术后引起的面容改变有关。

9.**潜在并发症** 休克、眶周蜂窝织炎、眶内蜂窝织炎、眶内脓肿、脑脊液漏、颅内感染等。

护理措施

1.**术前护理**

（1）心理护理 动态观察患者情绪变化，多与患者沟通，引导患者正确的宣泄不良情绪。告知疾病的治疗方式及尽早手术的重要性，讲解术后可能发生的面容改变及重要生理功能缺失后的补救措施及方法、疾病预后等。鼓励家属做好情感支持并配合医护人员做好解释工作，提高患者安全感及渡过疾病难关的信心。

（2）术前病情观察

① 观察患者生命体征是否异常。观察患者有无鼻出血，观察患者出血的量、颜色，小量出血时，予以按压或冰敷进行止血处理，出血量较多时，立即告知医生，予以协助止血。

② 观察患者视力情况，协助患者进行活动，避免跌倒、坠床。

③ 观察患者头痛程度，头痛症状有无加重。必要时遵医嘱予以止痛药止痛。

（3）饮食护理 术前可进食高蛋白、高热量、高维生素、易消化的清淡饮食，忌辛辣及刺激性食物，禁烟酒。对存在有营养风险的患者及早进行营养干预以增强体质及提高术后组织修复能力。

（4）健康宣教

① 告知患者及家属鼻腔鼻窦恶性肿瘤的治疗方式，手术目的、手术配合要点等。

② 勿挖鼻或用力擤鼻，保持鼻腔黏膜湿润，必要时使用薄荷油等鼻部润滑剂；保持大便通畅。

（5）术前准备

① 完善术前检查，注意手术禁忌。完善全麻术前常规检查及专科检查，向患者及家属讲解术前检查的目的、方法及注意事项。观察患者有无上呼吸道感染症状，术前监测生命体征，有异常及时通知医生予以处理。

② 术前1日剪鼻毛，根据手术区域备皮，保持术野清晰，保证术区清洁。

③ 做药物过敏试验并记录。

④ 必要时完善交叉备血。

⑤ 术前按麻醉要求禁饮禁食。

2. 术后护理

（1）术后观察要点

① 予以心电监护，持续观察生命体征有无异常。

② 观察患者鼻腔渗血情况；鼻腔填塞物的类型、位置及固定情况。

③ 并发症的观察：患者的意识、神志、瞳孔大小、对光反射情况，密切观察患者头痛的性质、血压、脉搏、视力变化及眼球活动情况；观察有无鼻出血、鼻腔粘连、鼻中隔穿孔等鼻内并发症；有无眶周淤血、眶内气肿、眶内血肿、眶内感染、眶内炎性交流、内直肌损伤、鼻泪管损伤、失明等眶内并发症；有无脑脊液鼻漏、脑膜炎、脑脓肿、颅内出血、颈内动脉或海绵窦损伤大出血等颅内并发症。

（2）饮食与活动

① 由于颌面部肌肉群破坏，张口受限，硬腭切除后口鼻相通易造成患者进食困难。术后3天内可进温凉流质饮食，无其他不适，可逐渐过渡到半流质饮食，同时避免粗硬、辛辣刺激食物。及时准确对患者进行NRS2002营养风险评估，积极联合营养科进行干预，制订个性化饮食，少量多餐。营养摄入明显不足的患者，同时给予外周静脉营养支持，维持蛋白质含量，促进组织修复。

② 全麻术后回病房2～4小时内，取去枕平卧位，头偏向一侧，清醒后常规给予半卧位，根据患者自理能力鼓励患者早期开展适合的方式活动，根据患者手术耐受情况，评估患者活动能力，协助其逐渐增加活动量，恢复自理能力。视力受损的患者，应及时予以协助患者活动，清除障碍物，避免跌倒。

（3）用药指导　根据医嘱使用抗生素、抗水肿、止血、镇痛等药物，注意观察患者用药反应。使用抗生素控制和预防伤口感染，止血药预防手术伤口出血。使用鼻腔润滑剂、鼻腔黏膜保护剂，保持鼻腔黏膜湿润。关注患者检验结果，必要时记录出入水量，维持水电解质平衡。

（4）专科护理

① 评估疼痛的部位、程度，根据医嘱给予镇痛方式；向患者解释疼痛的原因，告知术后疼痛可能持续的时间及大致过程；给予半卧位，避免剧烈咳嗽及打喷嚏，减轻鼻面部的充血肿胀，避免鼻腔压力突然增大而牵拉伤口导致疼痛加剧。

② 保持鼻部伤口清洁，预防感染。并记录患者生命体征，特别是体温变化，注意观察鼻腔及面部伤口分泌物的颜色、性质及量，有无神志、意识改变及剧烈头痛、恶心、呕吐等，监测白细胞计数，及时发现感染征兆。待术腔内填塞物取出后，可每日用生理盐水冲洗鼻腔，保持术腔清洁；鼻侧切开部位可用生理盐水或消毒液擦拭，保持清洁、干燥。

③ 由于术后伤口肿胀且伴有少量渗血，口腔自洁能力下降，食物残渣易滞留在口腔黏

膜上，易导致术腔感染。嘱患者漱口液含漱，每日 3 次，连续 3～5 日，必要时可行口腔冲洗治疗。鼓励患者多饮水，减轻张口呼吸引起的口鼻干燥，预防鼻出血和口腔感染。

④ 指导患者进行口腔功能恢复训练，防止术后瘢痕挛缩引起的张口困难和吐字不清；协助患者佩戴牙托，观察牙托大小是否合适、在位，有无松动，帮助修复面部缺失，改善自身形象。

⑤ 并发症的预防护理：预防术后出血、脑脊液鼻漏、脑膜炎等。

a. 密切观察患者的血压、心率变化，鼻腔、口腔分泌物等颜色、性质及量，伤口渗血情况等，遵医嘱使用止血药物，及时发现及处理伤口出血。

b. 观察患者有无高热、剧烈头痛、恶心、喷射性呕吐、意识改变及鼻腔有无异常液体流出，如鼻腔流出无色液体，干燥后不结痂，低头时量增多等情况，则怀疑有脑脊液鼻漏，嘱患者勿低头用力，避免增加腹压的各种活动。

c. 取半坐位，保持大便通畅，勿剧烈咳嗽及活动，减少脑部充血水肿，降低颅内压，利于伤口愈合。

（5）健康宣教

① 鼻腔填塞期间嘱患者避免剧烈活动、情绪激动、用力擤鼻涕、打喷嚏，保持大便通畅。如想打喷嚏，可用手指按人中、做深呼吸或用舌尖抵住硬腭予以制止。避免鼻腔压力过大，致使鼻腔纱条松动、脱出或鼻腔血管破裂出血。

② 术后鼻腔填塞期间出现鼻塞症状，做好安抚工作，告知患者鼻塞是暂时症状，待鼻腔填塞物撤除后症状会明显改善，指导患者逐渐适应张口呼吸方式，可给予床头抬高改善通气。

③ 有头痛加重、视力视野改变、鼻腔出血等特殊情况及时告知医务人员，及时处理。

④ 指导患者进行张口训练、吞咽训练，防止张口困难，营养摄入不足。

（6）心理护理　向患者解释疾病术后康复过程，引导患者表达自己的不良情绪。针对情绪不稳定程度采用不同的心理干预方法，如音乐疗法、叙事护理等。多倾听主诉，多鼓励，给予解释和帮助。

健康指导

1. 疾病知识指导

（1）教会患者张口训练、吞咽训练、肩颈训练等方法，促进功能康复。

（2）指导患者正确用药及鼻腔冲洗。根据第一次复查时的情况遵医嘱开始鼻腔冲洗。

2. 饮食与活动指导

（1）合理饮食，宜进食温冷、营养丰富、易咀嚼、易消化食物，忌刺激性食物及烟酒。

（2）避免剧烈活动，或从事重体力劳动及水上运动等，适当进行锻炼，提高身体抵抗力。

3. 用药指导　遵医嘱使用鼻腔黏膜润滑剂，保持鼻腔湿润。指导患者正确鼻腔滴药的方法，按时滴药。告知患者用药的目的及作用。

4. 环境指导　保持空气湿润，室内环境安静舒适，避免不良气体刺激。空气质量不佳时，予以佩戴口罩。

5. 复诊指导　鼓励患者克服放疗、化疗的副作用，坚持治疗，定期随访，促进疗效，建议遵医嘱随访 5 年。如出现鼻塞、鼻出血、局部肿胀、视力异常等症状及时就诊。

6. 心理健康指导　对术后面容有改变的患者，应鼓励其接受现状，告知患者良好的修复方法并协助积极处理，鼓励患者接受和配合后期治疗。

鼻腔及鼻窦异物患者的护理

鼻腔及鼻窦异物是指由于各种原因使外来物质进入鼻腔、鼻窦或内生物质滞留于鼻腔、鼻窦。鼻腔及鼻窦异物分为内源性和外源性两大类。内源性异物如死骨、凝血块、鼻石、痂皮等。外源性异物有植物性、动物性和非生物性。以植物性异物多见，动物性异物较为罕见。非生物性异物多因战伤、工伤或误伤所致，异物多为弹片、弹丸、碎石、木块等，破坏性较大，病情也较复杂。鼻腔异物多见于儿童。

病因

外源性异物可通过前、后鼻孔或外伤而进入鼻腔鼻窦；内源性异物可为先天性异常或外伤所致。

1. **自塞入鼻** 以儿童为多见。常因好奇玩耍，误将细小物品塞入鼻内。有的因怕家长斥责，当时不说，日久遗忘，症状出现后才被警觉。

2. **爬行入鼻** 尤其是在热带地区，昆虫和水蛭较多，可爬入露宿者鼻内。

3. **饮吸入鼻** 如在不洁净的水域捧饮生水或捧水洗脸时吸水洗鼻，致使水中生物进入鼻内。

4. **弹射入鼻** 工矿爆破、电动刨锯、狩猎玩枪时发生意外，使石块、木片、铁屑及弹片等进入鼻腔、鼻窦。战伤亦可并发鼻腔或鼻窦金属异物。

5. **呕逆入鼻** 呕吐、喷嚏、呛咳时，可迫使食物、蠕虫等逆行入鼻。

6. **误遗于鼻** 行鼻部手术时不慎将棉片、纱条、小器械或其断端遗留于鼻腔、鼻窦内，造成医源性异物。

7. **内生于鼻** 如鼻石，鼻腔及鼻窦额外牙等内生性异物。

临床表现

异物的性质、大小、形状、存留部位及时间等不同而症状各异。若异物光滑，刺激性小，早期可无症状。儿童鼻腔异物多有单侧鼻塞、流涕或涕中带血含脓，或伴有前鼻孔下方潮红等。鼻内有水蛭、昆虫或蠕虫者常有虫爬感。鼻腔异物并发鼻窦炎或鼻窦异物并发感染者，可有流脓涕、头昏、头痛等症状。病程较长者可有贫血症状。

检查

用前鼻镜或鼻内镜行鼻腔检查时可见异物。对透光性差的异物，可借助 X 线检查必要时行鼻腔鼻窦 CT 检查。

诊断与鉴别诊断

儿童自诉单侧鼻塞或流脓血涕且伴有恶臭者，应首先考虑及鼻腔异物。如异物存留过久，感染较重，鼻腔分泌物较多，甚至有肉芽组织形成者，有时需吸除分泌物后，以探针探查方可发现异物。对透光性差的异物可行 X 线拍片检查。对于较大较深的异物，可借助 CT 定位。临床上需与鼻息肉等进行鉴别。

治疗 / 处理原则

首先应取出鼻腔及鼻窦内的异物。根据异物的种类、性质、大小、形状、所在部位及停留时间，初步判断其取出的难易程度。一般多在无麻或表面麻醉下以直视方式取出。但若患者不能配合或异物较大取出有困难者，则以在全麻下取出为宜。对于坚硬而圆滑的鼻腔异物，切勿以镊子夹取，而应以钝头异物钩经前鼻孔入鼻，自上方轻巧超越异物后再向前钩出。对活动的动物类异物，可先滴用 1% 丁卡因少许，待其麻醉后再行取出。若为突发意外或战伤所致之金属性异物，须在尽量明确异物部位和妥善准备后，方可施行手术取除。异物较大或部位较后，经前鼻孔取出有困难时，亦可采取仰卧头低位，将异物推至咽部后再经口腔取出，但须谨防发生异物坠入下呼吸道。

护理评估要点

1. 健康史 评估患者既往是否有鼻出血等产生内源性异物的病史。询问患者或家属有无异物进入史，如飞虫误入鼻腔，儿童玩耍时将橡皮球、纸卷、纽扣等塞入鼻内，成人工作中误吸粉尘等，有无受伤史。

2. 身体状况 评估异物的大小、形状及留存的时间等。评估患者活动情况，有无贫血。评估患者鼻塞程度、呼气是否有异味。

3. 心理 – 社会状况评估 评估患者年龄、性别、文化程度、职业、工作和生活环境，了解患者心理状况和对疾病的认知程度、压力应对方式及家庭支持情况等。幼儿常因异物塞入史不明确而耽误治疗，家长易产生自责心理。护士注意评估患者及家属的心理状态，给予心理疏导。

护理诊断 / 问题

1. 疼痛 与异物导致鼻腔黏膜肿胀有关。
2. 舒适度减弱 与异物引起鼻腔阻塞、流涕、头痛有关。
3. 有窒息的危险 与异物滑落气管堵塞呼吸道有关。
4. 有感染的危险 与异物导致鼻腔黏膜受损有关。
5. 焦虑 与担心异物造成身体损伤和担心预后有关。
6. 潜在并发症 鼻炎、鼻窦炎、破伤风等。
7. 知识缺乏 缺乏鼻腔鼻窦异物疾病知识。

护理措施

1. 术前护理
（1）心理护理 合理运用沟通技巧，与患者进行有效沟通，提供信息支持，讲解鼻腔鼻窦异物的治疗与保健知识，疾病的发生、发展、转归，使患者有充分的心理准备，解除顾虑，消除紧张情绪。
（2）术前病情观察

① 密切观察患者生命体征是否正常，有无发热、感染等症状。遵医嘱予以抗炎治疗，注意观察患者用药反应。

② 因战伤、工伤或误伤引起者，一般合并有面部外伤，注意观察患者伤口有无感染化脓，注意加强伤口换药，开放性外伤的患者，按医嘱注射破伤风抗毒素。合并有视神经损伤者，及时请眼科会诊，评估患者自理能力，必要时予以协助并清除病房障碍物。

③ 观察异物是否活动或移位，防止异物滑脱坠入呼吸道引起气道阻塞。

（3）饮食护理　术前可进食高蛋白、高热量、高维生素、易消化的清淡饮食，忌辛辣及刺激性食物，禁烟酒。

（4）健康宣教

① 对患者及家属进行疾病相关知识宣教，包括疾病原因、临床表现、治疗方法等。告知患者及家属根据异物不同，采用不同的取出方式。

② 告知患者及家属，勿用手大力抠鼻或深吸气，以免引起异物异位或脱落进入呼吸道导致窒息。

（5）术前准备

① 准确评估异物大小、形状、部位和性质，异物较大位于大血管附近、过大的金属性或矿物性鼻窦异物须住院手术取出异物。

② 完善术前常规检查及专科检查，注意手术禁忌。向患者及家属讲解术前检查的目的、方法及注意事项。

③ 做药物过敏试验并记录。

④ 做好用物准备，对气道阻塞风险大的患者，备吸氧、吸引装置及气管切开插管包于床旁。

⑤ 给予漱口液漱口，术前按麻醉要求禁饮禁食。

2. 术后护理

（1）术后观察要点

① 观察患者生命体征是否正常，异物是否完整取出。观察伤口有无红、肿、热、痛、化脓等感染征象。

② 观察患者术后有无不适反应，如发热、恶心、呕吐等。

③ 观察鼻腔通气情况，鼻腔有无渗血，鼻腔分泌物的颜色、形状及量，分泌物有无异味。

（2）饮食与活动

① 患者如无恶心、呕吐等症状，4～6小时后即可进食予高热量、易消化的半流质饮食或软食，避免粗糙、刺激性食物。食物不宜过热，以温凉为宜。指导患者多喝温水。

② 全麻术后回病房2～4小时内，取去枕平卧位，头偏向一侧，清醒后常规给予半卧位，术后鼓励患者早期下床活动。根据患者手术耐受情况，评估患者活动能力，协助其逐渐增加活动量，恢复自理能力。

（3）用药指导　遵医嘱使用抗生素控制和预防伤口感染，使用止血药预防手术伤口出血。使用鼻腔润滑剂、鼻腔黏膜保护剂，保持鼻腔黏膜湿润。注意观察患者用药反应。

（4）专科护理

① 保持鼻腔湿润，不可用力咳嗽或打喷嚏。

② 做好口腔护理，预防口腔感染，嘱进食后用漱口液漱口。

③ 预防伤口感染，保持伤口清洁，及时伤口换药。

④ 准确评估患者疼痛性质、疼痛部位、疼痛强度。告知患者疼痛持续时间，引起疼痛的原因，采用转移注意力、冰敷鼻部等多种方法减轻患者疼痛。如患者疼痛剧烈不能耐受者，遵医嘱予以镇痛药进行止痛，注意观察患者用药疗效。

（5）健康宣教

① 告知患者及家属术后护理及治疗要点，疾病预后及转归，提高对疾病治疗及护理的认识。

② 告知患者不要用手抠鼻，如有血痂附着，可用盐水或药物湿润后等待自行脱落。

（6）心理护理　术后患者因鼻塞不适会产生紧张、焦虑等不良心理情绪，应耐心倾听主诉，多鼓励，给予解释和帮助，提高患者及家属的配合程度。

健康指导

1. 疾病知识指导

（1）告知患者及家属预防鼻腔鼻窦异物的知识。向患者及家属讲解鼻腔鼻窦异物的危害，配合医生尽早实施异物取出术，以免异物存留发生继发性损伤。

（2）告知患者注意自我防护，家长应加强看护幼儿，及时纠正不良习惯，避免小儿将异物塞入鼻内，禁止孩童玩纽扣电池，预防鼻腔异物的发生。

（3）外伤、手术后或儿童若出现单侧鼻流涕或涕中带血且伴异臭者，应及时就诊，检查是否为鼻腔异物，利于早期诊断及治疗。

（4）避免用力抠鼻、擤鼻等不良行为。

2. 饮食与活动指导

（1）指导患者合理膳食，科学搭配。食物选择应多样化，以营养丰富、高维生素、高蛋白饮食为主，促进机体恢复。

（2）养成良好作息习惯，避免熬夜，适当锻炼，提高机体抵抗力，预防感冒。

（3）露营或野外游泳时注意自我防护。注意保护鼻部，勿受外力碰撞。

3. 用药指导　遵医嘱按时用药，告知患者滴鼻药物的使用方法，和药物名称、药物作用。告知患者切勿私自停药或改药。

4. 环境指导　避免空气干燥，保持室内空气湿度 ≥ 60%，室内安静舒适。

5. 复诊指导　指导患者复诊时间、复诊地点，告知患者如有鼻出血或鼻腔异味、鼻部流脓等异常应及时医院就诊。

6. 心理健康指导　鼻腔鼻窦异物最重要的就是预防，告知患者及家属预防异物的重要性及措施，提高患者对疾病的认识，减轻患者焦虑与不安，告知患者保持良好情绪的重要性，避免情绪激动。

脑脊液鼻漏患者的护理

脑脊液经先天性或外伤破裂或缺损的颅底通道流入鼻腔、鼻窦或鼻咽部，称为脑脊液鼻漏，是临床颅底外科常见疾病之一。脑脊液鼻漏发生的常见位置有筛板筛顶和额窦后壁或蝶窦。

病因

1. **以外伤性最多见** 筛骨筛板和额窦后壁骨板基薄，并与硬脑膜紧密连，外伤时若骨板与硬脑膜同时破裂，则发生脑脊液鼻漏。颅中窝底骨折可伤及蝶窦上壁而致脑脊液鼻漏。

2. **医源性脑脊液鼻漏** 多因手术损伤所导致，如中鼻甲切除术或筛窦切除术使筛骨筛板损伤，经蝶窦垂体瘤切除术等。

3. **非外伤性脑脊液鼻漏** 较少见，常因颅内肿瘤或脑水肿等因素所引起。

4. **自发性脑脊液鼻漏** 又名原发性脑脊液鼻漏，最为罕见。

临床表现

（1）一侧或双侧鼻孔持续或间歇性流出清亮水样液体，向一侧倾斜，低头或压迫颈静脉时症状加重。也有患者仅表现为反复颅内细菌性感染，鼻漏并不明显。一般发病多在颅脑外伤、手术后，少数患者仅有轻微颅脑外伤史或喷嚏后发生鼻漏。

（2）脑脊液鼻漏根据有无外伤史，临床表现不同：外伤性脑脊液鼻漏患者常有外伤史，多在伤后48小时内出现症状，95%的患者在受伤后3周内症状最明显，少数患者甚至在数年后出现症状。可伴有血性液体自鼻孔流出，其痕迹的中心呈红色而周边清澈，或鼻孔流出的无色液体干燥后不呈痂状。外伤性脑脊液鼻漏最常见于筛窦、筛板、额窦。非外伤性脑脊液鼻漏常见于筛骨水平板或蝶窦。

（3）脑脊液鼻漏根据不同的瘘口位置，临床表现也不同：瘘口位于单侧筛板者，临床可表现为嗅觉丧失或单侧视力障碍；瘘口位于蝶窦者，表现为鼻孔流出液体随头位变动而改变或单侧视力障碍；瘘口位于额窦者，表现为眶上神经分布区感觉消失；瘘口位于鞍结节者，表现为单侧视力障碍；瘘口位于颅中窝者，表现为三叉神经上颌支分布区感觉消失。

检查

1. **葡萄糖定量分析** 鼻腔流出的清亮或血性液体，行葡萄糖定量分析，其含量＞1.7mmol/L（30mg/100mL）即可确诊。另外 β-2 转铁蛋白是一种存在于脑脊液但不存在于鼻腔分泌物的糖蛋白，也可作为鉴别脑脊液及鼻腔分泌物的标志。

2. **鼻内镜检查** 用于脑脊液鼻漏的定位诊断。

3. **鼻窦 CT、MRI 脑脊液水成像** 可用于漏口的定位诊断。

诊断与鉴别诊断

脑脊液漏的诊断，应根据患者的外伤史、手术史、临床症状和体征等相关因素，结合适当的定性诊断和定位诊断方法确诊。根据患者实际情况选用以下脑脊液漏定性诊断方法：双环征或靶征、葡萄糖氧化试验、β-2转铁蛋白检测和β微量蛋白检测。头颅MRI是目前临床脑脊液漏定位诊断最重要的检查，具有较高的灵敏度和特异性。高分辨率薄扫有助于显示颅内脑脊液与鼻窦腔脑脊液漏的通道。

治疗/处理原则

大多数创伤性脑脊液鼻漏可以通过保守治疗得到控制，脑脊液鼻漏持续时间较长则容易发生脑膜炎、颅内脓肿、颅腔积气等严重并发症，威胁生命，故无自愈倾向甚至加重者应及早手术治疗。鼻内镜下手术修补已成为脑脊液鼻漏外科治疗的首选方法，尤其适用于漏口位于筛板和蝶窦的患者。

护理评估要点

1. **健康史** 评估患者有无外伤史及肿瘤病史等。评估患者近期有无鼻内镜手术或颅底手术。

2. **身体状况** 评估患者鼻腔漏出液的颜色、性质和量。评估患者在何时、何种体位下会有清水样液体流出；详细询问患者有无咽部异物感，有无咸味液体咽下。评估患者颅内相关症状，评估患者生命体征、意识、瞳孔大小、对光反射状况，观察患者有无剧烈头痛、恶心、喷射性呕吐等颅内压升高的表现；有无头痛、呕吐伴颈项强直等脑膜刺激症状。

3. **心理-社会状况评估** 评估患者及家属的心理状态。脑脊液鼻漏患者常伴有头部外伤及鼻腔流清水样涕，容易产生紧张或焦虑情绪，护士应全面了解患者的文化程度、职业、家庭及社会关系、家庭经济状况、对疾病的认知程度等，应综合所掌握的资料评估患者的心理状况，制定有效、有针对性的心理疏导措施。

护理诊断/问题

1. **有感染的危险** 与脑骨质缺损、脑膜破裂，细菌引起颅内感染有关。
2. **焦虑** 与害怕手术、担心预后有关。
3. **舒适度减弱** 与脑脊液持续漏出有关。
4. **活动受限** 与要求绝对卧床以防加重脑脊液漏有关。
5. **有急性意识障碍的危险** 与颅内感染、颅内高压有关。
6. **疼痛** 与脑脊液鼻漏引发的颅内压降低有关。
7. **有压力性损伤的危险** 与绝对卧床、活动量减少有关。
8. **潜在并发症** 深静脉血栓、细菌性脑膜炎、脑积水、吸入性肺炎等。
9. **知识缺乏** 缺乏脑脊液鼻漏护理相关知识。

护理措施

1. 术前护理

（1）心理护理 了解患者心理状态，给予心理支持。术前加强与患者沟通和交流，使患者保持良好的心态和稳定的情绪，积极配合手术。向患者讲述脑脊液鼻漏的相关知识、手术优点及采取手术的必要性，使患者以正面的心态面对疾病。

（2）术前病情观察

① 观察患者鼻腔漏液时的体位及漏液速度、漏液量及漏液性状，以明确漏口位置。观察脑脊液的量是否增多，脑脊液的性质是否改变。典型的脑脊液可表现为血性液体自鼻孔流出，其痕迹的中心呈红色而周边清澈，或鼻孔流出的无色液体干燥后不呈痂状。告知患者抬高床头30°，避免低头弯腰等动作。

② 观察患者生命体征、意识、瞳孔大小、对光反射状况。观察有无剧烈头痛、恶心、喷射性呕吐等颅内压升高的表现。观察有无头痛、呕吐伴颈项强直等脑膜刺激症状。观察有无低颅压性头痛，表现为平卧时头痛减轻，坐位或站立时头痛加剧。告知患者绝对卧床休息，避免剧烈活动。

③ 观察患者有无高热、咳嗽、两肺湿啰音等肺部感染症状。部分患者（尤其儿童）脑脊液漏经鼻咽、气管流入肺部，可出现夜间刺激性咳嗽。

（3）饮食护理　指导患者调整饮食结构，正确摄入饮食。指导患者适当限制饮水，每日饮水量控制在1500mL以内；进食低盐饮食，每日摄入食盐小于3g；适当摄入高纤维性食物，如玉米、荞麦、燕麦、番薯等；多吃蔬菜水果，保持大便通畅，防止便秘。

（4）健康宣教

① 指导患者正确留取脑脊液的方法：准备好无菌容器，指导患者在鼻腔渗出清亮液体时将漏出液留至小瓶内，如渗出液过少，可指导患者暂时取头低位，并压迫颈静脉，使鼻腔渗出液增多，以便采集脑脊液，采集脑脊液后及时送检。进行脑脊液常规和脑脊液生化检查，糖含量＞30mg/100mL即可确诊。

② 避免颅内压增高。颅内压增高的常见原因有低头、用力、活动剧烈、情绪激动、颅内感染等。指导患者勿做过度低头动作、勿屏气、勿用力排便、避免情绪激动；注意为患者保暖，避免受凉感冒，尽量减少用力咳嗽、打喷嚏、擤鼻涕等增加颅内压的动作，指导患者在打喷嚏时可用舌尖抵住上颚，以缓冲压力。

③ 预防颅内感染，指导患者保持鼻腔局部清洁，防止逆行感染。指导患者如有脑脊液渗出时应及时擦拭，禁止自行用棉球等物堵塞鼻腔；禁止使用滴鼻药物、勿挖鼻等以防止逆行感染。

④ 指导患者练习床上大小便。告知患者术后可能需要卧床，因此术前需练习床上排便。

（5）术前准备

① 完善全麻术前常规检查及专科检查，向患者及家属讲解术前检查的目的、方法及注意事项。避免手术禁忌，颅内压过高及颅内感染未得到有效控制均视为手术禁忌。颅内高压的患者可遵医嘱输入甘露醇降颅压治疗，必要时配合医生给患者进行腰穿引流。

② 协助患者卧床休息，取半卧位，床头抬高30°，使颅内组织在重力作用下封闭漏口，减少脑脊液从鼻腔内流出，也可防止逆行感染。

③ 应用抗生素，术前遵医嘱行抗生素皮肤过敏试验，使用可以通过血脑屏障的药物如头孢曲松，以控制颅内感染。

④ 术前1日备皮。常规备患者双侧鼻毛，根据取筋膜部位的不同做好相应部位的皮肤准备。取颞肌筋膜的患者准备耳后颞部皮肤，男性患者剃光头，女性患者至少剃耳后四指；取大腿阔筋膜的患者准备腿部皮肤，备皮范围为上自腹股沟，下至膝关节下小腿上1/3处。

⑤ 遵医嘱予以禁饮禁食6～8小时。

2. 术后护理

（1）术后观察要点

① 观察患者生命体征，呼吸道通畅情况。观察术后不适反应，如鼻塞、发热、恶心、呕吐等。

② 严密监测生命体征、观察瞳孔大小、对光反射、有无球结膜水肿等。

③ 观察患者意识神志是否正常，有无烦躁、嗜睡、剧烈头痛、喷射状呕吐、颈项强直及四肢感觉运动障碍等情况；观察患者有无颅内压增高、颅内感染、脑脊液鼻漏复发等表现。若有异常立即报告医生。

④ 观察患者鼻腔有无液体渗出，密切观察渗出液的颜色、性质及量；观察鼻腔填塞物是否固定在位；观察供皮区伤口敷料是否干燥，有无渗血。

（2）饮食与活动

① 准确记录患者 24 小时出入量，指导患者正确进食，适当限制饮水，每日饮水量控制在 1500mL 以内；进食低盐饮食，每日摄入食盐小于 3g；适当摄入高纤维性食物如玉米、荞麦、燕麦、番薯等；多吃蔬菜水果，保持大便通畅，防止便秘；观察患者尿量，尿量过多时，要及时通知医生进行处理，以避免电解质紊乱。

② 术后常规取半卧位，床头抬高 30°，以卧床休息为主。如患者脑脊液漏出过多、术中修复部位较大或有特殊病情变化的患者，遵医嘱给予绝对卧床 3～7 天。卧床患者在翻身时，注意避免头部过度扭曲或突然大幅度转动，以免影响修补部位的愈合。

③ 指导患者下床活动时应注意循序渐进，活动适量。勿剧烈活动，避免体力劳动，避免过度弯腰低头动作，以免影响修复部位愈合。

（3）用药指导　术后需应用甘露醇降颅压治疗，注意观察用药后反应。观察患者有无头痛、头晕、恶心、胸闷等一过性颅压增高或高血压表现；观察患者有无随体位改变而出现头痛、眩晕、脉搏细弱等低颅压综合征表现；应用甘露醇时间较长时，注意观察患者有无急性肾功能损害症状，如出现少尿、无尿时，应及时处理。告知患者各种药物名称、作用及注意事项。在输注甘露醇时告知患者输液速度应快，不可随意调节滴速，如有头痛、头晕等不适要及时告知护士。

（4）专科护理

① 准确记录患者鼻腔渗出物颜色、性质及量。患者术后鼻腔会有少量血性分泌物，随时间推移会逐渐减少，若分泌物过多，在低头或用力时流速加快，或患者自觉平卧时有咸味液体流经咽部，伴反复呛咳时，应警惕脑脊液鼻漏复发。

② 保持供区伤口清洁干燥，避免碰撞、受伤；当敷料松动、有渗出、受到污染时，及时通知医生并协助换药。

③ 做好口腔护理，嘱患者进食后及时漱口，保持口腔清洁。

④ 预防静脉血栓，卧床期间，指导患者进行大腿、小腿及踝关节活动。

⑤ 并发症的观察与护理

a. 颅内压增高与感染：患者有无颅内压增高与感染的相关症状。严密观察患者生命体征及意识、瞳孔大小，对光反射，有无颅内压增高或脑膜刺激征等症状。如患者有无剧烈头痛、恶心、喷射性呕吐等颅内压升高的表现；有无持续发热、颈抵抗、克尼格征、布鲁辛斯基征阳性等脑膜刺激征表现，如有异常，立即进行处理。床旁备负压吸引器、气管切开插管包。患者呕吐时，嘱其头偏向一侧，保持呼吸道通畅，避免误吸或窒息。遵医嘱快速滴入甘露醇，大剂量使用抗生素，防止颅内压持续增高。拉好床栏，保障患者安全，避免跌倒、坠床等不良事件的发生，协助患者进行物理降温，保持环境安静舒适，避免刺激。

b. 脑脊液鼻漏复发：观察患者是否仍有脑脊液鼻漏相关症状。观察患者有无鼻腔分泌物异常增多或清水样液体流出，询问患者咽部是否有带咸味液体咽下，应警惕脑脊液鼻漏复发，可将鼻腔血性分泌物滴至柔软纸巾上，若渗出物痕迹呈红色而周边清澈，应立即通知医生进行相应处理。

c. 视神经损伤：观察患者有无视神经损伤症状。观察患者眼球活动情况，有无复视、视力下降及视野改变等。必要时请眼科会诊。告知患者避免跌倒坠床，及时发现患者的生活需求，协助患者进食、床上排便。

（5）健康宣教

① 告知患者导致颅内压增高的常见原因，指导患者避免用力咳嗽、打喷嚏、擤鼻、过度低头等增加颅压的动作，防止颅压增高及出血，利于修复部位愈合。保持大便通畅，避免用力排便，必要时给予患者开塞露通便，以免增加颅内压。

② 指导患者保持鼻腔局部清洁，防止逆行感染。指导患者有分泌物渗出时应及时擦拭，禁止自行用棉球等堵塞鼻腔；禁止使用滴鼻药物、勿挖鼻、鼻腔冲洗等以防止逆行感染。

③ 告知患者鼻腔填塞时间较长的原因及注意事项。告知患者鼻腔填塞物撤除时间较一般鼻内镜手术晚，需要分次抽出，长时间鼻腔填塞是为了避免出血及促进修复部位愈合；取出鼻腔填塞物后，溢泪、畏光、头痛等症状可逐渐缓解；指导患者尽量避免打喷嚏，避免鼻腔填塞物松动脱落，告知患者不要随意抽出鼻腔填塞物等。

④ 告知患者记出入量的重要性，指导患者进行配合。护士详细记录患者输液量，同时要指导患者用带刻度的水杯、餐具来进食、饮水，做好详细记录。为患者准备量筒，指导患者将尿液排在量筒内，以便准确记录排尿量。

（6）心理护理　了解患者心理状态，给予心理支持。向患者做好解释工作，减轻紧张情绪。患者术后会担心是否有脑脊液鼻漏复发，常伴有紧张焦虑等情绪，应告知患者脑脊液鼻漏复发可能存在，但概率较小，通过良好的治疗和护理后预后较好，以减轻患者紧张情绪。

健康指导

1. 疾病知识指导

（1）避免低头用力、剧烈活动、屏气、用力排便等，教会其缓解咳嗽和打喷嚏的方法，避免增加颅内压。

（2）教会患者及家属正确识别脑脊液鼻漏，鼻腔流出无色或清亮液体，干燥后不结痂，低头用力、压迫颈静脉时流量增加。再次出现脑脊液鼻漏时，应及时就诊。

2. 饮食与活动指导

（1）指导患者正确饮食，保持大便通畅，指导患者在疾病恢复期间多进食高热量、高蛋白、高维生素的高营养食物，适当进食高纤维食物，多吃水果蔬菜，防止便秘。

（2）患者出院后注意适当活动，增强机体抵抗力，半年内应尽量避免重体力劳动，避免过度弯腰低头等动作。

3. 用药指导　指导患者正确用药，告知患者药物名称、用药时间、用药方法等，注意药物反应。

4. 环境指导　室内定时开窗通风，保持空气清新，保持室内相对湿度适宜。改善生活及工作环境，冬、春季外出时应戴口罩，减少花粉、冷空气、环境污染等对鼻腔黏膜刺激。

5. 复诊指导　指导患者按时复查，避免脑脊液漏复发，注意平卧时有无咸味清水样液体流经口咽或鼻部流出，如有异常立即来院复诊。

6. 心理健康指导　告知患者及家属避免情绪激动，保持良好的情绪有利于疾病的恢复。鼓励患者及家属积极面对，积极配合早日康复，尽早回归正常生活。

第三章
咽科疾病护理常规

慢性扁桃体炎护理常规

慢性扁桃体炎是耳鼻咽喉头颈外科的一种常见病和多发病，多见于 7～14 岁儿童，亦可见于 60 岁以上老年人，其发病率为 22.04%。它是由于急性扁桃体炎反复发作，或者因为腭扁桃体隐窝引流不畅，导致隐窝内细菌、病毒滋生感染演变而来，亦可继发于一些急性传染病，如猩红热、麻疹、流感、白喉等，或者与鼻腔及鼻窦感染有关。

病因

本病的发病机制尚未明确，病因主要与以下几个因素相关。

1. **急性扁桃体炎反复发作**　慢性扁桃体炎多由急性扁桃体炎反复发作演变而来。当急性扁桃体炎未能得到及时或适当的治疗，炎症可能反复刺激扁桃体，导致慢性炎症的发生。

2. **扁桃体隐窝引流不畅**　扁桃体隐窝是扁桃体内的一部分，细菌和病毒容易在其中滋生。如果隐窝引流不畅，细菌和病毒就无法被有效排出，从而导致慢性感染。

3. **免疫功能异常**　扁桃体是身体免疫系统的一部分，参与抵抗感染。在某些情况下，如果免疫系统功能异常，可能会导致扁桃体过度反应，引发慢性炎症。

4. **局部解剖结构问题**　扁桃体的大小、位置或形态可能导致其更容易受到感染和炎症的影响。

5. **病原微生物的持续感染**　主要致病菌为链球菌和葡萄球菌。

6. **其他疾病的影响**　某些全身性疾病，如风湿性心脏病、肾小球肾炎等，可能与慢性扁桃体炎存在一定的关联。

临床表现

1. **咽部不适**　患者常感到咽部有不适感，伴有轻微的疼痛或烧灼感。
2. **异物感**　患者常感觉喉咙里有异物，类似于东西卡在喉咙里的感觉。
3. **咽干和咽痒**　患者可能会感到咽部干燥和痒，尤其是在讲话或吞咽后。
4. **刺激性咳嗽**　患者在吞咽时可能会引起刺激性咳嗽。
5. **口臭**　细菌在扁桃体隐窝中繁殖所致炎症可能导致口中异味。
6. **发热和乏力**　在炎症加重或感染的情况下，患者可能出现发热和乏力。
7. **吞咽困难**　由于扁桃体的肥大或炎症，患者可能感到吞咽困难或疼痛。
8. **呼吸或言语共鸣障碍**　儿童扁桃体过度肥大时，夜间睡眠可出现憋气、打鼾或言语功能障碍。
9. **反复发作的急性扁桃体炎**　一年一次，多则十余次，伴有发干、异物感、咽痒等症状。

检查

细胞学检查、红细胞沉降率、抗链球菌溶血素"O"、血清黏蛋白、心电图检查等有助于慢性扁桃体炎及并发症的诊断。

诊断与鉴别诊断

1. 诊断　应根据病史，结合体格检查和辅助检查进行诊断。患者有反复急性发作的病史，为本病诊断的主要依据。扁桃体的大小并不表明其炎症程度，故不能以此作出诊断。

2. 鉴别诊断

（1）扁桃体生理性肥大　多见于小儿和青少年，无自觉症状，扁桃体光滑、色淡，隐窝口清洁，无分泌物潴留，与周围组织无粘连，触之柔软，无反复炎症发作病史。

（2）扁桃体角化症　常易误诊为慢性扁桃体炎。角化症为扁桃体隐窝口上皮过度角化所致，而出现白色尖形砂粒样物，触之坚硬，附着牢固，不易擦拭，如用力擦之，则留有出血创面。类似角化物也可见于咽后壁和舌根等处。

（3）扁桃体肿瘤　一侧扁桃体迅速增大或扁桃体肥大并有溃疡，常伴有同侧颈淋巴结肿大，应考虑肿瘤的可能，需行活检确诊。

治疗 / 处理原则

1. 非手术治疗

（1）抗生素应用　为主要治疗方法。首选青霉素类药物，根据病情轻重，决定给药途径。若治疗 2～3 天后病情未见好转，高热不退，应分析原因，通过药敏试验改用其他类型抗生素，或酌情使用糖皮质激素。

（2）免疫疗法或抗变应性治疗　使用有脱敏作用的细菌制品以及各种增强免疫力的药物，如注射胎盘球蛋白、转移因子等。

（3）局部治疗　包括漱口、使用喷雾剂等，可以帮助减轻咽部不适和炎症。

（4）对症治疗　对于伴有发热、咽痛等症状的患者，可对症使用退热药、止痛药等。

（5）鼓励患者锻炼身体，加强营养，不过度疲劳，增强免疫力。

2. 手术治疗　对于反复急性发作、产生全身并发症患者，可在症状得到控制后行扁桃体切除手术。

护理评估要点

1. 健康史

（1）询问患者既往有无反复发作的扁桃体炎病史。

（2）了解患者有无其他相关的疾病，如风湿性心脏病、肾小球肾炎等。

（3）询问患者的生活习惯，如饮食、睡眠、运动等。

2. 身体状况

（1）症状　评估患者有无咽干、发痒、异物感、微痛及刺激性咳嗽、口臭等局部症状；有无消化不良、头痛、乏力、低热等全身症状；小儿患者有无出现睡眠打鼾、呼吸不畅、吞咽或言语共鸣障碍等。

（2）体征　评估扁桃体及腭舌弓有无暗红色慢性充血；隐窝口有无碎屑或脓性物质；下颌角淋巴结有无肿大。

3. 心理 – 社会状况　评估患者因慢性扁桃体炎而产生的心理压力和情绪变化；了解患者的社会支持系统，包括家庭、朋友和同事的支持情况。

护理诊断/问题

1. **有出血的危险** 与手术创伤、咳嗽、术后进食硬质食物有关。
2. **急性疼痛** 与手术创伤有关。
3. **有感染的危险** 与手术创伤、术后不注意口腔卫生有关。
4. **焦虑** 与不了解相关疾病知识、担心手术效果有关。
5. **知识缺乏** 缺乏此类疾病预防、治疗、康复知识。

护理措施

1. 术前护理

（1）心理护理 评估患者对手术的心理反应，提供必要的心理支持，减轻患者的焦虑和恐惧；了解患者的社会支持系统，确保患者在手术前后得到必要的帮助和支持。

（2）病情观察

① 评估患者的整体健康状况，包括有无其他慢性疾病或并发症。

② 观察患者的咽痛、吞咽困难等症状的严重程度。

（3）饮食护理 术前可进食高蛋白、高热量、高维生素、易消化的清淡饮食，忌辛辣及刺激性食物，禁烟酒。

（4）健康宣教

① 疾病宣教：向患者解释手术的必要性、手术过程和可能的风险；教育患者术后如何进行自我护理，包括饮食、活动和伤口护理。

② 用药宣教：对术前使用漱口液的患者，要向患者讲解主要目的、方法及副作用，为手术做好准备。术前3日，用复方硼砂溶液或复方氯己定漱口，2～3次/天，以清除口腔内食物残渣和致病性微生物，保持口腔清洁，预防口腔感染。

③ 手术宣教：告知患者手术方式及目的，取得患者配合。

（5）术前准备

① 完善术前检查：完善全麻术前常规检查及专科检查，向患者及家属讲解术前检查的目的、方法及注意事项。

② 注意手术禁忌：及时发现影响手术的因素并协助医生进行处理。观察患者有无上呼吸道感染症状，术前监测生命体征，有异常及时通知医生予以处理；女性患者月经来潮时及时通知医生；了解患者是否使用特殊药物，如抗凝药或麻醉禁忌药物等，及时通知医生，以免引起术中出血或麻醉意外。

③ 皮肤准备：术前1日遵医嘱备皮，保持术野清晰，保证术区清洁。

④ 个人卫生：嘱患者术前1日做好个人清洁，沐浴，剪指甲，男性患者剃胡须，女性患者勿化妆，及时清除指甲油，饰品摘下交给家属保管。

⑤ 做药物过敏试验。

⑥ 用物准备：纸巾、冰袋、便器等。

⑦ 胃肠道准备：术前按麻醉要求禁食禁饮。

2. 术后护理

（1）病情观察

① 监测生命体征及血氧饱和度，尤其是体温、呼吸、血压情况。

② 观察口腔伤口有无出血、红肿或感染的迹象。

③ 观察唾液及痰液的颜色和性状，注意有无咯血、憋气等症状。

④ 并发症：有无咽喉黏膜损伤及牙齿松脱等。

（2）饮食与活动

① 术后 4～6 小时嘱患者进食无渣、柔软、冰凉流质或半流质食物，2 周后可进普食，忌辛辣、粗糙，过热、刺激性食物，少量多餐，进食后尽量多喝水，忌烟酒。

② 术后嘱患者取侧卧位或半卧位，麻醉清醒后鼓励患者早期下床活动。

③ 用药指导　遵医嘱予以抗生素和解热镇痛类药物静脉输入，予以抗炎抗水肿药物雾化吸入，观察药物疗效及可能出现的副作用。

（3）专科护理

① 疼痛护理：评估患者疼痛的性质、部位和严重程度，告知伤口疼痛为术后正常现象，可通过分散患者注意力的方式缓解疼痛，尤其是患儿可采取讲故事、看图书等方式。疼痛未缓解时遵医嘱予以镇痛药物。

② 口腔护理：嘱患者术后 24 小时开始用漱口液漱口（三餐后及早晚），保持口腔清洁，避免大力冲洗，防止口腔伤口因其痂皮脱落出血。

③ 伤口护理：观察伤口有无出血、红肿或感染的迹象；观察唾液及痰液的颜色和性状；保持口腔清洁，遵医嘱规范使用漱口水；避免用力咳嗽和进食粗硬、过热食物。

（4）健康宣教

① 嘱患者保持口腔清洁，三餐后及早晚勤漱口，预防口臭及感染。

② 避免大声说话或剧烈咳嗽，以免引起伤口出血。

③ 伤口疼痛于术后 24 小时较为明显，可做颈部两侧的冰敷或饮冰牛奶，有助于止痛。

④ 嘱患者将口腔中分泌物及时吐出，勿咽下，以免引起胃部不适，同时利于观察出血情况。

（5）心理护理　加强对患者的术后宣教，解答患者的疑问，减轻他们的焦虑和恐惧；鼓励患者表达自己的感受，提供必要的情绪支持。

健康指导

1. 疾病知识指导

（1）积极预防和治疗其他呼吸道和口腔疾病，如鼻炎、鼻窦炎、牙龈炎等，以防继发感染。

（2）接种相关的疫苗，如流感疫苗、肺炎球菌疫苗等，减少感染的风险。

（3）术后 24 小时扁桃体窝即有白膜生成，对伤口有保护作用，请勿用力擦拭；术后 7～10 天白膜脱落时，口腔内分泌物带有少量血丝属正常现象，无须担心。

2. 饮食与活动指导

（1）恢复期避免辛辣、刺激、生硬、过热食物。

（2）术后 2 周内尽量避免大声说话或剧烈咳嗽，以免引起伤口出血。

（3）术后 1 个月内避免做剧烈运动。

3. 用药指导

（1）术后 1 周需要继续抗炎治疗，口服消炎药或静脉输液皆可，若出现体温持续不降或体温高于38.5℃及伤口出血，及时来院就诊。

（2）规范使用漱口水，预防口腔感染，了解药物的副作用，如出现不良反应及时告知医生。

4.环境指导

（1）避免去人多的地方，以防交叉感染。

（2）注意气候变化，及时增减衣物，避免着凉。

（3）保持室内空气流通，避免潮湿，有利于身体健康。

5.复诊指导 遵医嘱定期复查，以便了解手术创面恢复情况，如出现伤口出血不止立马就近就医。

6.心理健康指导 嘱患者保持良好的心态，减少压力和焦虑，避免情绪波动过大；适当开展娱乐活动放松身心，促进疾病康复。

腺样体肥大护理常规

腺样体肥大是一种儿童常见的上呼吸道疾病，多发生于 2～6 岁儿童，成年人罕见。它是指腺样体因反复炎症刺激而发生病理性增生肥大并引起相应症状。

病因

1. **感染**　多由乙型溶血性链球菌、金黄色葡萄球菌、流感杆菌、流感病毒、腺病毒等感染所致。

2. **过敏**　对花粉、尘螨、宠物皮屑、霉菌等其他过敏原的过敏反应也可能导致腺样体肥大。过敏性鼻炎或其他过敏性疾病可能会引起鼻腔和鼻咽部的炎症，进而导致腺样体增大。

3. **环境因素**　如寒冷潮湿、空气污染、烟雾和其他环境刺激物的刺激作用。

4. **其他疾病**　如风湿热、某些自身免疫疾病等也可能导致腺样体肥大。

临床表现

1. 局部症状

（1）鼻、咽、下呼吸道症状　表现为鼻塞、流涕、分泌物增多、张口呼吸、闭塞性鼻音及睡眠时打鼾等症状。

（2）耳部症状　表现有传导性耳聋、耳鸣、听力减退、鼓膜内陷或鼓室积液等症状，严重者可引起化脓性中耳炎，有些患者耳部症状是腺样体肥大的首发症状。

2. 全身症状　表现为全身发育和营养状况较差，并有夜惊、磨牙、遗尿、反应迟钝、注意力不集中等反射性神经症状。此外，长期呼吸道阻塞、肺换气不足，将引起肺动脉压升高。重者可导致右心衰竭。

检查

1. **前鼻镜检查**　充分收缩鼻腔黏膜后进行检查，可能在鼻咽见到红色块状隆起。

2. **纤维鼻咽镜检查**　在鼻咽顶部和后壁可见表面有纵行裂隙的分叶状淋巴组织。

3. **鼻咽侧位及鼻窦 CT**　可见鼻咽顶软组织增生影像。

4. **口咽检查**　硬腭高而窄，常伴有腭扁桃体肥大。

诊断与鉴别诊断

1. **诊断**　需综合患者的症状、体征和各种检查结果，以确定最准确的诊断。如果确诊为腺样体肥大，可根据腺样体肥大分度选择适宜的治疗方案。

2. 鉴别诊断

（1）慢性扁桃体炎　慢性扁桃体炎可能导致扁桃体肿大，但通常不会影响呼吸或睡眠。扁桃体表面可能有慢性炎症的迹象，如白色斑点或脓性分泌物。

（2）咽部肿瘤　咽部肿瘤可能会导致咽部不适或疼痛，但通常不会引起扁桃体肥大，影像学检查和活检可以帮助鉴别。

（3）**慢性鼻窦炎**　症状以鼻塞、鼻涕、头痛为主，病程较长；CT检查表现主要为鼻窦黏膜炎症、鼻窦积液等。

（4）**鼻咽癌**　发病年龄较大，多有涕中带血史，CT检查见咽后壁厚的软组织影，左右两侧多不对称，咽隐窝不对称性消失，咽旁间隙模糊、变窄甚至闭塞，可有颅底骨质破坏。

（5）**咽后壁脓肿**　多有咽部异物刺伤史，CT检查可见局部增厚的软组织影较广泛，可见于鼻咽、口咽、喉咽部椎前方，密度不均，可见低密度的脓腔影，脓腔内可见气影，增强检查可见脓肿壁较均匀的明显强化。

治疗／处理原则

1. **保守治疗**　注意营养，预防感冒，提高机体免疫力，积极治疗原发病。
2. **手术治疗**　若保守治疗无效，应尽早经口或鼻内镜行腺样体切除术。手术前应仔细检查，排除禁忌证。手术常同扁桃体切除术一并施行，若扁桃体无明确的手术适应证，可单独切除腺样体。

护理评估要点

1. **健康史**
（1）了解患者的年龄、性别、病程、症状发展等情况。
（2）询问是否有反复上呼吸道感染、过敏史、家族遗传病史等。
（3）了解患者的生活习惯、睡眠质量、饮食偏好等。

2. **身体状况**
（1）**症状**　评估患者有无传导性耳聋、耳鸣、鼻塞、流涕、张口呼吸、闭塞性鼻音、睡眠时打鼾、咽部不适、声音嘶哑、咳嗽吐痰、气喘等症状；有无夜惊、磨牙、遗尿、反应迟钝、注意力不集中等反射性神经症状。
（2）**体征**　评估患者有无腺样体面容（表现为上颌骨狭长，硬腭高拱变窄、牙齿外翻、排列不整、咬合不良，下颌下垂、唇厚、上唇上翘、下唇悬挂、外眦下拉，鼻唇沟变浅变平，面部表情呆板、愚钝、精神不振），鼻咽部有无黏脓，腭扁桃体有无肥大，鼻咽顶有无粉红色、分叶状淋巴组织块，鼻咽部是否可触及柔软肿块。

3. **心理－社会状况评估**　评估患者有无焦虑、紧张、恐惧等情绪；评估疾病对患者的日常活动和生活质量影响程度；评估家庭成员对患者病情的理解程度和支持力度等。

护理诊断／问题

1. **有出血的危险**　与手术创伤、咳嗽、术后进食硬质食物有关。
2. **急性疼痛**　与手术创伤有关。
3. **有感染的危险**　与手术创伤、术后不注意口腔卫生有关。
4. **焦虑**　与不了解相关疾病知识、担心手术效果有关。
5. **知识缺乏**　缺乏此类疾病预防、治疗、康复知识。

护理措施

1. **术前护理**
（1）**心理护理**　与患儿建立信任关系，安慰和鼓励他们，减少手术前的焦虑和恐惧；向家长提供如何帮助患儿应对术后恢复期的建议。

（2）病情观察

① 观察患儿有无持续的鼻塞、流涕、打鼾、张口呼吸等症状。

② 观察患儿有无听力下降、语言不清、注意力不集中等表现。

（3）饮食护理　术前可进食高蛋白、高热量、高维生素、易消化的清淡饮食，忌辛辣及刺激性食物，禁烟酒。

（4）健康宣教

① 疾病宣教：对患者及家属进行疾病相关知识宣教，包括疾病原因、临床表现、治疗方法、预后及自我护理知识等。

② 用药宣教：对术前使用漱口液的患者，要向患者讲解主要目的、方法及副作用，为手术做好准备。术前3日，用复方硼砂含漱液或复方氯己定含漱液漱口，2～3次/天，以清除口腔内食物残渣和致病性微生物，保持口腔清洁，预防口腔感染。

③ 手术宣教：告知患者手术方式及目的，取得患者配合。

（5）术前准备

① 完善术前检查：完善全麻术前常规检查及专科检查，向患者及家属讲解术前检查的目的、方法及注意事项。

② 注意手术禁忌：及时发现影响手术的因素并协助医生进行处理。询问患者术前是否处于感冒期；观察患者入睡后有无张口呼吸、憋气、呼吸暂停症状，必要时予以经口或面罩吸氧，监测生命体征，有异常及时通知医生予以处理；了解患者是否使用特殊药物，如抗凝药或麻醉禁忌药物等，及时通知医生，以免引起术中出血或麻醉意外。

③ 个人卫生：嘱患者术前1日做好个人清洁，沐浴，剪指甲，饰品摘下交给家属保管。

④ 做药物过敏试验。

⑤ 用物准备：纸巾、冰袋、尿壶/便器等。

⑥ 胃肠道准备：术前按麻醉要求禁食禁饮。

2.术后护理

（1）术后病情观察

① 监测生命体征及血氧饱和度，尤其是体温、呼吸、血压情况。

② 观察口腔伤口红肿情况。

③ 观察口鼻腔分泌物的颜色和性状，注意有无咯血、憋气等症状。

④ 并发症观察：出血、感染、呼吸困难等。

（2）饮食与活动

① 术后4～6小时嘱患儿进食无渣、冰凉流质或半流质食物，少量多餐，避免进食过硬、过热或刺激性的食物，以防损伤口腔和咽喉部。

② 术后嘱患者取侧卧位或半卧位，麻醉清醒后鼓励患者早期下床活动。

③ 用药指导：遵医嘱予以抗生素和解热镇痛类药物静脉输入，予以抗炎抗水肿药物雾化吸入，观察药物疗效及可能出现的副作用。

（3）专科护理

① 疼痛护理：采用数字评分法评估患者疼痛的性质、部位和严重程度，告知伤口疼痛为术后正常现象，可通过讲故事、看图书、看视频等方式分散患者注意力，也可通过口含冰凉水或冰敷颈部减轻疼痛，疼痛未缓解时遵医嘱予以镇痛药物。

② 口腔护理：术后用复方硼酸含漱液或复方氯己定漱口液为患者清洁口腔，观察口腔伤口红肿情况。

③ 预防伤口出血：观察患者口鼻腔分泌物的颜色和性状，避免用力咳嗽和打喷嚏引起出血。

（4）健康宣教

① 避免用力咳嗽和打喷嚏，可通过深呼吸、按人中、舌尖顶上腭三种方法缓解。

② 嘱患者将口鼻腔中分泌物及时吐出，勿咽下，以免引起胃部不适，同时利于观察出血情况。

③ 保持呼吸道通畅，遵医嘱使用缓解鼻塞症状的滴鼻剂。

（5）心理护理　提供心理支持，帮助患儿适应术后的生活，鼓励其多与人交流，减少孤独感和焦虑；指导家长对患儿出院后居家照护方法及注意事项。

健康指导

1. 疾病知识指导

（1）保持鼻腔通畅，必要时遵医嘱使用滴鼻剂缓解鼻塞症状。

（2）腺样体肥大合并中耳炎同期行中耳置管者，告知置管后耳朵不能进水，不能游泳，复查后根据情况取管。一般情况下取管后鼓膜 1 个月内会愈合。

2. 饮食与活动指导

（1）恢复期避免辛辣、刺激、生硬、过热食物。

（2）术后 2 周内尽量避免大声说话或剧烈咳嗽，以免引起伤口出血。

（3）术后 1 个月内避免做剧烈运动。

3. 用药指导

（1）术后 1 周需要继续抗炎治疗，口服消炎药或静脉输液皆可，若出现体温持续不降或体温高于 38.5℃及伤口出血，及时来院就诊。

（2）规范使用漱口水，预防口腔感染，了解药物的副作用，如出现不良反应及时告知医生。

4. 环境指导

（1）保持室内干燥清洁、温度适宜、空气流通，有利于身体康复。

（2）减少外出，注意气候变化，及时增减衣物，预防感冒。

5. 复诊指导　遵医嘱定期复查，以便了解手术创面恢复情况，如出现伤口出血不止立刻就近就医。

6. 心理健康指导　指导家长与患儿建立良好的沟通，提供心理支持；嘱患者多陪伴患儿，给予足够家庭支持；教会家长居家照护患儿的方法及注意事项。

阻塞性睡眠呼吸暂停低通气综合征护理常规

阻塞性睡眠呼吸暂停低通气综合征（OSAHS）是一种常见的睡眠障碍，它是指上气道塌陷阻塞导致睡眠状态下反复出现呼吸暂停和低通气，引起低氧血症、高碳酸血症、睡眠中断，从而使机体发生一系列病理生理改变的临床综合征。该病在任何年龄均可发病，其中以中年男性发病率最高。随着肥胖及老龄人口增加，近20年来，中国OSAHS患病率增长达14%～55%，而其就诊率和治疗率均不足1%，大多数偏远地区患者无法得到及时有效的诊疗。

病因

该病的病因和机制尚不完全明确，研究表明和下列几种因素有关。

1. 上气道解剖狭窄　包括鼻咽部与鼻腔狭窄、口咽腔狭窄、喉腔和喉咽狭窄和上气道骨性结构狭窄。鼻咽部与鼻腔狭窄或阻塞的因素有鼻中隔偏曲、鼻息肉慢性鼻-鼻窦炎、鼻甲肥大、腺样体肥大、鼻咽狭窄或闭锁等；口咽腔狭窄的因素有腭扁桃体肥大、软腭肥厚、咽侧壁肥厚、悬雍垂过长、舌根肥厚、舌体肥大等；喉腔及喉咽狭窄较少见，如婴儿型会厌、会厌组织的塌陷等；上气道骨性结构狭窄也是OSAHS常见的发病因素，常见于上、下颌骨发育不良、畸形。

2. 上气道扩张肌张力异常　主要表现为颏舌肌、咽侧壁肌肉以及软腭肌肉张力的异常，是OSAHS患者气道反复塌陷阻塞的重要原因。咽部肌肉的张力伴随年龄增长会有不同程度下降，但对于造成OSAHS患者的上气道扩张肌张力异常的因素有待进一步研究。

3. 呼吸中枢调节功能异常　主要表现为睡眠中呼吸驱动力降低及对高 H^+、高 CO_2 及低 O_2 的反应阈提高，该功能的异常可为原发，也可继发于长期的睡眠呼吸暂停和（或）低通气导致的睡眠低氧血症。

4. 某些全身因素和疾病也可通过影响上述三种因素而诱发本病　如妊娠期、肥胖、甲状腺功能减退症、围绝经期、糖尿病等。遗传的因素可以导致OSAHS的发生概率增加2～4倍，饮酒、服用催眠药等也可加重病情。

临床表现

1. 症状

（1）白天嗜睡　轻者表现为轻度困倦、乏力；重者白天常出现晨起头痛、嗜睡、记忆力减退、注意力不集中、工作效率低、性格乖戾和行为怪异等情况。

（2）睡眠中打鼾　严重程度与年龄、体重有关，鼾声呈间歇性，严重者可出现夜间憋醒的现象。

（3）呼吸暂停　睡眠时频繁出现呼吸暂停而憋气，每次可持续数十秒。早期的憋气通常发生于患者仰卧位时，换侧卧位时可减轻或消失，患者的打鼾与呼吸暂停交替出现。

（4）心血管症状　患者憋醒后常感心慌、胸闷或心前区不适。病程较长的患者可并发心律失常、高血压、心肺功能衰竭与心绞痛等。

（5）其他症状　夜间不能安静入睡，常有躁动、遗尿、多梦、阳痿等。儿童患者常出现胸廓发育畸形、生长发育差、学习成绩下降等。

2. 体征　患者多较肥胖、颈短、颈围大，部分患者可有明显的上、下颌骨发育不全，儿童患者除颌面部发育异常外还可见胸廓发育畸形。患者多有扁桃体肥大、口咽腔狭窄、悬雍垂过长肥厚、软腭组织肥厚等，部分患者还可有鼻息肉、鼻中隔偏曲、腺样体肥大、舌根肥厚及舌扁桃体肥大等。

检查

1. 内镜检查　有鼻内镜、纤维鼻咽镜、喉镜等，帮助明确病因、部位和性质。

2. 多导睡眠图监测　应用多导睡眠图对患者进行整夜连续的睡眠观察及监测，可测试肺功能，自动记录口鼻气流、胸腹呼吸运动、脑电图、眼电图、血氧饱和度等，是诊断 OSAHS 的金标准。常以睡眠呼吸暂停低通气指数（AHI）为标准对 OSAHS 病情程度进行评判：当 AHI 值为 5～15 次/时，提示轻度 OSAHS；当 AHI 值为 15～30 次/时（不包括 15 次/时），提示中度 OSAHS；当 AHI 值为 >30 次/时，提示重度 OSAHS。

3. 影像学检查　可作头颅 X 线、CT 扫描或 MRI 等检查，对查明病因、判断阻塞部位具有一定意义。

4. 嗜睡程度的评价　包括主观评价及客观评价两类。主观评价主要有 Epworth 嗜睡量表（ESS）和斯坦福嗜睡量表（SSS），现多采用 ESS 嗜睡量表。客观评价方法可采用多次睡眠潜伏期实验（MSLT）。

诊断与鉴别诊断

1. 定性诊断　OSAHS 主要根据病史、体征和 PSG 监测结果综合判定。成人 OSAHS 病情程度和低氧血症程度判断见表 3-1。

表 3-1　成人 OSAHS 病情程度和低氧血症程度判断依据

程度	AHI（次/时）	最低 SaO_2（%）
轻度	5～15	85～90
中度	>15～30	80～<85
重度	>30	<80

以 AHI 为标准对 OSAHS 进行病情程度评判，注明低氧血症情况。例：AHI 为 25 次/时，最低 SaO_2 为 88%，则报告为"中度 OSAHS 合并轻度低氧血症"。

2. 鉴别诊断　OSAHS 需与下列情况进行鉴别。

（1）单纯鼾症　夜间有不同程度打鼾，但 AHI<5 次/时，白天无症状。

（2）上气道阻力综合征　夜间可出现不同频度、程度鼾症，虽上气道阻力增高，但 AHI<5 次/时，白天有嗜睡或疲劳等症状，试验性无创通气治疗有效可支持该诊断。

（3）不宁腿综合征和睡眠周期性腿动　不宁腿综合征患者日间犯困，晚间强烈需求腿动，常伴异样不适感，安静或卧位时严重，活动时缓解，夜间入睡前加重，PSG 监测有典型的周期性腿动，应和睡眠呼吸事件相关的腿动鉴别。

（4）继发于内分泌障碍的睡眠呼吸暂停　如肢端肥大症、甲状腺功能减退症等。

（5）中枢性睡眠呼吸暂停低通气综合征。

治疗 / 处理原则

根据病因、病情程度、阻塞平面和全身情况的不同，采用个体化多学科综合治疗。

1. 一般治疗　鼓励患者加强锻炼、减肥、戒烟酒、侧卧睡眠、保持良好的睡眠及生活习惯、避免过度劳累等。

2. 非手术治疗

（1）无创气道正压通气治疗　是内科治疗中最有效的方法。其原理是通过一定压力的机械通气，使患者的上气道保持开放状态，保证睡眠过程中呼吸通畅。具体包括持续正压通气治疗（CPAP）和双水平气道正压通气（BiPAP）。

（2）口腔矫治器治疗　指在睡眠时佩戴特定的口内装置，将下颌向前牵拉，以扩大舌根后气道。该种疗法适用于单纯鼾症及轻中度的 OSAHS 患者，特别是有下颌后缩者。长期佩戴有引起颞颌关节损害的危险，重度颞颌关节炎或功能障碍、严重牙周病、严重牙列缺失者不宜使用。

（3）药物治疗　目前尚无明确有效的药物。

3. 手术治疗　是治疗 OSAHS 的重要手段之一。临床上常根据狭窄和阻塞平面的不同，可选择不同的术式：若鼻腔鼻咽平面阻塞，可行鼻中隔偏曲矫正术、鼻腔扩容术、腺样体切除术等；若口咽平面阻塞，可行悬雍垂腭咽成形术（UPPP）及改良术式、硬腭截短软腭前移术、软腭小柱植入、舌根牵引术、舌骨悬吊术、上气道低温等离子打孔消融术等；针对颌面畸形，可行颌骨前徙术等。以上手术方式可单独或联合、同期或分期进行。

护理评估要点

1. 健康史　评估患者夜间睡眠打鼾的程度、憋醒的频率和时间；评估患者有无高血压、糖尿病、心脏病、高脂血症、甲状腺功能减退症等全身性疾病；询问患者家族中有无肥胖和鼾症患者。

2. 身体状况

（1）症状　评估患者有无白天嗜睡、睡眠打鼾、夜间憋醒的现象；有无夜间躁动、遗尿、多梦、阳痿等。儿童患者有无生长发育差、学习成绩下降等。

（2）体征　评估患者身高、体重、颈围；有无扁桃体肥大、口咽腔狭窄、悬雍垂过长肥厚、软腭组织肥厚、鼻息肉、鼻中隔偏曲、腺样体肥大、舌根肥厚及舌扁桃体肥大等引起上气道狭窄的相关病变；有无上、下颌骨发育不全，儿童患者有无胸廓发育畸形等。

3. 心理－社会状况评估　重点评估患者性格特征、饮食习惯、睡眠结构、运动情况、社交水平、情绪状况、对疾病的认知程度以及家庭支持情况等。

护理诊断 / 问题

1. 有窒息的危险　与上气道塌陷有关。

2. **急性疼痛**　与手术创伤有关。

3. **焦虑**　与不了解相关疾病知识、担心手术效果有关。

4. **潜在并发症**　出血、感染等。

护理措施

1. 术前护理

（1）心理护理　评估患者的心理状况，给予患者心理疏导，告知患者及家属疾病预后及转归，树立治愈疾病的信心。

（2）病情观察

① 监测患者的血氧饱和度。

② 观察患者呼吸暂停的程度、频率和持续时间。

（3）饮食护理　术前避免暴食暴饮，不吃油腻食物、动物内脏等，忌辛辣刺激食物，禁烟酒，坚持锻炼，控制体重。

（4）健康宣教

① 疾病宣教：对患者及家属进行疾病相关知识宣教，包括疾病原因、临床表现、治疗方法、预后及自我护理知识等。

② 治疗宣教：告知患者术前予以间歇氧气吸入和无创呼吸机持续正压通气治疗的目的、方法及注意事项。

③ 手术宣教：告知患者手术方式及目的，取得患者配合。

（5）术前准备

① 完善术前检查：完善全麻术前常规检查及专科检查，向患者及家属讲解术前检查的目的、方法及注意事项。

② 注意手术禁忌：及时发现影响手术的因素并协助医生进行处理。监测生命体征，有异常及时通知医生予以处理；了解患者是否使用特殊药物，如抗凝药或麻醉禁忌药物等，及时通知医生，以免引起术中出血或麻醉意外。

③ 个人卫生：嘱患者术前 1 日做好个人清洁，沐浴，剪指甲，男性患者剃胡须，女性患者勿化妆，及时清除指甲油，饰品摘下交给家属保管。

④ 做药物过敏试验。

⑤ 用物准备：纸巾、冰袋、便器等。

⑥ 胃肠道准备：术前按麻醉要求禁食禁饮。

2. 术后护理

（1）术后病情观察

① 监测生命体征及血氧饱和度，尤其关注呼吸和血氧饱和度情况。

② 观察患者麻醉插管/鼻咽通气管是否通畅，有无主诉胸闷、咽喉部阻塞感、呼吸困难、SpO_2 下降、口唇及面色发绀、喉鸣音等症状。

③ 观察口腔出血情况：嘱患者轻轻吐出口腔中分泌物，切勿咽下，以便观察有无出血；全麻者应观察有无频繁的吞咽动作。

④ 观察睡眠情况：观察患者夜间打鼾症状是否减轻，睡眠质量是否提高，可询问患者主观感受和观察患者精神状态。

（2）饮食与活动

① 术后 4～6 小时嘱患者进食无渣、冰凉流质或半流质食物，忌辛辣、粗糙，过热、刺激性食物，少量多餐，进食后尽量多喝水，忌烟酒。

② 术后嘱患者取侧卧位或半卧位，以减少头颈部充血肿胀，降低咽部肌肉张力而减轻疼痛，防止舌根后坠，阻塞呼吸道。

（3）用药指导　遵医嘱予以抗生素和解热镇痛类药物静脉输入，予以抗炎抗水肿药物雾化吸入，观察药物疗效及可能出现的副作用。

（4）专科护理

① 保持呼吸道通畅：床旁备负压吸引器和口咽通气道，及时将口咽部分泌物或血液吸出，有麻醉插管的患者应做好湿化，防止堵管。

② 疼痛护理：评估患者疼痛的性质、部位和严重程度，告知伤口疼痛为术后正常现象，可通过颈部及颌下冷敷，口含冰块或适量饮冰水减轻疼痛，疼痛未缓解时遵医嘱予以镇痛药物。

③ 口腔护理：术后用复方氯己定或康复新漱口液为患者清洁口腔，减少口腔细菌的滋生。

④ 预防伤口出血：观察患者口鼻腔分泌物的颜色和性状，避免用力咳嗽和打喷嚏引起出血。

（5）健康宣教

① 避免用力咳嗽和打喷嚏，可通过深呼吸、按人中、舌尖顶上腭三种方法缓解。

② 嘱患者将口鼻腔中分泌物及时吐出，勿咽下，以免引起胃部不适，同时利于观察出血情况。

③ 保持口腔清洁，术后勤漱口，预防伤口感染。

（6）心理护理　向患者或家属讲解术后各种注意事项及应对措施、康复过程，取得患者配合。指导患者采用听音乐、深呼吸等方法放松自己，消除疼痛与焦虑情绪。

健康指导

1. 疾病知识指导

（1）戒烟酒，控制饮食，减轻体重。

（2）告知患者术后居家护理方法及注意事项。

（3）教会患者及家属术后出血的观察及处理方法。

2. 饮食与活动指导

（1）恢复期避免辛辣、刺激、生硬、过热食物。

（2）术后 2 周内尽量避免打喷嚏或剧烈咳嗽，以免引起伤口出血。

（3）术后 1 个月内避免做剧烈运动。

3. 用药指导

（1）术后 1 周需要继续抗炎治疗，口服消炎药或静脉输液皆可，若出现体温持续不降或体温高于 38.5℃及伤口出血，及时来院就诊。

（2）规范使用漱口水，预防口腔感染，了解药物的副作用，如出现不良反应及时告知医生。

4. 环境指导

（1）避免去人多的地方，以防交叉感染。

（2）注意气候变化，及时增减衣物，避免着凉。

（3）保持室内空气流通，避免潮湿，有利于身体健康。

5. 复诊指导 遵医嘱定期复查，以便了解手术创面恢复情况，如出现伤口出血不止立马就近就医。

6. 心理健康指导 嘱患者保持良好的心态，减少压力和焦虑，避免情绪波动过大；适当开展娱乐活动放松身心，促进疾病康复。

鼻咽纤维血管瘤护理常规

鼻咽纤维血管瘤为鼻咽部最常见的良性肿瘤，由致密组织结构、大量弹性纤维和血管组成，多发生于 10～25 岁青年男性，故又名"男性青春期出血性鼻咽血管纤维瘤"。

病因

鼻咽纤维血管瘤病因暂不明确。肿瘤多起源于枕骨底部、蝶骨体及翼突内侧的骨膜。瘤体由胶原纤维及多核成纤维细胞组成网状基质，其间分布大量管壁薄且无弹性的血管，这种血管受损后极易出血。肿瘤具有向邻近组织扩张生长能力，常通过裂孔侵入鼻腔、鼻窦、眼眶、翼腭窝及颅内。有部分学者认为血管纤维瘤是性激素不平衡，通过垂体 - 性腺轴作用提高激素的分泌水平，刺激血管纤维组织的增生所引起的。

临床表现

1. **出血** 最常见的症状，阵发性鼻腔和（或）口腔出血。由于反复大出血，患者常有不同程度的贫血。

2. **鼻塞** 肿瘤堵塞后鼻孔并侵入鼻腔，引起一侧或双侧鼻塞，常伴有流鼻涕、闭塞性鼻音、嗅觉减退等。

3. **其他症状** 当肿瘤不断增大，会引起邻近骨质压迫吸收和相应器官的功能障碍，肿瘤侵入邻近结构则出现相应症状，当肿瘤压迫咽鼓管咽口，则会引起耳鸣、耳闭及听力下降；如侵入眼眶，则出现眼球突出，视力下降；侵入翼腭窝引起面颊部隆起；侵入颅内压迫神经，引起头痛及其他颅神经麻痹。

检查

1. **前鼻镜检查** 常见单侧或双侧鼻腔有炎性改变，收缩下鼻甲后，可见鼻腔后部粉红色肿瘤。

2. **间接鼻咽镜或纤维（电子）鼻咽镜检查** 可见鼻咽部圆形或分叶状红色肿瘤，表面光滑且富有血管；瘤体侵入后鼻孔和鼻腔，可引起外鼻畸形或软腭下陷。

3. **影像学检查** CT 和 MRI 检查可清晰地显示瘤体位置、大小、形态，了解肿瘤累及范围和周围解剖结构的关系。

4. **数字减影血管造影（DSA）** 可了解肿瘤的血供并可进行血管栓塞，以减少术中出血。

诊断与鉴别诊断

根据病史及检查，结合年龄及性别作出诊断。因肿瘤极易出血，活检应列为禁忌。对于病史不典型或肿瘤扩展至邻近结构而出现相应症状者，有时难以作出诊断，常需与后鼻孔出血性息肉、鼻咽部脊索瘤及鼻咽部恶性肿瘤鉴别，最后诊断有赖于术后病理检查。

治疗 / 处理原则

主要采取手术治疗。根据肿瘤的范围和部位采取不同的手术路径。肿瘤位于鼻咽部或侵入鼻腔鼻窦者，可采用硬腭进路；肿瘤侵入翼腭窝者，则采用硬腭径路加颊侧切口或面正中揭翻进路；肿瘤侵入颅内者，则需要采用颅颌联合进路。为防止术中大出血，可采用术前行数字减影血管造影及血管栓塞术和术中进行控制性低血压等方法。近年来出现的鼻内镜下鼻咽纤维血管瘤切除术具有利用鼻内镜视角多、视野清晰、可直视下手术等优点，手术效果好，患者术后反应轻，目前已广泛开展。

护理评估要点

1.健康史

（1）评估患者健康状况、年龄，有无高血压病史，女性是否在月经期内。

（2）评估患者有无耳部症状、面部有无隆起、张口是否正常、是否存在贫血等。

（3）了解患者有无家族史，局部有无长期慢性炎症病史。

2.身体状况

（1）鼻腔状况的评估　评估患者鼻塞的程度，一侧或双侧鼻塞有无伴流涕、闭塞性鼻音、嗅觉减退等。评估患者鼻腔出血的时间、出血的频率、出血量。

（2）局部压迫症状的评估　评估患者有无因肿瘤压迫局部引起的症状，如头痛、视力障碍、眼球移位、面部畸形、耳鸣、听力下降等。

（3）全身症状的评估　有无不同程度的贫血。

3.心理–社会状况评估

（1）评估患者的情绪状况　患者因反复出血，易产生恐惧焦虑等情绪。

（2）评估患者的家庭支持情况　肿瘤较大的患者产生局部压迫症状或存在面部畸形等改变，患者会出现自我形象的紊乱，容易导致自卑心理。

（3）评估不同年龄、文化程度的患者及家属对疾病的认知程度等。

护理诊断 / 问题

1.**有大出血的风险**　与血管壁薄无弹性，受损后极易出血有关。

2.**急性疼痛**　与疾病所致、手术创伤有关。

3.**营养失调**　低于机体需要量 与疾病手术所致消耗增加而摄入不足有关。

4.**焦虑**　与知识缺乏和担心疾病预后有关。

5.**潜在并发症**　颅内感染、窒息等。

护理措施

1.术前护理

（1）心理护理　鼻咽纤维血管瘤患者多因术前反复出血，手术中可能大出血，使患者产生忧虑、恐惧心理。应给予安慰，鼓励患者树立信心、坚持治疗。消除忧虑、恐惧的心理状态，有利于促进患者睡眠，增加食欲，增强体质，提高组织的修复能力。

（2）病情观察

① 观察生命体征及血氧饱和度，尤其是呼吸、血压情况。

② 观察患者出血情况，注意有无面色苍白、头晕、乏力等贫血症状。

③ 观察患者鼻塞情况，注意有无流涕、闭塞性鼻音、嗅觉减退等。

（3）饮食护理　术前可进食高蛋白、高热量、高维生素、易消化的清淡饮食，忌辛辣及刺激性食物，禁烟酒，必要时予以口服营养补充剂。

（4）健康宣教

① 对患者及家属进行疾病相关知识宣教，包括疾病原因、临床表现、治疗方法、预后及自我护理知识等。

② 告知患者正确刷牙和使用漱口液的方法及注意事项，手术前 1 日用复方硼酸溶液漱口，2～3 次 / 天，以清除口腔内食物残渣及致病性微生物，去除口臭，预防口腔感染。

③ 告知患者手术方式及目的，取得患者配合。

（5）术前准备

① 完善术前检查：完善全麻术前常规检查及专科检查，排除手术禁忌，向患者及家属讲解术前检查的目的、方法及注意事项。

② 术前 1 日遵医嘱剪鼻毛，保持术野清晰，术区清洁。

③ 嘱患者术前 1 日做好个人清洁，沐浴，剪指甲，男性患者剃胡须，女性患者勿化妆，及时清除指甲油，饰品摘下交给家属保管。

④ 做好药物过敏试验和交叉配血。

⑤ 用物准备：纸巾、一次性杯子、吸管、尿壶 / 便盆等。

⑥ 胃肠道准备，术前按麻醉要求禁食禁饮。

2. 术后护理

（1）术后病情观察

① 观察生命体征及血氧饱和度，尤其监测血压和脉搏等变化，遵医嘱予以吸氧和心电监护，床旁备负压吸引器。

② 观察伤口敷料和鼻腔填塞物情况：注意敷料有无渗湿，填塞物有无松动、脱落。

③ 观察口鼻分泌物的颜色、性质和量，如鼻腔渗血较多或有新鲜渗血从口中吐出等活动性出血征象，立即通知医生，给予处理。

④ 并发症的观察：观察有无颅内感染、脑神经损害、颅内压增高、脑膜刺激征等。

（2）饮食与活动

① 术后 4～6 小时嘱患者进食无渣、冷或冰的流质或半流质食物，少量多餐，适当多吃富含铁、叶酸等造血食物，如猪肝、蛋黄、瘦肉、黑木耳等。

② 术后嘱患者取侧卧位或半卧位，以减轻鼻部肿胀，有利于口鼻分泌物的引流。无明显渗血患者，鼓励尽早下床活动。

（3）用药指导　遵医嘱予以抗生素和解热镇痛类药物静脉输入，予以滴鼻剂湿润鼻腔，观察药物疗效及可能出现的副作用。

（4）专科护理

① 保持呼吸道通畅，床旁备负压吸引器，及时清理口鼻部分泌物。

② 鼻腔填塞护理，观察鼻腔填塞物固定情况，如患者填塞物脱出，不可随意抽出，应及时通知医生进行处理。双侧鼻腔填塞者，嘱患者多饮水，可使用湿纱布覆盖口腔。

③ 预防伤口出血，观察患者口鼻腔分泌物的颜色和性状，避免抠鼻、擤鼻、用力咳嗽和打喷嚏引起出血，如遇出血应做好止血、输血等抢救物品准备。

④ 评估患者疼痛的性质、部位和严重程度，告知伤口疼痛为术后正常现象，可通过分散患者注意力的方式缓解疼痛，疼痛未缓解时遵医嘱予以镇痛药物。

⑤ 口腔护理，术后用复方氯己定或康复新漱口液为患者清洁口腔，观察伤口渗血情况，提高患者舒适度。

（5）健康宣教

① 嘱患者避免剧烈活动、情绪激动、用力抠鼻、擤鼻、打喷嚏等，可通过深呼吸、按人中、舌尖顶上颚三种方法缓解打喷嚏不适。

② 嘱患者将口鼻腔中分泌物及时吐出，勿咽下，以免引起胃部不适，同时利于观察出血情况，如有大量鲜红色血液流出，立马呼叫医护人员。

③ 保持口腔清洁，术后勤漱口，预防伤口感染。

（6）心理护理　应加强与患者的沟通，耐心安慰患者，消除其恐惧、焦虑等情绪。患者术后常担心手术效果，护士应倾听患者的主诉，及时发现患者问题，提高患者安全感，增强其治疗信心。

健康指导

1. 疾病知识指导

（1）保持鼻腔湿润，保护鼻腔，减少刺激。避免挤压、碰撞鼻部，改掉挖鼻、大力擤鼻等不良习惯。

（2）保持口腔清洁，三餐后及早晚漱口。

（3）患者如有贫血症状，应及时纠正贫血，促进疾病康复。

（4）教会患者及家属鼻咽纤维血管瘤复发的早期筛查与识别方法，如出现鼻塞、鼻出血、面部疼痛或压力感、听力下降等症状时，应及时就医复查。

2. 饮食与活动指导　养成良好的生活习惯，提高身体抵抗力，预防上呼吸道感染。恢复期避免辛辣、刺激、生硬、过热食物，适当多吃富含铁、叶酸等造血食物。术后1个月内避免做剧烈运动。2周内尽量避免打喷嚏或剧烈咳嗽，以免引起伤口出血。

3. 用药指导　术后1周需要继续抗炎治疗，口服消炎药或静脉输液皆可。若有鼻塞、出血或压迫症状，及时来院就诊。

4. 环境指导　保持环境安静舒适，室内温湿度适宜，避免空气过于干燥。冬、春季外出时应戴口罩，减少花粉、冷空气、环境污染等对鼻腔黏膜刺激。

5. 复诊指导　指导患者定期复查，以便了解手术创面恢复情况，如出现伤口出血不止立马就近就医。

6. 心理健康指导　告知患者鼻咽纤维血管瘤的疾病相关知识。鼻咽纤维血管瘤有易复发的特点，告知患者及家属肿瘤有复发的可能性，鼓励患者以积极乐观的心态面对，配合良好的治疗和护理，一般预后较好。指导患者正确应对出血的措施，减轻患者紧张焦虑的心理。

扁桃体周脓肿护理常规

扁桃体周脓肿是发生在扁桃体周围间隙内的化脓性炎症，初起为蜂窝织炎，继之形成脓肿，多见于青中年，多为单侧发病。

病因

本病由细菌感染引起，常见的致病菌有金黄色葡萄球菌、乙型溶血性链球菌、甲型草绿色链球菌和厌氧菌属等。常继发于急性扁桃体炎，尤其是慢性扁桃体炎急性发作者。由于扁桃体隐窝，特别是扁桃体上隐窝的炎症，使隐窝口阻塞，其中的细菌或炎性产物破坏上皮组织，向深部侵犯，穿透扁桃体被膜，进入扁桃体周围间隙，镜下可见大量的炎性细胞浸润，继之组织细胞坏死液化，融合形成脓肿。

临床表现

（1）起病初期类似急性扁桃体炎症状，3～4日后，发热仍持续或又加重，一侧咽痛加剧，吞咽时疼痛加重。疼痛常向同侧耳部或牙齿放射。再经2～3日后，疼痛加剧。

（2）患者头偏向患侧，颈项呈假性僵直，口微张流涎。言语含糊不清，严重者张口困难，不能进食。同侧下颌下淋巴结常肿大。

（3）患者全身症状明显时可有高热、畏寒、全身乏力、肌肉酸痛等。

检查

患者呈急性病容，早期可见一侧腭舌弓显著充血。若局部明显隆起，甚至张口困难，提示脓肿已形成。属前上型者，病侧腭舌弓及软腭红肿突出，悬雍垂水肿，偏向对侧，腭舌弓上方隆起，扁桃体被遮盖且被推向下方。后上型者，腭咽弓红肿呈圆柱状，扁桃体被推向前下方。当炎症向下扩散至喉咽部及喉入口等处，可引起喉水肿等并发症。

1. **实验室检查**　白细胞及中性粒细胞数升高。

2. **B超检查**　有助于鉴别扁桃体炎和扁桃体周脓肿，且能对脓肿进行定位，准确引导穿刺和引流，还能作为治疗后病情的监测。

3. **穿刺检查**　扁桃体周围隆起处穿刺抽脓可明确诊断。

4. **CT检查**　可清晰显示脓肿的存在，并显示脓肿的范围及其与周围组织的关系，比超声检查更为准确。

5. **细菌学检查**　将抽出脓液做细菌培养和药物敏感试验，以指导临床用药。

诊断与鉴别诊断

1. **诊断**　根据临床表现及检查，诊断不难。咽痛超过4～5天，局部隆起明显及剧烈咽痛，即可判定脓肿已形成，穿刺抽脓可确定诊断。超声诊断有助于鉴别扁桃体炎和扁桃体周脓肿。

2. 鉴别诊断

（1）扁桃体炎　扁桃体炎是扁桃体的炎症，通常由病毒或细菌感染引起，可能伴有咽痛、发热和寒战，与扁桃体周脓肿相比，扁桃体炎通常不会引起明显的扁桃体周围肿胀和脓液积聚。

（2）咽旁脓肿　咽旁脓肿是指发生在咽旁间隙的脓肿，通常会引起更为严重的咽部疼痛和肿胀，可能需要影像学检查来确定其位置。

（3）颈部脓肿　颈部脓肿是指发生在颈部软组织的脓肿，通常表现为局部皮肤红肿、发热和触痛，可能伴有全身症状。

（4）咽后脓肿　咽后脓肿是指发生在咽后间隙的脓肿，可能导致颈部肿胀和呼吸困难，需要及时诊断和治疗。

（5）恶性肿瘤　虽然较少见，但某些恶性肿瘤如鳞状细胞癌可能侵犯扁桃体周围区域，引起类似扁桃体周脓肿的症状。这种情况需要通过详细的病史询问、体格检查和影像学检查来排除。

（6）其他炎症性疾病　如风湿性关节炎、系统性红斑狼疮等自身免疫性疾病，也可能引起扁桃体周围区域的炎症，但通常伴有其他系统的症状。

治疗／处理原则

经及时合理的治疗，病情可迅速控制，预后良好。

1. 脓肿形成前的处理　按急性扁桃体炎处理，给予足量的抗生素类药物及适量的类固醇激素，并给予静脉输液对症处理。

2. 脓肿形成后的处理

（1）穿刺抽脓　可明确脓肿是否形成及脓腔部位。

（2）切开排脓。

（3）行扁桃体切除术　即"脓肿扁桃体切除术"，对病程较长，适合多次切开排脓仍未治愈者。

护理评估要点

1. 健康史

（1）评估患者有无上呼吸道感染史，有无咽炎、扁桃体炎、慢性扁桃体炎急性发作史。

（2）评估病程长短，疼痛的部位、程度、性质，症状是否减轻或加重。

（3）评估患者有无高血压、糖尿病、心脏病病史。

2. 身体状况　观察患者是否为急性面容，有无畏寒、高热、头痛、肌肉酸痛、全身乏力、食欲减退等全身症状。观察患者有无咽喉部剧烈疼痛、吞咽困难、口水增多、说话含糊不清等局部症状。询问患者既往身体状况，是否有类似情况的发病史。

3. 心理－社会状况　评估患者及其家属心理状况，评估不同年龄、文化程度的患者对疾病认识的程度。

护理诊断／问题

1. 有窒息的危险　与脓肿压迫喉腔，并发喉头水肿有关。

2. **体温过高**　与化脓性感染致脓肿形成有关。

3. **疼痛**　与脓肿形成、穿刺抽脓、手术切开排脓有关。

4. **焦虑**　与疼痛、担心疾病预后有关。

5. **潜在并发症**　出血、脓毒败血症等。

护理措施

1. **心理护理**　应帮助患者及家属了解发病的原因，治疗的目的、方法。患者及家属由于疼痛剧烈容易产生紧张、暴躁等负面心理，告知患者及家属疾病的转归，放松心情，树立信心，积极配合治疗。

2. **病情观察**

（1）保持呼吸道通畅，密切观察患者呼吸、血氧饱和度的变化，必要时予以吸氧、备气管切开插管包。

（2）密切观察患者脓腔的位置、大小有无变化，谨防脓肿破溃。需穿刺抽脓或切开排脓的患者协助医生做好穿刺抽脓的准备，指导患者将脓液吐出，切勿咽下。

（3）密切观察患者体温变化，指导患者多饮水，及时将汗湿的衣物换下。

3. **专科护理**

（1）评估患者疼痛的性质、部位和严重程度，告知患者及家属缓解疼痛的方式，转移注意力的方法。疼痛未缓解且疼痛剧烈者遵医嘱予以镇痛药物。

（2）做好口腔护理，遵医嘱使用含漱液漱口，保持口腔清洁。

（3）予以穿刺抽脓或切开排脓的患者，保持伤口清洁，注意观察脓性分泌物的量，如有分泌物流出，指导患者及时将其吐出，避免误吸。放置引流管的患者，予以妥善固定引流管，保持引流管的通畅，并记录引流液的量、性质及颜色。

4. **药物指导**　遵医嘱给予足量的抗生素及激素药物，并观察用药后的疗效和不良反应，给予患者支持治疗，注意评估患者的摄入量，保持水电解质的平衡。

5. **饮食护理**　指导患者进食清淡、易消化、高营养的温凉流质或软食，对于吞咽痛而拒绝进食的患者，遵医嘱予以静脉补充营养。

健康指导

1. **疾病知识指导**

（1）积极治疗原发性疾病，防止并发症的发生。

（2）糖尿病患者尤其注意规范治疗，避免血糖过高，以免感染难以控制。

（3）扁桃体炎急性发作致扁桃体周围脓肿者，待病情稳定，根据情况可行扁桃体切除手术。

2. **饮食与活动指导**　指导患者养成良好的生活习惯，多饮水，合理饮食，多食新鲜蔬菜水果，忌食辛辣刺激、坚硬、带刺食物，以免引起咽部不适。告知患者合理休息，加强锻炼，增强抵抗力的重要性。

3. **用药指导**　遵医嘱按疗程用药，切勿自行停药或改药，服药期间禁止喝酒。

4. **环境指导**　保持室内空气清新，温湿度适宜。户外沙尘较多时，及时佩戴口罩或避免外出。

5. 复诊指导 告知患者复诊时间及地点，需手术治疗的患者指导其在脓肿控制好 2 周左右即可预约手术治疗。

6. 心理健康指导 告知患者扁桃体周脓肿相关疾病知识，缓解患者因知识缺乏而产生焦虑不安心理，告知患者积极面对原发疾病，并予以正确的护理措施，防止并发症的发生。

咽后脓肿护理常规

咽后脓肿是指发生在咽后间隙的化脓性炎症，这是一种潜在的感染病灶，位于颅底枕骨部以下的颊咽筋膜与椎前筋膜之间，下部大约与第 3 至第 4 颈椎平面相齐。按发病机制分为急性和慢性两种。

病因

1. **急性型** 较为常见，主要由咽后淋巴结的急性化脓性感染引起，往往见于 3 岁以下的儿童，尤其是 1 岁以内的婴儿。

2. **慢性型** 多由咽后隙淋巴结结核或颈椎结核形成的寒性脓肿所致。

临床表现

1. **急性型** 起病较急，畏寒、高热、咳嗽、吞咽困难、拒食、吸奶时啼哭和呛逆，烦躁不安，说话含糊不清，似口中含物。常有呼吸困难，其程度视脓肿大小而定，入睡时加重，可有鼾声。如脓肿压迫喉入口处或并发喉部炎症，则吸入性呼吸困难更为明显。

2. **慢性型** 多数伴有结核病的全身表现，起病缓慢，病程较长，无咽痛，随着脓肿的增大，患者逐渐出现咽部阻塞感。

检查

1. **血液检查** 包括全血细胞计数、炎症标志物（如 C 反应蛋白）和细菌培养，以评估感染的程度和可能的病原体。

2. **咽部超声检查** 可以用来评估咽后间隙的肿胀和液性暗区，有助于确定脓肿的存在和大小。

3. **计算机断层扫描（CT）** 可以提供更详细的咽后间隙结构图像，帮助确定脓肿的位置、大小和范围，以及是否有并发症。

4. **磁共振成像（MRI）** 可用于提供更详细的软组织图像，尤其是在评估慢性咽后脓肿时。

5. **咽后间隙穿刺抽吸** 在疑似脓肿部位进行穿刺，抽取脓液进行涂片检查和细菌培养，以确定病原体和指导抗生素治疗。

6. **鼻内镜检查** 帮助评估鼻窦和咽喉的状况。

7. **喉镜检查** 可直接观察咽部黏膜和声带，评估炎症和肿胀的程度。

诊断与鉴别诊断

1. **诊断** 根据典型的病史、症状及检查所见，诊断不难。幼儿出现上述症状，应首先想到本病。影像学检查中，除颈侧位 X 线片外，CT 检查更有诊断价值，可清晰显示大血管。

2.鉴别诊断

（1）扁桃体周围脓肿　可能导致肿胀和疼痛，但通常不会涉及咽后间隙。

（2）腮腺炎　通常会引起单侧颌下肿胀，与咽后脓肿的位置不同。

（3）淋巴结炎　可能导致肿大和疼痛，但淋巴结本身通常不会形成脓肿。

（4）甲状腺炎或甲状腺肿大　可导致颈部肿胀，但不会是咽后间隙的脓肿。

（5）咽旁脓肿　咽旁空间的化脓性感染可能与咽后脓肿相混淆，但它们位于咽旁区域，而不是咽后间隙。

（6）颈椎病变　可能导致咽后区症状，但通常不会形成脓肿。

（7）食管憩室　可能导致咽后区疼痛，但不会形成脓肿。

（8）恶性肿瘤　可能导致肿胀和疼痛，但它们通常不会被认为是脓肿。

（9）急性喉炎或喉水肿　可能导致咽痛和声音嘶哑，但不会形成脓肿。

治疗 / 处理原则

咽后脓肿的治疗原则主要包括以下几个方面。

1.抗生素治疗　对于咽后脓肿，通常需要使用抗生素来控制感染。抗生素的选择应根据细菌培养和药敏试验的结果来确定，以使用最有效的抗生素。在药敏试验结果出来之前，可以经验性地使用广谱抗生素。

2.手术治疗　咽后脓肿通常需要手术治疗，包括切开排脓。手术方法可能包括经口腔切开和经颈侧切开。在手术前，可能需要进行气管内插管，并在术后保留 24 ～ 48 小时。

3.支持治疗　除了抗生素和手术治疗外，还应进行支持治疗，如补液和补充电解质，以支持患者的整体健康。

4.并发症的处理　咽后脓肿可能引起一些严重的并发症，如气道阻塞、中毒性休克等，需要及时处理。

需要注意的是，咽后脓肿的治疗应在医生的指导下进行，确保正确诊断和适当治疗。治疗的具体方案可能因个体差异而有所不同。

护理评估要点

1.健康史　评估患者发病前有无邻近组织或器官的化脓性炎症（扁桃体、咽炎、颈椎、乳突等）；了解有无咽部异物及外伤史（包括医源性的操作损伤）、血流和淋巴系感染等。

2.身体状况

（1）症状　评估患者有无咽痛及颈侧剧烈疼痛、吞咽障碍、言语不清、张口困难等；有无畏寒、高热、头痛、乏力及食欲减退等全身症状。

（2）体征　评估患者有无急性面容、颈部僵直；咽侧至患侧颈外下颌角处有无压痛、脓肿有无波动感。

3.心理 – 社会状况　评估患者年龄、性别、文化程度、职业、饮食习惯、工作环境、生活环境及心理状况，对疾病的认知程度、压力应对方式及家庭支持情况等。

护理诊断 / 问题

1. **有窒息的危险** 与脓肿压迫喉腔，并发喉头水肿有关。
2. **体温过高** 与化脓性感染致脓肿形成有关。
3. **急性疼痛** 与炎症刺激及扁桃体周围脓肿压迫有关。
4. **营养失调** 低于机体需要量。与咽痛所致食欲减退、进食困难有关。
5. **焦虑** 与疼痛、担心疾病预后有关。

护理措施

1. 心理护理 应帮助患者及家属了解发病的原因，治疗的目的、方法。患者及家属由于疼痛剧烈容易产生紧张、暴躁等负面心理，告知患者及家属疾病的转归，放松心情，树立信心，积极配合治疗。

2. 病情观察

（1）保持呼吸道通畅，密切观察患者呼吸、血氧饱和度的变化，必要时予以吸氧、备气管切开插管包。

（2）密切观察患者脓腔的位置、大小有无变化，谨防脓肿破溃。对于需穿刺抽脓或切开排脓的患者，协助医生做好穿刺抽脓的准备，指导患者将脓液吐出，切勿咽下。

（3）密切观察患者体温变化，指导患者多饮水，及时将汗湿的衣物换下。

3. 专科护理

（1）评估患者疼痛的性质、部位和严重程度，告知患者及家属缓解疼痛的方式，转移注意力的方法。疼痛未缓解且疼痛剧烈者遵医嘱予以镇痛药物。

（2）做好口腔护理，遵医嘱使用含漱液漱口，保持口腔清洁。

（3）予以行穿刺抽脓或切开排脓的患者，保持伤口清洁，注意观察脓性分泌物的量，如有分泌物流出，指导患者及时将其吐出，避免误吸。放置引流管的患者，予以妥善固定引流管，保持引流管的通畅，并记录引流液的量、性质及颜色。

4. 药物指导 遵医嘱给予足量的抗生素及激素药物，并观察用药后的疗效和不良反应，给予患者支持治疗，注意评估患者的摄入量，保持水电解质的平衡。

5. 饮食护理 指导患者进食清淡、易消化、高营养的温凉流质或软食，对于吞咽痛而拒绝进食的患者，遵医嘱予以静脉补充营养。

健康指导

1. 疾病知识指导

（1）积极治疗原发性疾病，若出现咽喉疼痛、高热、吞咽困难及呼吸困难等症状时，要及时就近医院处理，谨防病情进一步加重。

（2）急性咽后脓肿患者，应及早施行切开排脓。

（3）有颈椎结核患者，要规范抗结核治疗。

2. 饮食与活动指导 指导患者养成良好的生活习惯，多饮水，合理饮食，多食新鲜蔬菜水果，忌食辛辣刺激、坚硬、带刺食物，以免引起咽部不适。告知患者合理休息，加强锻炼，增强抵抗力的重要性。

3. **用药指导**　遵医嘱按疗程用药，切勿自行停药或改药，服药期间禁止喝酒。

4. **环境指导**　保持室内空气清新，温湿度适宜。户外沙尘较多时，及时佩戴口罩或避免外出。

5. **复诊指导**　嘱患者定期复查，关注脓肿程度，切开引流者观察伤口情况。

6. **心理健康指导**　告知患者咽后脓肿相关疾病知识，缓解患者因知识缺乏而产生焦虑不安心理，告知患者积极面对原发疾病，并予以正确的护理措施，防止并发症的发生。

鼻咽癌护理常规

鼻咽癌是一种发生于鼻咽部的恶性肿瘤，属于我国高发肿瘤之一。2020 年全球有大约 13.3 万例新发鼻咽癌病例和 8 万例鼻咽癌相关死亡病例。鼻咽癌的发病率存在明显的地域差异：在美国和西欧罕见，发病率为（0.5 ~ 2）/10 万；在中国南部（包括香港地区）则较为常见，发病率可达到每年 25/10 万；中等风险区域包括东南亚、北非和中东，以及北极地区。鼻咽癌的发病率还具有性别和年龄差异，男性发病率为女性的 2 ~ 3 倍，40 ~ 50 岁为高发年龄段。局部复发与转移是本病的主要死亡原因。

病因

鼻咽癌的病因尚未完全明确，但研究表明，其发病可能与以下几个因素相关。

1. **遗传因素**　某些家族有较高的鼻咽癌发生率，这表明遗传可能在鼻咽癌的发生中起一定作用。

2. **EB 病毒感染**　EB 病毒（EBV）与鼻咽癌的关系密切。EBV 是一种人类疱疹病毒，普遍存在于人群中，但在某些地区，尤其是亚洲，EBV 相关鼻咽癌的发病率较高。

3. **环境因素**　长期的吸烟、饮酒以及食用腌制食品被认为可能增加鼻咽癌的风险。此外，空气污染和生活在鼻咽癌高发区域也可能与疾病的发生有关。

4. **化学物质**　一些化学物质如亚硝胺类化合物，也可能与鼻咽癌的发生有关。

5. **饮食因素**　研究表明，不平衡的饮食和缺乏足够的维生素摄入可能与鼻咽癌的发生有关。

6. **免疫状态**　个体的免疫系统状态也可能影响鼻咽癌的发生和发展。

以上因素可能相互作用，增加个体发病的风险。了解这些风险因素有助于采取预防措施，如早期筛查、健康生活方式和免疫干预，从而减少鼻咽癌的发病率。

临床表现

1. **鼻部症状**　包括鼻塞、鼻出血、涕中带血。这些症状早期可能不明显，但随着病情的发展，可能变得更加明显。鼻腔被堵塞或晚期侵犯嗅黏膜 / 嗅神经可引起嗅觉减退或失嗅。

2. **耳部症状**　如耳鸣、听力下降、耳痛或分泌物增多，这可能是肿瘤侵犯咽鼓管或周围结构所致。

3. **脑神经症状**　肿瘤破坏颅底骨质或通过破裂孔和颈内动脉管侵犯岩骨尖引起第 V、VI 对脑神经损害，继而累及第 II、III、IV 对脑神经而出现偏头痛、面部麻木、复视、上睑下垂视力下降等症状。瘤体可直接侵犯咽旁间隙或因转移淋巴结压迫引起第 IX、X、XII 对脑神经受损而出现软腭瘫痪、进食呛咳、声嘶、伸舌偏斜等症状。

4. **颈部淋巴结肿大**　鼻咽癌常伴有颈部淋巴结转移，患者可能会发现颈部有肿块或淋巴结肿大。

5. **远处转移**　常有骨、肺、肝等部位转移。

需要注意的是，这些症状并非特异性，许多其他疾病也可能导致类似症状。因此，如果出现上述症状，应及时就医进行检查，以确定诊断。鼻咽癌的早期症状往往不明显，容易被忽视或误诊，因此，对于高风险人群，如居住在鼻咽癌高发地区、有家族史的人群，应定期进行筛查，以提高早期发现和治疗的机会。

检查

1. 间接鼻咽镜、纤维/电子鼻咽喉镜检查　肿瘤常位于咽隐窝或鼻咽顶前壁，呈菜花状、结节状或溃疡状，易出血。早期病变不典型，仅表现为黏膜充血、血管怒张或一侧咽隐窝较饱满。

2. 影像学检查　颅底 X 线片、CT 和 MRI 检查有利于了解肿瘤侵犯的范围及颅底骨质破坏的程度。

3. EB 病毒血清学检查　可以作为鼻咽癌辅助诊断指标。其中，病毒壳抗原 - 免疫球蛋白 A（EBVCA-IgA）抗体测定常用于鼻咽癌诊断、普查和随访。

4. 鼻咽活检　是确诊鼻咽癌的依据。应尽可能做鼻咽部原发灶的活检，一次活检阴性不能否定鼻咽癌的存在，部分病例需多次活检才能明确诊断。

诊断与鉴别诊断

1. 诊断　本病临床表现复杂多变，极易漏诊、误诊。详细询问病史非常重要。若患者出现不明原因的回吸涕中带血、单侧鼻塞、耳鸣、耳闭塞感、听力下降、头痛、复视或颈深上部淋巴结肿大等症状，应尽早进行间接鼻咽镜或鼻内镜检查，并行鼻咽部活检，同时还可进行 EB 病毒血清学、影像学等必要的检查，以明确诊断。必须注意，鼻咽原发癌灶可能在不影响鼻咽黏膜外观的情况下，向颅内侵犯；鼻咽部首次活检阴性或鼻咽黏膜外观正常并不能排除鼻咽癌。对鼻咽癌可疑患者，应注意密切随访，必要时应反复多次进行鼻咽部活检。鼻咽癌早期可出现颈淋巴结转移，因而常易误诊为淋巴结结核、霍奇金淋巴瘤等。

2. 鉴别诊断

（1）恶性淋巴瘤　恶性淋巴瘤起始于鼻咽的淋巴组织，通常为中、高度恶性的非霍奇金淋巴瘤。临床表现以鼻咽症状或颈部肿物为主，但是和鼻咽癌相比，头痛与脑神经麻痹的症状比较少见。患者多伴有全身多处淋巴结肿大，以及发热、肝脾大等全身症状及体征。鼻咽部肿块常表现为黏膜下球形隆起、光滑、少见溃疡坏死，颈部淋巴结质地较软或中等硬度有韧性感，单个或多个融合呈分叶状，但活动度较好。确诊主要依据病理活检。

（2）鼻咽纤维血管瘤　鼻咽纤维血管瘤为鼻咽部最多见的良性肿瘤。该病多见于青少年，尤以男性多见，症状为鼻咽反复出血，通常淋巴结不会增大，少见头痛及脑神经症状。镜下可见鼻咽部有圆形或分叶状肿物，表面光滑且血管丰富，呈暗紫红色，触之质韧，容易出血。CT/MR 增强扫描或 MRA 可确诊。临床上如果怀疑为鼻咽纤维血管瘤，钳取活检时需谨慎，以免大出血。应在手术室活检或进行整体肿物切除手术，术后病理检查可确诊。

（3）鼻咽结核　鼻咽结核好发于青年人。鼻咽结核病变多位于顶壁、顶后壁，呈糜烂、浅表溃疡或肉芽样小结节，表面分泌物较多。颈部增大淋巴结质较硬，经常与周围组织粘连，偶尔有触痛。常伴有午后低热、乏力、盗汗等全身症状，一般无头痛及脑神经麻痹症状。可存在其他结核病灶或以往有结核病病史。临床和鼻咽癌鉴别比较困难，确诊依赖于病理活检。

（4）颅底脊索瘤 脊索瘤是由胚胎发育时残存的脊索产生的肿瘤，位于中线骨骼部位。发生在颅底斜坡者大约为全部脊索瘤的 1/3。男性多于女性。脊索瘤的特点是低度恶性，生长慢，以局部侵袭性生长为主，具有溶骨性破坏。临床表现以头痛、脑神经麻痹和中线部位的颅底骨质破坏为特征。肿瘤向颅内生长，也可向下侵至鼻咽顶或顶后壁，出现黏膜下肿物隆起，颈部没有肿大淋巴结。CT/MRI 检查可帮助诊断，经鼻腔肿物活检或立体定向穿刺活检将确诊。

此外，还需要与鼻咽增生性病变、腺样体增殖等情况进行鉴别，明确后配合医生积极处理。平时注意戒烟酒，忌食辛辣刺激食物，还要保证心情舒畅。

治疗 / 处理原则

鼻咽癌大部分为低分化鳞癌，首选放射治疗。在放疗期间可配合化疗、中医中药及免疫治疗，以防止远处转移，提高放疗敏感性和减轻放疗并发症。出现以下情况，经评估采取手术治疗：①鼻咽癌放疗后 3 个月鼻咽部仍有残灶或局部复发；②放疗后仍有颈部残存转移灶。

治疗鼻咽癌时，应由专业的医疗团队综合考虑患者的具体情况，制订最佳治疗方案。此外，由于鼻咽癌具有一定的地区流行性，对于高风险人群，应加强宣传教育，提高防病意识，并进行必要的筛查，以早发现、早治疗。

护理评估要点

1. 健康史 评估患者有无慢性鼻炎史及家族患病史；重点评估患者发病的危险因素：如有无 EB 病毒感染史，是否经常食用腌制、腊味等亚硝酸盐含量高的食品，是否经常接触污染空气及饮用水情况等。

2. 身体状况 评估患者有无鼻塞、涕血、鼻出血、耳鸣及听力下降、头痛、复视等；评估患者体温、血象变化及放疗后全身反应；头痛、面麻、复视等症状是否减轻；评估鼻咽冲洗情况，口鼻腔有无异味和出血；评估患者照射野皮肤及口腔黏膜损伤情况；了解患者进食、口干、口咽疼痛情况；评估有无肌肉纤维化症状，如张口、转颈活动受限等。

3. 心理 - 社会状况评估 评估患者的心理反应，如焦虑、抑郁、恐惧等情绪；评估患者家庭的支持系统，了解家庭成员对患者疾病的态度和应对方式。

护理诊断 / 问题

1. 有大出血的风险 与放疗后血管脆性增大极易出血有关。

2. 疼痛 与疾病和手术创伤有关。

3. 吞咽困难 与口咽疼痛、口腔黏膜损伤、咬合关节纤维化有关。

4. 恐惧 与疾病知识缺乏、担心疾病预后有关。

护理措施

1. 术前护理

（1）心理护理 鼻咽癌患者多因术前反复出血，手术中可能大出血，使患者产生忧虑、恐惧心理。应给予安慰，鼓励患者树立信心、坚持治疗。消除忧虑、恐惧的心理状态，有利于促进患者睡眠，增加食欲，增强体质，提高组织的修复能力。

（2）病情观察

① 观察生命体征及血氧饱和度，尤其是呼吸、血压情况。

② 观察患者出血情况，注意有无面色苍白、头晕、乏力等贫血症状。

③ 观察患者鼻塞情况，注意有无流涕、闭塞性鼻音、嗅觉减退等。

④ 通过洼田饮水试验评估患者吞咽功能，根据吞咽功能分级给予术前吞咽功能训练。

⑤ 并发症：观察患者有无邻近骨质压迫吸收及相应器官的功能障碍。如侵入眼眶，则出现眼球突出、视神经受压和视力下降；侵入翼腭窝、颞下窝引起面颊部隆起；侵入鼻腔可引起外鼻畸形；侵入颅内压迫神经，引起头痛及脑神经瘫痪；肿瘤压迫咽鼓管，可导致耳鸣、耳闷及听力下降。

（3）饮食护理 术前可进食高蛋白、高热量、高维生素、易消化的清淡饮食，忌辛辣及刺激性食物，禁烟酒，必要时予以口服营养补充剂。

（4）健康宣教

① 疾病宣教：对患者及家属进行疾病相关知识宣教，包括疾病原因、临床表现、治疗方法、预后及自我护理知识等。

② 药物宣教：告知患者正确刷牙和使用漱口液的方法及注意事项，手术前1日用复方硼酸溶液漱口，2～3次/天，以清除口腔内食物残渣及致病性微生物，去除口臭，预防口腔感染。

③ 手术宣教：向患者解释手术的过程、可能的风险和预期的好处，以及术前和术后的注意事项。

（5）术前准备

① 完善术前检查：完善全麻术前常规检查及专科检查，向患者及家属讲解术前检查的目的、方法及注意事项。协助患者完成术前DSA及瘤体动脉栓塞术。

② 注意手术禁忌：及时发现影响手术的因素并协助医生进行处理。监测生命体征，有异常及时通知医生予以处理；了解患者是否使用特殊药物，如抗凝药或麻醉禁忌药物等，及时通知医生，以免引起术中出血或麻醉意外。

③ 皮肤准备：术前1日遵医嘱剪鼻毛，保持术野清晰，保证术区清洁。

④ 个人卫生：嘱患者术前1日做好个人清洁，沐浴，剪指甲，男性患者剃胡须，女性患者勿化妆，及时清除指甲油，饰品摘下交给家属保管。

⑤ 做药物过敏试验和交叉配血。

⑥ 用物准备：纸巾、护理垫、一次性杯子、吸管、量杯、尿壶/便盆等。

⑦ 胃肠道准备：术前按麻醉要求禁食禁饮。

2. 术后护理

（1）术后病情观察

① 观察生命体征及血氧饱和度，尤其监测血压和脉搏变化，遵医嘱予以吸氧和心电监护，床旁备负压吸引器。

② 观察神志、意识、瞳孔大小、直接和间接对光反射、四肢活动度。

③ 观察伤口敷料和鼻腔填塞物情况：注意敷料有无渗血，填塞物有无松动、脱落。

④ 观察口鼻分泌物的颜色、性质和量，如鼻腔渗血较多或有新鲜渗血从口中吐出等活

动性出血征象，立即通知医生，给予处理。

⑤ 通过洼田饮水试验评估患者吞咽功能，根据吞咽情况进行针对性的康复指导，预防误吸。

⑥ 并发症：观察有无颅内感染、脑神经损害、颅内压增高、脑膜刺激征等。

（2）饮食与活动

① 术后 4～6 小时嘱患者进食无渣、冷或冰的流质或半流质食物，少量多餐，适当多吃富含铁、叶酸等造血食物，如猪肝、蛋黄、瘦肉、黑木耳等。

② 术后嘱患者取侧卧位或半卧位，以减轻鼻部肿胀，有利于口鼻分泌物的引流。无明显渗血患者，鼓励尽早下床活动。

（3）用药指导　遵医嘱予以抗生素和解热镇痛类药物静脉输入，予以滴鼻剂湿润鼻腔促进腺体分泌，观察药物疗效及可能出现的不良反应。

（4）专科护理

① 保持呼吸道通畅：床旁备负压吸引器，及时清理口鼻部分泌物。

② 鼻腔填塞护理：观察鼻腔填塞物固定情况，如患者填塞物脱出，不可随意抽出，应及时通知医生进行处理。双侧鼻腔填塞者，嘱患者多饮水，可使用湿纱布覆盖口腔，做好口腔卫生，促进食欲。

③ 疼痛护理：评估患者疼痛的性质、部位和严重程度，告知伤口疼痛为术后正常现象，可通过分散患者注意力的方式缓解疼痛，疼痛未缓解时遵医嘱予以镇痛药物。

④ 预防伤口出血：观察患者口鼻腔分泌物的颜色和性状，避免抠鼻擤鼻、用力咳嗽和打喷嚏，以免引起出血，如遇出血应做好止血输血等抢救物品准备。

⑤ 口腔护理：术后用复方氯己定或康复新漱口液为患者清洁口腔，观察伤口渗血情况，提高患者舒适度。

（5）吞咽功能评定与康复训练

① 颞颌关节运动：指导患者张口运动前先自我按摩颞颌关节 5～10 分钟，自主慢慢张口至最大范围，配合发"a"音，保持 3～5 秒后再慢慢收合，扣齿，动作可慢慢加快，但不能过快，防止颞颌关节脱臼，然后下颌左右来回活动，每日进行张口运动 100～200 次，早中晚各 50 次。

② 鼓腮吹气运动：指导患者闭紧双唇，鼓起腮部，坚持约 10 秒后，收缩腮部让两侧腮部完全塌平，使口中气流慢慢从唇间挤出，每天进行鼓腮运动 30 次，早中晚各 10 次。

③ 唇部运动：指导患者进行咂唇训练、发"i、u"音，每天 30 次，早中晚各 10 次。

④ 舌部运动：指导患者进行弹舌、伸舌、左伸、右伸、舌尖舔牙周，让舌部向上下左右前后各方向做主动运动，不能主动运动者可用吸舌器或纱块包裹舌头进行各方向被动运动，每天进行舌头运动 30 次，早中晚各 10 次。

⑤ 咽津：指导患者舌尖上抬搅动上颚，促进唾液分泌，温润咽喉部，减少口舌干燥，使唾液下咽，可用 2～4 根棉签蘸水吸吮（或含适量水）后再做吞咽动作。

⑥ 颈部运动：指导患者颈部向前、向后、向左、向右、转颈的运动，动作需缓慢，每个动作用 10 秒完成，每天进行颈部运动 15 次早中晚各 5 次。

（6）健康宣教

① 嘱患者避免剧烈活动、情绪激动、用力抠鼻擤鼻、打喷嚏等，可通过深呼吸、按人中、舌尖顶上颚三种方法缓解打喷嚏不适。

② 嘱患者将口鼻腔中分泌物及时吐出，勿咽下，以免引起胃部不适，同时利于观察出血情况，如有大量鲜红色血液流出，立马呼叫医护人员。

③ 保持口腔清洁，术后勤漱口，预防伤口感染。

（7）心理护理　应加强与患者的沟通，耐心安慰患者，消除其恐惧、焦虑等情绪。鼻咽癌有易复发的特点，患者术后常担心手术效果，护士应倾听患者的主诉，告知肿瘤有复发的可能性，但只要以积极的态度去面对，配合良好的治疗和护理，一般预后较好，以减轻患者的紧张情绪。

健康指导

1. 疾病知识指导

（1）治疗周期，尤其是放疗过程中，要注意皮肤反应、消化道反应、有无骨髓抑制等并发症。定期检查血常规、防止感染。

（2）教会患者及家属术后居家照护方法及注意事项，并发症的预防及紧急处理措施。

（3）保护鼻腔，减少刺激，避免挤压、碰撞鼻部，改掉挖鼻、大力擤鼻等不良习惯。

2. 饮食与活动指导

（1）恢复期避免辛辣、刺激、生硬、过热食物，禁烟酒，适当多吃富含铁、叶酸等造血食物以及高蛋白食物。

（2）2周内尽量避免打喷嚏或剧烈咳嗽，以免引起伤口出血。

（3）术后1个月内避免做剧烈运动。

3. 用药指导　术后1周需要继续抗炎治疗，口服消炎药或静脉输液皆可；保持口腔清洁，三餐后及早晚漱口，预防伤口感染。

4. 环境指导　保持室内空气清新，温湿度适宜；冬、春季外出时应戴口罩，减少花粉、冷空气、环境污染等对鼻腔黏膜刺激。

5. 复诊指导　告知患者术后复诊的重要性，安排好复诊的时间和内容。定期进行头颈部和全身检查。

6. 心理健康指导　告知患者鼻咽癌相关疾病知识及术后注意事项，缓解患者因知识缺乏而产生焦虑不安心理，告知患者积极面对原发疾病，并予以正确的护理措施，防止并发症的发生。

咽旁间隙肿瘤护理常规

咽旁间隙肿瘤是指发生在咽旁间隙的肿瘤，咽旁间隙是上起颅底，下至舌骨，位置深在，解剖关系复杂的潜在间隙，可以发生多种良、恶性肿瘤。咽旁间隙肿瘤发病率较低，占头颈部肿瘤的 0.5% ～ 1%，其中以良性肿瘤为主，占 70% ～ 80%。

病因

咽旁间隙肿瘤的病因涉及多种因素，包括遗传、环境、生活方式和生物学机制等，具体如下。

1. 遗传因素 某些遗传疾病，如神经纤维瘤病（NF1），与咽旁间隙肿瘤的发生风险增加有关。NF1 基因突变可能导致神经纤维蛋白 Ras-GAP 功能丧失，从而导致 Ras 活性增加，细胞增生以及肿瘤形成。

2. 慢性刺激和损伤 长期接触化学物质、放射性物质或慢性炎症可能增加咽旁间隙肿瘤的风险。

3. 感染 某些病毒或细菌感染可能与肿瘤发生有关，尽管具体的因果关系尚未完全明确。

4. 免疫状态 免疫系统的异常，包括免疫监视功能的缺陷，可能与肿瘤的发展有关。

5. 激素水平 激素水平的变化，如雌激素和睾酮的水平变化，可能在某些类型的肿瘤发生中起作用。

6. 新陈代谢和营养因素 饮食习惯、营养状况和新陈代谢异常可能与肿瘤的发生有关。

7. 遗传易感性 家族史和遗传易感性可能在肿瘤的发展中起一定作用，尽管具体的遗传机制尚不清楚。

8. 年龄和性别 年龄和性别也可能影响肿瘤的发生率，某些类型的肿瘤在特定年龄和性别群体中更为常见。

需要注意的是，咽旁间隙肿瘤的确切病因通常是多因素相互作用的结果，而不是单一因素所能决定的。因此，对于咽旁间隙肿瘤的预防和治疗，应该采取综合的方法，包括生活方式的改变、定期体检和及时的治疗。

临床表现

咽旁间隙肿瘤临床表现多样，最常见为口咽侧壁膨隆，其次为无痛性上颈侧包块。所产生的局部临床表现与肿瘤的来源组织、大小、性质、生长速度、生长方向及年龄有关。脑神经功能紊乱多与肿瘤的神经源性、局部压迫或侵犯等密切相关，患者会出现声嘶、构音障碍、咳嗽等相关症状。当患者出现颌面部疼痛、牙关紧闭、感觉丧失等诸如此类的侵犯症状时，临床上常提示恶性肿瘤的发生。肿瘤的侵犯和压迫会伴随第Ⅶ、Ⅸ～Ⅻ对脑神经麻痹。分泌性副神经节瘤尽管不常见，但可能导致高血压、面部潮红、多汗、恶心、心悸以及头痛等全身症状。

检查

1.经口双合诊 经口双合诊,作为检查咽旁间隙肿瘤较为直观的方法,以了解肿瘤大小、位置、质地、活动度等。神经鞘瘤多在咽旁后间隙,常把颈动脉推向外侧,如在颈上部肿块表面触及颈动脉搏动则神经鞘瘤的可能性大。颈动脉体瘤有一定伸缩性或可触及搏动感,可在前后位或左右位移动,多不能上下移动。

2.影像学检查 由于解剖结构的隐蔽性,一般体检很难准确估计肿瘤的真实部位及范围。因此,影像学检查对咽旁间隙肿瘤的诊断显得十分重要。CT及MRI均能很好地显示肿瘤的部位、形状、大小、范围、与周围结构的关系及继发改变;MRA或DSA等能更直观地揭示肿瘤与血管系统的关系。

3.细针穿刺细胞学 如果影像学检查和临床信息仍不能明确诊断,细针穿刺细胞学可提供较为有用的诊断信息。细针穿刺细胞学检查广泛用于乳腺肿块、甲状腺肿瘤、颈部肿块等肿物的诊断。假如咽旁间隙肿瘤比较明显,可以通过经口径路或颈侧径路行穿刺活检。咽旁间隙的细针穿刺对淋巴瘤、恶性肿瘤及转移性肿瘤的进一步诊断和治疗是非常有用的。

4.经口或经颈组织切取检查 咽旁间隙肿瘤经口活组织检查的诊断率低且有较高的风险。经口活组织检查在肿瘤与咽旁间隙的正常结构之间可能会产生新的粘连,尤其是对多形性腺瘤产生的影响更大,因为很难做到仅仅通过钝性分离粘连带去除肿瘤而不会导致肿瘤破裂。血管性肿瘤(如副神经节肿瘤)的切开活检是不允许的,尤其是经口切开活检,因为大量出血可能会导致误吸甚至窒息死亡。咽旁间隙肿瘤经颈切开活检虽可获取较高诊断率,但因肿瘤深在,创伤大,患者不易接受。另外,肿瘤切开活检违反无瘤技术,可能会引起肿瘤扩散或种植转移。近年来,有学者主张术中包膜外完整切除肿瘤、术中冰冻切片,根据病理结果再考虑是否扩大手术范围。

诊断与鉴别诊断

由于咽旁间隙肿瘤解剖位置隐蔽,无特异性症状,故其早期诊断困难,往往易误诊为常见的咽喉性疾病。但只要接诊医生详细询问病史及体格检查,尤其是双手合诊记录肿块的大小位置、活动情况、质地及可压缩性以及窥镜的应用,基本上可以作出初步诊断。对可疑肿物行必要的辅助检查如B超、彩超(对血管性肿瘤好)、CT、MRI及血管造影技术等影像学技术及针吸活组织检查,尤其是近年来的三维成像技术及血管造影的发展,不仅能早期发现肿瘤而且能为手术提供很好的有关肿瘤与邻近重要神经血管结构的知识,以免造成不必要的后果及浪费。

治疗/处理原则

咽旁间隙肿瘤的治疗有赖于术前诊断和患者的个体情况。年龄、伴发病、患者的治疗期望和依从性、脑神经的功能状态以及肿瘤的临床病理分类是重要影响因素。治疗方案或手术径路应根据肿瘤的性质、大小、范围以及患者的身体情况和手术意愿等综合因素来设计。

1.手术治疗 咽旁间隙为多学科涉及的区域,该区域肿瘤手术径路庞杂,手术创伤及效果也参差不齐。手术进路的选择需要根据肿瘤的性质、大小、位置及与周围血管神经的关系来决定。

2. **辅助治疗**　对于咽旁间隙的良性肿瘤，不需要行特殊的辅助治疗。对于恶性肿瘤，应根据病理学类型，给予术后放疗或化疗。多数学者认为，对于涎腺恶性肿瘤、肉瘤以及侵犯颅底周围组织的咽旁间隙恶性肿瘤术后追加放、化疗是有益的。高度恶性肿瘤术后辅助放、化疗，有助于减少肿瘤局部复发及远处转移的机会。肿瘤切除过程中对冰冻病理切缘阳性者及分块切除者均应术后辅助放疗或化疗，亦可术中即刻进行术区放射粒子或化学粒子植入。据文献报道，放射性 ^{125}I 粒子植入治疗涎腺肿瘤可取得一定疗效。对于脊索瘤及软骨肉瘤，属于低度恶性肿瘤，但有高度侵袭性的特点，很难获得完全切除，术后放疗可显著提高局部控制率。

护理评估要点

1. **健康史**　评估患者有无咽旁间隙感染史；有无神经源肿瘤、腮腺肿瘤、淋巴瘤、鼻咽癌、高血压等病史；有无颈部肿瘤家族史等。

2. **身体状况**

（1）**症状**　评估患者有无鼻塞、打鼾、耳鸣、听力减退、中耳积液、呼吸或吞咽困难、张口受限、颈部活动障碍等局部症状；有无面部潮红、多汗、恶心、心悸、头痛等全身症状。

（2）**体征**　评估患者有无无痛性颈部肿物或肿胀；有无颈痛、咽痛或一侧耳痛；有无舌瘫等。

3. **心理－社会状况评估**　评估患者及其家庭对肿瘤诊断和治疗的认知程度和心理反应，识别患者可能存在的焦虑、恐惧、抑郁等心理问题，并提供相应的心理支持。

护理诊断／问题

1. **有窒息的危险**　与肿瘤压迫气管有关。
2. **疼痛**　与疾病和手术创伤有关。
3. **营养不良**　低于机体需要量。与肿瘤、手术创伤所致机体消耗增加有关。
4. **恐惧**　与知识缺乏担心手术预后有关。
5. **潜在并发症**　出血、感染等。

护理措施

1. **术前护理**

（1）**心理护理**　评估患者的心理状况，与患者建立良好的沟通关系，解答患者的疑问，提供情感支持。

（2）**病情观察**　观察生命体征及血氧饱和度，尤其是呼吸、血压情况。

（3）**饮食护理**　术前可进食高蛋白、高热量、高维生素、易消化的清淡饮食，忌辛辣及刺激性食物，禁烟酒，必要时予以口服营养补充剂。

（4）**健康宣教**

① 疾病宣教：对患者及家属进行疾病相关知识宣教，包括疾病原因、临床表现、治疗方法、预后及自我护理知识等。

② 药物宣教：告知患者正确刷牙和使用漱口液的方法及注意事项，手术前 1 日用复方硼酸溶液漱口，2～3 次／天，以清除口腔内食物残渣及致病性微生物，去除口臭，预防口

腔感染。

③ 手术宣教：向患者解释手术的必要性、手术过程、可能的风险和术后的注意事项，取得患者配合。

（5）术前准备

① 皮肤准备：剃胡须，保持皮肤清洁干燥，颈清扫者剃头发至少至耳后四横指处，取皮区备皮，并注意避免皮肤破损。

② 交叉配血、做药物过敏试验。

③ 用物准备：毛巾、纸巾、书写用的笔和纸、小镜子等物品。小镜子用于术前练习自行更换气管内套管及擦拭气管造口外痰液和分泌物的动作。

④ 胃肠道准备：给予漱口液漱口，术前按麻醉要求禁饮禁食。

2. 术后护理

（1）术后病情观察

① 监测生命体征及血氧饱和度，尤其呼吸情况。

② 观察口腔分泌物的颜色、性质和量，如已行气管切开者，同时观察气道内分泌物的颜色、性质和量。

③ 观察声嘶恢复情况，评估声音的质量和响度。

④ 观察喉水肿情况，保持呼吸道通畅，床旁备气管切开插管包。

（2）饮食与活动

① 术后 4 ～ 6 小时嘱患者进食无渣、柔软、冰凉流质或半流质食物，少量多餐，忌辛辣、粗糙，过热、刺激性食物，忌烟酒。

② 术后嘱患者取侧卧位或半卧位，鼓励早期下床活动。

（3）用药指导　遵医嘱予以抗生素和解热镇痛类药物静脉输入，予以滴鼻剂湿润鼻腔，观察药物疗效及可能出现的不良反应。

（4）专科护理

① 疼痛护理：评估患者疼痛的性质、部位和严重程度，告知伤口疼痛为术后正常现象，可通过分散患者注意力的方式缓解疼痛，伤口剧痛时可进食冷流质或给予疼痛评估，根据评估分值及时告知医生遵医嘱使用镇痛药物。

② 伤口护理：观察患者口腔、气道内分泌物的颜色、性状和量，避免用力咳嗽引起出血；观察手术部位的伤口，保持伤口清洁和干燥，防止感染。

③ 口腔护理：术后用复方氯己定或康复新漱口液为患者清洁口腔，3 次 / 天，预防感染。

（5）健康宣教

① 指导患者深呼吸、有效咳嗽排痰的方法：先深吸气 2 次后屏气，再适当用力咳出，同时可用手轻轻按伤口，以减轻疼痛。

② 嘱患者将唾液或痰液及时吐出，利于观察出血情况，如有大量鲜红色血液流出，立马呼叫医护人员。

③ 保持口腔清洁，术后勤漱口，预防伤口感染。

（6）心理护理　提供心理支持，帮助患者应对术后身体变化和情绪波动；教育患者及其家属如何处理术后生活中的各种问题，如饮食、吞咽、社交等。

健康指导

1. 疾病知识指导

（1）教会患者及家属伤口护理方法及注意事项。

（2）教会患者自我观察异常状况，如发生咽部不适、有异物感和神经压迫症状，如声音嘶哑、一侧眼不能闭、口角歪斜、颈部或下颌出现异常肿块等应及时就医。

2. 饮食与活动指导

（1）恢复期避免辛辣、刺激、生硬、过热食物，禁烟酒，适当多吃富含铁、叶酸等造血食物。

（2）2周内尽量避免打喷嚏或剧烈咳嗽，以免引起伤口出血。

（3）术后1个月内避免做剧烈运动。

3. 用药指导

（1）术后1周需要继续抗炎治疗，口服消炎药或静脉输液皆可，告知其可能出现的药物副作用及注意事项。

（2）保持口腔清洁，三餐后及早晚漱口，预防伤口感染。

4. 环境指导 保持室内空气清新，温湿度适宜。户外沙尘较多时，及时佩戴口罩或避免外出。

5. 复诊指导 告知患者复诊的时间和地点，以及复诊的重要性；提醒患者按时复诊，以便医生监测恢复情况并及时处理可能出现的问题。

6. 心理健康指导 告知患者及家属咽旁间隙肿瘤相关疾病知识及居家照护方法，缓解患者因知识缺乏而产生焦虑不安心理，告知患者积极面对原发疾病，并予以正确的护理措施，防止并发症的发生。

第四章
喉科疾病护理常规

喉梗阻护理常规

喉梗阻又称喉阻塞，是耳鼻喉科常见急危症之一，主要是由于喉部或相邻组织的病变，使喉部通道发生狭窄或阻塞引起呼吸困难，需要紧急处理，若不迅速处理，可引起窒息身亡。

病因

1. **炎症**　如小儿急性喉炎、急性会厌炎、急性喉气管支气管炎、喉白喉、喉脓肿、咽后脓肿、颌下脓肿及口底蜂窝织炎等。

2. **水肿**　喉血管神经性水肿、药物过敏反应和心、肾疾病引起的水肿等。

3. **外伤**　喉部挫伤、切割伤、烧灼伤、毒气或高热蒸汽吸入等。

4. **异物**　喉部、气管异物不仅造成机械性阻塞，还可引起喉痉挛。

5. **肿瘤**　喉癌、呼吸道复发性乳头状瘤、喉咽肿瘤、甲状腺肿瘤等。

6. **发育畸形**　先天性喉喘鸣、喉蹼、喉软骨畸形、喉瘢痕狭窄等。

7. **声带瘫痪**　各种原因引起的双侧声带麻痹。

临床表现

1. **吸气性呼吸困难**　是最主要的症状。声门裂由两侧略向上倾斜的声带边缘形成，是喉部的最狭窄处。当声门狭窄时，吸气期气流将声带斜面向下、向内推压，使已经狭窄的声门更窄以致造成吸气性呼吸困难。

2. **吸气性喉喘鸣**　是喉梗阻的另一重要症状。当吸入的气流通过狭窄的声门裂时，形成气流漩涡反击声带，声带颤动所发出尖锐的喉喘鸣声。喉喘鸣声的大小与阻塞程度呈正相关，重者，喘鸣声更响。

3. **吸气性软组织凹陷**　由于吸气时气体不容易从声门进入肺部，胸腹辅助呼吸肌均代偿性加强运动，将胸部扩张，以助呼吸进行，而肺叶不能相应地膨胀，所以胸腔内负压增加，使胸壁及其周围软组织出现"四凹征"。儿童由于肌张力较弱，症状尤为明显。

4. **声嘶**　由于病变位于声带，则出现声音嘶哑，甚至失声。

5. **发绀**　面色青紫，吸气时头后仰，烦躁不安，不能入睡。晚期可出现脉搏细数、昏迷、心搏骤停，最终因窒息而死亡。

检查

（1）病情轻者或发展较慢、病程时间较长者，可做间接喉镜或纤维（电子）喉镜检查来明确喉部病变及声门裂大小情况。但值得注意的是，由于喉部麻醉后，咳嗽反射能力较弱，痰液咳不出，易引发喉痉挛而造成呼吸困难。

（2）危重者或病情进展较快者，须首先进行急救处理，解除呼吸道梗阻后再明确诊断及病因。

诊断与鉴别诊断

根据病史、症状和体征，对喉阻塞的诊断并不难，更主要的是明确其病因。应与支气管哮喘、气管支气管炎等引起的呼气性、混合性呼吸困难相区分。

根据病情轻重，将喉梗阻分为四度。临床诊断如下。

1. Ⅰ度　安静时无呼吸困难。活动或哭闹时有轻度吸气性呼吸困难、稍有吸气性喉喘鸣及吸气性胸廓周围软组织凹陷。

2. Ⅱ度　安静时也有轻度吸气性呼吸困难、吸气性喉喘鸣和吸气性胸廓周围软组织凹陷，活动时加重，但不影响睡眠和进食，无烦躁不安等缺氧症状。

3. Ⅲ度　吸气性呼吸困难明显，喉喘鸣声较响，吸气性胸廓周围软组织凹陷显著，并出现缺氧症状，如烦躁不安、不易入睡、不愿进食、脉搏加快等。

4. Ⅳ度　呼吸极度困难。患者坐卧不安，手足乱动，出冷汗，面色苍白或发绀，定向力丧失，心律不齐，脉搏细数，昏迷、大小便失禁等。若不及时抢救，则可因窒息以致呼吸心跳停止而死亡。

治疗/处理原则

对急性喉阻塞患者，须争分夺秒，因地制宜，针对阻塞原因迅速解除呼吸困难，以免造成窒息或心力衰竭。

1. Ⅰ度　明确病因，一般对症治疗即可。由炎症引起，使用足量抗生素和糖皮质激素。

2. Ⅱ度　因炎症引起者，用足量有效的抗生素和糖皮质激素，大多可避免气管切开术。若为异物，应尽快取出；如喉肿瘤、喉外伤、双侧声带瘫痪等一时不能去除病因者，可考虑做气管切开术。

3. Ⅲ度　由炎症引起，喉阻塞时间较短者，在密切观察病情变化下，做好紧急气管切开的准备，先遵医嘱对症处理或病因治疗。经过治疗后，仍未好转或加重时，应尽早行气管切开术，解除呼吸道梗阻。

4. Ⅳ度　立即行气管切开术。若病情十分紧急时，可先行环甲膜穿刺或切开术迅速解除呼吸困难。

护理评估要点

1. 健康史

（1）评估患者健康状况、年龄，有无高血压病史，女性是否在月经期内。

（2）评估患者有无过度疲劳、上呼吸道感染病史。有无喉部外伤及手术史。

（3）评估患者呼吸困难持续时间、程度等。

2. 身体状况　患者是否有吸气性呼吸困难及喉喘鸣症状；评估呼吸困难的分度，有无声音嘶哑、发绀症状。

3. 心理-社会状况评估

（1）评估患者的情绪状况，由于呼吸困难、窒息威胁生命，易产生恐惧焦虑等情绪。

（2）评估患者的家庭支持情况，患者会出现自我形象的紊乱，容易导致自卑心理。

（3）评估不同年龄、文化程度的患者及家属对疾病的认知程度等。

护理诊断／问题

1. **有窒息的风险** 与喉阻塞或气管切开术后气管导管阻塞或脱管有关。
2. **恐惧** 与呼吸困难、窒息威胁生命有关。
3. **活动无耐力** 与患者低氧血症有关。
4. **自理能力受限** 与术后疼痛、虚弱等有关。
5. **有营养失调的危险** 低于机体需要量，与摄入不足有关。
6. **潜在并发症** 低氧血症、出血、感染等。
7. **知识缺乏** 缺乏疾病相关知识及术后气道护理知识。

护理措施

1. 术前护理

（1）心理护理 喉阻塞患者及家属由于呼吸困难窒息威胁到生命而感到恐惧。应给予安慰，鼓励患者树立信心、坚持治疗。消除忧虑、恐惧的心理状态，有利于促进患者睡眠，增加食欲，增强体质，提高组织的修复能力。

（2）病情观察

① 观察生命体征及血氧饱和度，尤其是呼吸情况，及时评估有无低氧血症。

② 评估患者呼吸困难程度，有无进行性加重，注意有无面色苍白、头晕、乏力等症状。

③ 做好床旁紧急气管切开术的准备。如合适的气管导管、气管切开包、负压吸引装置等。

④ 若为异物、喉部肿瘤、喉外伤或双侧声带麻痹，及时做好手术准备。

（3）饮食护理 术前可进食高蛋白、高热量、高维生素、易消化的清淡饮食，忌辛辣及刺激性食物，禁烟酒，必要时予以静脉营养补充。

（4）健康宣教

① 对患者及家属进行疾病相关知识宣教，包括疾病原因、临床表现、治疗方法、预后及自我护理知识等。

② 告知患者正确刷牙和使用漱口液的方法及注意事项，手术前 1 日用复方氯己定含漱液漱口，2～3 次／天，以清除口腔内食物残渣及致病性微生物，去除口臭，预防口腔感染。

③ 协助患者取半卧位，减少活动量，避免增加耗氧量。

④ 告知患者手术方式及目的，取得患者配合。

（5）术前准备

① 完善术前检查：完善全麻术前常规检查及专科检查，排除手术禁忌，向患者及家属讲解术前检查的目的、方法及注意事项。

② 嘱患者术前 1 日做好个人清洁，沐浴，剪指甲，男性患者剃胡须，女性患者勿化妆，及时清除指甲油，饰品摘下交给家属保管。

③ 做好药物过敏试验和交叉配血。

④ 用物准备：纸巾、一次性杯子、吸管、尿壶／便盆等。

⑤ 胃肠道准备：术前按麻醉要求禁食禁饮。

2. 术后护理

（1）术后病情观察

① 观察生命体征、神志、面色、口唇颜色，尤其监测呼吸及血氧饱和度情况，遵医嘱

予以吸氧和心电监护，床旁备负压吸引器及气道急救用物，如气管切开插管包、合适大小型号的气管导管及气管插管等。

② 观察喉咽部分泌物的颜色、性质和量，如渗血较多或有新鲜渗血从口中吐出等活动性出血征象，立即通知医生，给予处理。

③ 并发症的观察：观察有无呼吸困难加重、有无出血、气管切开术后的并发症详见本章"气管切开术护理常规"。

（2）饮食与活动

① 术后 4～6 小时嘱患者进食流质或半流质食物，少量多餐；若病情需要暂时禁食患者，可遵医嘱予以静脉营养支持，保证营养所需。

② 术后嘱患者取侧卧位或半卧位，卧床休息，减少活动量，避免外界刺激，降低耗氧量，以免加重呼吸困难。

（3）用药指导　遵医嘱正确使用药物，雾化治疗，控制炎症，减轻喉头水肿。观察患者用药后的效果，有无胃部不适等不良反应。

（4）专科护理

① 保持呼吸道通畅，床旁备负压吸引器，及时做好紧急床旁气管切开的准备。

② 观察患者声嘶与呼吸困难程度，采取有效的沟通方式与患者交流。及时准确评估呼吸困难的分度，遵医嘱给予相应护理措施。

③ 预防伤口出血，观察患者喉咽部分泌物的颜色和性状，避免用力咳嗽引起出血，如遇出血应做好止血、输血等抢救物品准备。

④ 评估患者疼痛的性质、部位和严重程度，告知伤口疼痛为术后正常现象，可通过分散患者注意力的方式缓解疼痛，疼痛未缓解时遵医嘱予以镇痛药物。

⑤ 口腔护理，术后用复方氯己定或康复新漱口液为患者清洁口腔，观察伤口渗血情况，提高患者舒适度。

（5）健康宣教

① 嘱患者避免剧烈活动、情绪激动、用力咳嗽等。

② 嘱患者将分泌物及时吐出，勿咽下，以免引起胃部不适，同时利于观察出血情况，如有大量鲜红色血液流出，立马呼叫医护人员。

③ 保持口腔清洁，术后勤漱口，预防伤口感染。

④ 对于Ⅰ度、Ⅱ度呼吸困难的患者，嘱其酌情下床活动，但要避免长时间且无家属陪伴。

（6）心理护理　应加强与患者的沟通，耐心安慰患者，消除其恐惧、焦虑等情绪。患者术后常担心手术效果，护士应倾听患者的主诉，及时发现患者问题，提高患者安全感，增强其治疗信心。

健康指导

1.疾病知识指导

① 鼓励积极治疗原发病，有过敏史患者，应避免接触过敏原，以免诱发变态反应而引起呼吸困难。

② 喉部外伤患者应尽早就医，早期处理。

③ 保持口腔清洁，三餐后及早晚漱口。

④ 声嘶及呼吸困难加重，应及时到就近医院处理。

⑤ 带管出院患者，应指导患者及家属如何清洗消毒气管导管、更换气管切开纱布及气道湿化的方法；指导其识别及处理患者的紧急意外情况，如脱管、管道痰痂堵塞等。

2. 饮食与活动指导 养成良好的生活习惯，进食时不要大声说笑；要注意不要给患儿食用豆类、花生、瓜子等食物，以免异物吸入引发喉阻塞；提高身体抵抗力，预防上呼吸道感染。恢复期避免辛辣、刺激、生硬、过热食物。

3. 用药指导 术后 1 周需要继续抗炎治疗，口服消炎药或静脉输液皆可。观察用药期间有无恶心、呕吐等不良反应。

4. 环境指导 保持环境安静舒适，室内温湿度适宜，避免空气过于干燥。冬、春季外出时应戴口罩，减少花粉、冷空气、环境污染等刺激，避免接触过敏原。

5. 复诊指导 指导患者定期复查，若有呼吸困难等情况就近就医紧急处理。

6. 心理健康指导 告知患者疾病相关知识，鼓励患者以积极乐观的心态面对，配合治疗和护理。

急性会厌炎护理常规

急性会厌炎又称急性声门上喉炎，主要以会厌为中心的急性喉部炎症，是耳鼻喉科最凶险疾病之一，是一种危及生命的严重感染。成人、儿童均可患本病，全年季节均可发生，但以冬、春季节较为多见。其临床发病特点为发病急骤、来势凶猛、发展迅速，如处理不及时，常会在短时间内引起呼吸梗阻，甚至窒息死亡。

病因

1. 感染　为该病最主要原因。最常见的致病菌有乙型流感嗜血杆菌，也可为混合病毒感染。临床上也有因外伤或异物继发感染所引起。

2. 变态反应　当接触某种变应原而引起会厌发生过敏炎症而高度肿胀，常称为急性变态反应性会厌炎，过敏原多为药物、生物制品或食物。

3. 其他　当人体吸入有害气体、放射线损伤、异物及外伤等均可引起声门上黏膜的炎性病变。

临床表现

1. 全身症状　起病急，畏寒发热、头痛、全身乏力、食欲减退等症状。小儿可迅速发生衰竭，表现为精神萎靡、发冷、面色苍白、血压下降甚至昏厥、休克。

2. 局部症状　大部分患者表现为剧烈的咽喉疼痛，进行性加重时，伴有明显的吞咽疼痛及吞咽困难，可出现讲话言语含糊不清；当会厌高度肿胀时，声门变小，可出现吸气性呼吸困难，并伴有吸气性喘鸣音。

检查

患者呈急性病容，严重者可有呼吸困难。

1. 间接喉镜检查　可见会厌明显充血、肿胀，严重时呈球形。如会厌脓肿形成，红肿黏膜表面可见黄白色脓点。由于肿胀会厌的遮盖，室带、声带等喉部结构常看不清。

2. 实验室血常规检查　细菌感染时，可显示白细胞升高，中性粒细胞增多。

3. 纤维（电子）鼻咽喉镜检查　可见会厌舌面及侧缘红肿明显。

4. 过敏原检测　怀疑变态反应性会厌炎者可行变应原检查。

诊断与鉴别诊断

1. 诊断

（1）检查口咽无明显异常的成人患者，但主诉有明显咽喉疼痛，且吞咽时加重，此时一定要警惕急性会厌炎的可能，必须进行间接喉镜检查。检查时若见充血、肿大的会厌即可诊断为急性会厌炎。年幼儿由于会厌位置较高，在用压舌板将患儿的舌根压下的一瞬间，看到会厌红肿，即可诊断。

（2）纤维（电子）鼻咽喉镜检查可明确有无急性会厌炎。检查时镜下可见会厌舌面及侧缘红肿明显。对于无条件进行纤维（电子）鼻咽喉镜检查的儿童，喉部 X 线侧位片如能显示肿大会厌，对诊断急性会厌炎也有一定的意义。

2. 鉴别诊断

（1）喉炎　喉炎是喉部黏膜的炎症，可能会引起声音嘶哑、吞咽困难，但一般不会造成严重的呼吸困难。

（2）恶性肿瘤　会厌的恶性肿瘤可能导致肿胀和疼痛，但这类疾病的发展速度通常较慢，除非是快速生长的恶性肿瘤。

（3）会厌脓肿　会厌脓肿是会厌的脓液积聚，症状可能与急性会厌炎相似，但通常会有局部发热和红肿的表现。

治疗 / 处理原则

一旦确诊，须立即住院治疗。

1. 抗感染及消肿　住院治疗，尽快控制感染，全身使用足量的抗生素和糖皮质激素，如头孢菌素类、青霉素类抗生素，地塞米松等。若为急性变态反应性会厌炎患者，则应首先使用抗过敏治疗，立即使用肾上腺素，静脉滴注氢化可的松。治疗后密切观察患者呼吸情况，有无好转。

2. 气管切开术　若患者有明显呼吸困难，且使用抗生素和糖皮质激素后症状无改善者应紧急行气管切开。若不能及时行气管切开，可行紧急环甲膜切开，扩张切口，进行人工辅助通气，患者呼吸恢复后可行常规气管切开术。急性会厌炎窒息时，由于声门周围黏膜水肿厉害，且堵塞严重，插管很难成功。

3. 其他　会厌舌面如果已有脓肿形成，或脓肿虽已破裂但引流不畅时，应行切开排脓。治疗期间，进食困难者，应遵医嘱予以静脉补液等支持疗法。

护理评估要点

1. 健康史

（1）评估患者有无上呼吸道感染史，有无咽炎、扁桃体炎、慢性扁桃体炎急性发作史。

（2）评估患者既往有无胃炎、胃溃疡、高血压、糖尿病、过敏病史。

2. 身体状况　观察患者呼吸情况，有无呼吸困难、吞咽困难，是否伴有咽喉部剧烈疼痛、说话含糊不清的症状。询问患者既往身体状况，是否有类似情况的发病史。

3. 心理 – 社会状况　评估患者及其家属心理状况，评估不同年龄、文化程度的患者疾病认识的程度。

护理诊断 / 问题

1. 有窒息的危险　与会厌高度肿胀堵塞呼吸道有关。

2. 疼痛　与会厌肿胀、炎症刺激有关。

3. 焦虑　与疼痛、担心疾病预后有关。

4. 营养失调　低于机体需要量。与咽痛所致食欲减退、进食困难有关。

5. 知识缺乏　缺乏急性会厌炎护理、预防及保健相关知识。

护理措施

1. 心理护理 应帮助患者及家属了解发病原因，治疗目的和方法。患者及家属由于咽喉疼痛剧烈容易产生紧张、暴躁等负面心理，告知患者及家属疾病的转归，放松心情，树立信心，积极配合治疗。

2. 病情观察

（1）急性会厌炎一旦确诊，需立即住院治疗。保持呼吸道通畅，密切观察患者呼吸、血氧饱和度的变化，必要时予以吸氧、备气管切开插管包。

（2）出现呼吸困难，伴有四凹征等症状，应立即告知医生，并协助医生做好气管切开的术前准备，术后按气管切开常规护理。

（3）密切观察患者体温变化，及时发现和处理高热，必要时采取物理降温或遵医嘱使用退热药物。同时指导患者多饮水，及时将汗湿的衣物换下。

3. 专科护理

（1）采用疼痛评估工具，如量表评分、图像评分、声音评分等多种方式，帮助患者更准确、更方便地表达自己的疼痛程度。告知患者及家属缓解疼痛的方式，转移注意力的方法。可在颌下予以冰敷；病情稳定情况下遵医嘱使用镇痛药物。

（2）做好口腔护理，遵医嘱使用复方氯己定或康复新液漱口，保持口腔清洁。

（3）对于行穿刺抽脓或切开排脓的患者，保持伤口清洁，注意观察脓性分泌物的量及性质。

4. 药物指导 遵医嘱给予足量的抗生素及激素药物，并观察用药后的疗效和不良反应，给予患者支持治疗，注意评估患者的摄入量，保持水电解质的平衡。

5. 饮食护理 指导患者进食清淡、易消化、高营养的温凉流质或软食，减少对会厌的刺激。对于吞咽疼痛而拒绝进食的患者，遵医嘱予以静脉补充营养。

健康指导

1. 疾病知识指导

（1）一旦确诊，积极治疗。告知患者及家属本病的病因、主要症状。若出现咽喉剧烈疼痛、吞咽困难、呼吸困难等症状立即就医。

（2）建议接种 B 型流感嗜血杆菌疫苗，避免上呼吸道感染。

（3）合并糖尿病的患者应注意血糖管理。

2. 饮食与活动指导 指导患者养成良好的生活习惯，多饮水，合理饮食，多食新鲜蔬菜水果，忌食辛辣刺激、坚硬、带刺食物，以免引起咽部不适。告知患者合理休息，加强锻炼，增强抵抗力的重要性。

3. 用药指导 遵医嘱按疗程用药，切勿自行停药或改药，服药期间禁止喝酒，密切观察用药后有无不良反应，如胃部不适等。

4. 环境指导 保持室内空气清新，温湿度适宜。避免接触过敏原，如某些药物、食物、有害气体等。

5. 复诊指导 急性会厌炎经过住院治疗后，通常情况下不用复诊随访。但若出现咽喉疼痛、吞咽困难，且伴有喘鸣、呼吸困难等异常情况，应就近急诊就医。

6. 心理健康指导 告知患者急性会厌炎相关疾病知识，缓解患者因知识缺乏而产生焦虑不安心理，告知患者积极面对，并予以正确的护理措施，防止并发症的发生。

急性喉炎护理常规

急性喉炎是以声门区为主的喉黏膜急性卡他性炎症，好发于冬春季节，是成人常见的呼吸道感染性疾病，可单独发生，也可继发于急性鼻炎、急性咽炎或急性传染病，主要症状为声嘶、咽喉疼痛。小儿急性喉炎较特殊，常累及声门下区黏膜和黏膜下组织，常在冬春季节发病，且容易发生呼吸困难。若诊断治疗不及时，会危及生命。

病因

1. **感染**　常发生于感冒之后，由细菌或病毒感染引起，常继发于上呼吸道感染，初期多为鼻腔、鼻咽和口咽急性卡他性炎症；小儿急性喉炎多继发于上呼吸道感染，大部分由病毒感染引起，主要为副流感病毒、呼吸道合胞病毒、腺病毒；病毒入侵后，机体抵抗力低下，很容易继发细菌感染，常见金黄色葡萄球菌、链球菌、肺炎链球菌。

2. **过度用嗓**　也可引起急性喉炎，如说话过多、剧烈咳嗽、大声喊叫等。

3. **过敏反应**　特定的气体、食物或药物可引起特异性体质患者喉腔黏膜水肿，造成急性喉炎。

4. **免疫力低下**　烟酒过度、受凉、劳累等导致机体抵抗力下降容易诱发急性喉炎，空气湿度突然变化，室内干热也为诱发原因。

5. **其他**　喉异物、颈部及咽喉部外伤及检查器械损伤喉部黏膜，也可引起急性喉炎。

小儿急性喉炎相比成人而言，容易发生呼吸困难，主要原因由于其喉腔较小、喉内黏膜松弛、喉软骨柔软，罹患炎症时肿胀较重，而使喉腔变狭窄，易发生呼吸困难；小儿机体免疫力低、咳嗽反射弱、分泌物不易排出，加重呼吸困难；神经系统较不稳定，易激惹而发生喉痉挛，使得喉腔更加狭小。

临床表现

1. **全身症状**　鼻塞、流涕、咽痛等症状，并可有畏寒、发热、乏力等全身症状。

2. **局部症状**

（1）声音嘶哑　为急性喉炎主要症状。由于声带黏膜充血水肿所致，初期声音低沉，随着病情进展，变为沙哑，甚至完全失声。

（2）咳嗽　一般症状较轻。伴有气管、支气管炎症时，咳嗽、咳痰会加重。

（3）喉痛　可有喉部不适或疼痛，一般不严重。患者发声或咳嗽时喉痛加重，常有干燥、异物感。

（4）吸气性呼吸困难　小儿急性喉炎发病初期声嘶不重，随着病情进展逐渐加重，可出现犬吠样咳嗽或呼吸困难，伴有黏稠痰液咳出。严重时可出现吸气性呼吸困难，鼻翼扇动、三凹征，若治疗不及时则患儿可出现面色苍白、烦躁不安、发绀、昏迷等，最终因呼吸循环衰竭而死亡。

检查

1. 间接喉镜检查、纤维（电子）鼻咽喉镜 为主要辅助检查。可见喉黏膜（包括双侧声带）急性充血、肿胀。随着病情进展，导致室带及声门下充血肿胀，尤以声带及杓会厌襞显著。早期声带表面呈淡红色，严重者可见声带黏膜下出血。

2. 血常规检查 细菌感染时，可显示白细胞升高、中性粒细胞增多。

诊断与鉴别诊断

1. 诊断 根据病史及临床表现及检查，诊断不难。间接喉镜可见喉黏膜充血肿胀，尤其是声带充血，即可诊断出急性喉炎。由于小儿配合度差，临床工作中很少行间接喉镜检查。纤维（电子）鼻咽喉镜可明确诊断。

2. 鉴别诊断 小儿急性喉炎明确诊断时还需与下列疾病鉴别。

（1）支气管异物、气管 主要多见异物吸入史，且患儿剧烈咳嗽、呼吸困难等症状。放射检查及支气管镜检查有助于这两种疾病的鉴别。若患者伴有声嘶症状，则需行纤维鼻咽喉镜检查，排除喉异物导致的急性喉梗阻。

（2）喉痉挛 起病急，有吸气性喉喘鸣、吸气性呼吸困难，但没有声音嘶哑和犬吠样咳嗽。

（3）喉白喉 咽部或喉部检查见灰白色假膜时，应注意和喉白喉鉴别，后者可在假膜的涂片和培养中找到白喉杆菌。

（4）霉菌性喉炎 主要有上呼吸道感染或滥用抗生素使用病史。查体可见口腔内鹅口疮，患儿声嘶时间比较长，且对症治疗无明显缓解。纤维鼻咽镜检查可见喉部及声带表面白色假膜附着物。

（5）先天性喉畸形 临床少见，且患儿多有出生即可出现喘息症状。纤维电子鼻咽喉镜检查可初步排除有无先天性喉畸形。

治疗/处理原则

一旦确诊，积极治疗，解除喉阻塞。若不能快速控制病情，发展为急性Ⅱ度喉梗阻时应密切观察病情，观察呼吸情况，做好紧急气管切开的准备。

1. 抗感染及消肿 尽早使用足量抗生素控制感染和糖皮质激素消除喉部黏膜水肿。局部使用糖皮质激素雾化吸入，减轻喉部水肿，解痉、化痰治疗，对于声门下有干痂或痰液黏稠的患儿应增加雾化吸入频次，有利于痰液排出。特别注意的是，禁止使用吗啡及阿托品类药物，以免抑制呼吸和使呼吸道黏膜干燥。

2. 保持呼吸道通畅 经药物治疗无效果且呼吸困难加重者，应及时评估呼吸困难程度，予以相应处理措施。Ⅱ度呼吸困难，积极药物治疗同时，加强病情观察，做好气管切开准备。

3. 其他 维持水电解质平衡，加强监护与支持，小儿避免哭闹，保证充足睡眠，减少体力消耗，减轻呼吸困难。

护理评估要点

1. 健康史

（1）评估患者有无上呼吸道感染史，有无疲劳过度、感冒及外伤史。

（2）评估是否长时间接触有害气体及过敏史。

（3）评估患者既往病史情况，如有无胃溃疡、糖尿病。

2. 身体状况　观察患者有无呼吸困难、咽喉疼痛、咳嗽情况；观察喉黏膜是否肿胀。

3. 心理–社会状况　评估患者及其家属心理状况，评估不同年龄、文化程度的患者对疾病认识的程度。

护理诊断 / 问题

1. 有窒息的危险　与喉炎易发生呼吸困难有关。

2. 疼痛　与炎症刺激、黏膜肿胀有关。

3. 体温过高　与喉部黏膜感染有关。

4. 知识缺乏　缺乏与疾病相关的预防和保健知识。

5. 焦虑　担心疾病预后有关。

护理措施

1. 心理护理　应帮助患者及家属了解发病的原因，治疗的目的、方法。患者及家属由于不适症状容易产生紧张、暴躁等负面心理，告知患者及家属疾病的转归，放松心情，树立信心，积极配合治疗。

2. 病情观察

（1）保持呼吸道通畅，密切观察患者呼吸、血氧饱和度的变化，必要时予以吸氧、心电监护、备气管切开包。当出现缺氧加重、鼻翼颤动、口唇发绀或苍白、血氧饱和度下降、烦躁不安甚至抽搐时，应立即告知医生，迅速予以解除喉梗阻的紧急措施。

（2）注意观察体温变化，温湿度要适宜，保持空气流通，必要时采用物理降温或根据医嘱使用退热药物，增加液体摄入，维持电解质平衡。

3. 专科护理

（1）评估患者咽部不适的程度，有无伴有呼吸不畅等症状。告知患者及家属缓解疼痛的方式，异常情况的观察及处理。

（2）做好口腔护理，遵医嘱使用含漱液漱口，保持口腔清洁。

（3）遵医嘱予以雾化治疗。指导患者配合按时及时雾化吸入，并观察患者有无胃部不适、疼痛、吞咽困难症状有无缓解。

4. 药物指导　遵医嘱给予足量的抗生素及激素药物，并观察用药后的疗效和不良反应，给予患者支持治疗。发热患者注意评估患者的摄入量，保持水电解质的平衡。

5. 饮食护理　指导患者进食清淡、易消化、高营养的温凉流质或软食，对于吞咽痛而拒绝进食的患者，遵医嘱予以静脉补充营养。

健康指导

1. 疾病知识指导

（1）及时诊断、积极治疗。若出现声嘶加重、犬吠样咳嗽、吸气性喉喘鸣、呼吸困难等症状时应立即前往就近医院急诊处理。

（2）向患者及家属讲解本病的特点及预防措施，提高警惕。指导家属如何观察呼吸异常情况。

（3）告知患者及家属感冒后不能自行随意使用镇咳、镇静药物，从而引起排痰困难，加重呼吸道的阻塞。

2. 饮食与活动指导　指导患者养成良好的生活习惯，多饮水，合理饮食，多食新鲜蔬菜水果，忌食辛辣刺激、坚硬、带刺食物，以免引起咽部不适。告知患者合理休息，加强锻炼，增强抵抗力的重要性。

3. 用药指导　遵医嘱按疗程用药，切勿自行停药或改药，服药期间观察有无胃部不适等其他异常情况。

4. 环境指导　保持室内空气清新，温湿度适宜。传染病高峰季节，必要时佩戴口罩或避免外出。

5. 复诊指导　告知患者复诊的时间、目的及重要性，嘱其定期复查。

6. 心理健康指导　告知患者相关疾病知识，缓解患者因知识缺乏而产生焦虑不安心理，告知患者积极面对原发疾病，并予以正确的护理措施，防止并发症的发生。

声带息肉护理常规

声带息肉是好发于一侧或双侧声带游离缘中 1/3 处，半透明白色或粉红色，表面光滑的肿物，也是最常见的能引起声嘶的疾病之一。

病因

常见以发声不当或过度用嗓为主要原因。本病多见于职业用声或用声过度的患者，也可继发上呼吸道感染。

临床表现

主要表现为声音嘶哑。其声嘶程度与息肉大小、形态及部位有关。长在声带游离缘处声嘶明显，长在声带表面对发声的影响小，轻者可为间歇性声嘶。巨大息肉者可堵塞声门引起呼吸困难和吸气性喉喘鸣。

检查

喉镜检查可见一侧或双侧声带前、中 1/3 交界处有白色、粉红色或半透明的肿物，表面光滑带蒂，可随呼吸上下活动。少数患者可出现整个声带弥漫性息肉样变。

诊断与鉴别诊断

1.诊断　根据病史及喉镜检查，结合患者职业、声嘶持续时间及程度可作出诊断。

2.鉴别诊断

（1）声带囊肿　通常比息肉更透明，且生长速度不同。

（2）声带癌　虽然息肉通常是良性的，但有时需要通过活检来与癌症相鉴别。

（3）声带结节　通常是由长期的声带刺激引起的，与息肉的位置和形态有所不同，常见双侧声带前、中 1/3 交界处有对称性结节状隆起。

治疗 / 处理原则

对于声带息肉的治疗，主要还是外科手术治疗，但由于嗓音与言语之间的复杂性和患者的耐受性，内科保守治疗同等重要。

1.手术治疗　根据息肉大小、部位等具体情况而定。主要方法有局麻下纤维（电子）鼻咽喉镜下切除、全麻显微支撑喉镜下切除术。

2.保守治疗　改变不良用嗓习惯，包括过度和滥用嗓音；禁吸烟忌饮酒；遵医嘱使用激素类、抗生素类和中药类药物等。激素类如布地奈德混悬液（普米克令舒）常规术后雾化吸入，具有抗炎消肿减轻声带黏膜充血等作用。

护理评估要点

1. 健康史 评估患者健康状况、年龄，评估既往的健康状况，外伤史、手术史、住院史、过敏史；询问患者有无用声不当或长期吸烟史，有无上呼吸道感染史，有无高血压病史，女性是否在月经期内。

2. 身体状况 评估患者声音嘶哑的程度、发声和持续时间、有无喘鸣和呼吸困难。

3. 心理 - 社会状况评估 评估患者的情绪状况，患者是否因持续声嘶影响工作或形象而就诊。应注意评估患者的文化层次、职业、生活习惯等，评估患者是否对如何保护声带、促进声带康复缺乏了解，以便提供针对性的护理措施。

护理诊断 / 问题

1. 有窒息的危险 与巨大息肉、手术创口出血、声带充血水肿阻塞气道导致呼吸困难有关。

2. 焦虑 与担心手术及预后有关。

3. 潜在并发症 出血、感染等。

4. 知识缺乏 缺乏疾病护理、嗓音保健康复相关知识。

5. 有营养失调的危险 低于机体需要量。与术后疼痛吞咽障碍有关。

护理措施

1. 术前护理

（1）心理护理 给予患者心理疏导与安慰，告知患者及家属疾病预后及转归，树立治愈疾病的信心。鼓励患者树立信心、坚持治疗。消除忧虑、恐惧的心理状态，有利于促进患者睡眠，增加食欲，增强体质，加速术后康复。

（2）病情观察

① 观察生命体征及血氧饱和度，尤其是呼吸、血压情况。

② 观察患者声嘶情况，有无加重；同时注意评估患者音质和音量变化。

（3）饮食护理 术前可进食高蛋白、高热量、高维生素、易消化的清淡饮食，忌辛辣及刺激性食物，禁烟酒。

（4）健康宣教

① 对患者及家属进行疾病相关知识宣教，包括疾病原因、临床表现、治疗方法、预后及自我护理知识等。

② 告知患者正确刷牙和使用漱口液的方法及注意事项，手术前 1 日用复方氯己定溶液漱口，2 ～ 3 次 / 天，以清除口腔内食物残渣及致病微生物，去除口臭，预防口腔感染。

③ 告知患者手术方式及目的，取得患者配合。

④ 告知患者及家属嗓音康复保健相关知识。减少大声讲话、避免过度用嗓或不正确用嗓。

（5）术前准备

① 完善术前检查：完善全麻术前常规检查及专科检查，排除手术禁忌，向患者及家属讲解术前检查的目的、方法及注意事项。

② 嘱患者术前 1 日做好个人清洁，沐浴，剪指甲，男性患者剃胡须，女性患者勿化妆，及时清除指甲油，饰品摘下交给家属保管。

③ 做好药物过敏试验：了解患者是否使用特殊药物，如抗凝药或麻醉禁忌药物等，及时通知医生，以免引起术中出血或麻醉意外。

④ 用物准备：纸巾、一次性杯子、吸管、尿壶／便盆等。

⑤ 胃肠道准备：术前按麻醉要求禁食禁饮。

2. 术后护理

（1）术后病情观察

① 观察生命体征及血氧饱和度，遵医嘱予以吸氧和心电监护。

② 观察患者痰液情况。如颜色、性质和量，注意有无出血、憋气及吞咽困难等症状。

（2）饮食与活动

① 术后 4～6 小时嘱患者进食无渣、冷或冰的流质或半流质食物，少量多餐，2 周后可进普食，忌辛辣、粗糙、过热、刺激性食物，忌烟酒。

② 术后嘱患者取侧卧位或半卧位，鼓励尽早下床活动。

（3）用药指导　遵医嘱予以抗生素和解热镇痛类药物静脉输入。予以抗炎消肿药物雾化吸入，观察药物疗效及可能出现的副作用。

（4）专科护理

① 术后遵医嘱予以吸氧和心电监护，严密监测患者生命体征及血氧饱和度，保持呼吸道通畅。

② 观察患者唾液及痰液的颜色和性状，避免用力咳嗽引起出血。

③ 及时评估患者有无咽喉部疼痛，采用疼痛评估工具，如量表评分、图像评分、声音评分等多种方式，帮助患者更准确、更方便地表达自己的疼痛程度。告知患者及家属缓解疼痛的方式，告知伤口疼痛为术后正常现象，可通过分散患者注意力的方式缓解；伤口剧痛时可进食冷流质或给予疼痛评估，根据评估分值及时告知医生，遵医嘱使用镇痛药物。

④ 术后用复方氯己定或康复新漱口液为患者清洁口腔，观察伤口渗血情况，提高患者舒适度。

⑤ 嗓音康复：避免用力咳嗽。术后严格休声 2 周，相对休声至 1 个月。勤做深呼吸动作，以防声带粘连。

（5）健康宣教

① 嘱患者避免用力咳嗽，休声 2～4 周促进伤口愈合。

② 嘱患者将口中分泌物及时吐出，勿咽下，以免引起胃部不适，同时利于观察出血情况，如有大量鲜红色血液流出，立刻呼叫医护人员。

③ 保持口腔清洁，术后勤漱口，预防伤口感染。

（6）心理护理　应加强与患者的沟通，耐心安慰患者，消除其恐惧、焦虑等情绪。患者术后常担心手术效果，护士应倾听患者的主诉，及时发现患者问题，提高患者安全感，增强其治疗信心。

健康指导

1. 疾病知识指导

（1）告知患者及家属本病的发生原因与预防，指导患者嗓音康复保健，正确发声，避免过度或错误用嗓。

（2）嗓音康复　告知患者疾病相关康复知识。经过规范化的嗓音训练，声带功能能得到良好的恢复。指导患者术后行共鸣发音训练、打哈欠训练及缓解紧张颈部肌肉放松训练。

2. 饮食与活动指导　养成良好的生活习惯，提高身体抵抗力，预防上呼吸道感染。恢复期避免辛辣、刺激、生硬、过热食物。

3. 用药指导　遵医嘱出院后继续应用雾化吸入减轻局部黏膜水肿，有胃酸反流的患者，口服保护胃黏膜的药，防止胃酸反流。

4. 环境指导　保持环境安静舒适，室内温湿度适宜，避免空气过于干燥。冬、春季外出时应戴口罩，减少对咽喉刺激。

5. 复诊指导　指导患者定期复查，以便了解手术创面恢复情况，如出现伤口出血不止立刻就近就医。

6. 心理指导　告知患者嗓音训练的重要性，减轻患者发声的困惑及疑虑，帮助患者回归正常生活，告知患者良好的情绪有助于疾病恢复。

喉乳头状瘤护理常规

喉乳头状瘤是喉部最常见的良性肿瘤，可发生在任何年龄，但以 10 岁以下儿童多见，一般在出生后 6 个月至 5 岁发病。临床上根据发病年龄分幼年型和成人型。发生在儿童者常为多发性、易复发，但恶变少，又常被称为复发性呼吸道乳头状瘤。成年人多发生于 20 ~ 40 岁，多为单发，有恶变可能。

病因

现认为与人乳头状瘤病毒（HPV）感染有关，其中以 HPV-6、HPV-11 为主。儿童型喉乳头状瘤的发病可能与母亲生殖系统 HPV 感染有关；成年型喉乳头状瘤感染方式可能与幼年时 HPV 感染潜伏或不洁生活方式有关。也有学者观点认为喉乳头状瘤与喉部慢性刺激及内分泌失调有关。由复层鳞状上皮及其下的结缔组织向表面呈乳头状生长，一般不侵犯基底组织。儿童型喉乳头状瘤往往多部位生长，可超出喉的界限，在下咽部、气管多处出现，并局部种植。严重者可在气管末端或左右支气管分叉处生长，有造成呼吸困难甚至窒息的危险可能。

临床表现

1. **进行性声嘶**　最常见的症状，嘶哑程度与肿瘤大小及生长部位有关，甚至可发展为失声，可伴有痰中带血。
2. **喉喘鸣**　上呼吸道被堵塞时，可出现喘鸣音。
3. **呼吸困难**　呼吸道被肿瘤堵塞，引起吸气性呼吸困难，可出现"四凹征"；儿童由于喉腔较小，肿瘤生长较快，易发生喉阻塞。

检查

1. **间接鼻咽镜或纤维（电子）鼻咽镜检查**　可见肿瘤呈淡红色或暗红色，表面不平，呈乳头状。成人患者以单个带蒂多见，儿童患者的基底较广，主要位于声带，可向上波及室带、会厌，向下延伸至声门下，气管内，从而更易引起呼吸困难症状。
2. **影像学检查 X 线或 CT 检查**　明确肿瘤位置、大小，侵犯范围，为手术拟订方案。
3. **病理学组织检查**　活检送病理检查以明确诊断。

诊断与鉴别诊断

根据病史、症状及喉镜检查，以及病理学组织检查可作出诊断。若已出现 Ⅱ 度呼吸困难，首先解除呼吸梗阻现象，保持气道通畅，结合辅助检查，进一步排除喉、气管相关肿瘤。

治疗 / 处理原则

本病治疗方式分为手术治疗和辅助治疗两种。辅助治疗无法立刻缓解喉乳状瘤的症状，手术治疗可通过外科操作直接清除病变，迅速缓解喉乳头状瘤患者的呼吸困难，改善声嘶。

1. 手术治疗　支撑喉镜下 CO_2 激光是最初用于喉乳头状瘤治疗的，也是喉乳头状瘤最常见的治疗方式。并发喉梗阻患者，应行气管切开术，解除呼吸道梗阻。有学者报道，经口机器人手术能够安全、有效地治疗口咽肿瘤。它与传统喉科手术最大的不同是能够沿口咽部进行非线性导航，非常适用于解剖结构复杂和术区暴露困难的患者，但其成本较高操作人员需要专业培训，因此应用推广较为困难。

2. 辅助治疗　应用贝伐单抗、HPV 疫苗、西多福韦等。

护理评估要点

1. 健康史

（1）评估患者健康状况、年龄，有无高血压病史，女性是否在月经期内。

（2）评估患者有无明显诱因如上呼吸道感染史；患儿需评估营养发育状况，是否复发，手术史等。

2. 身体状况　评估患者有无声音嘶哑、喉异物感、咳嗽、喉部疼痛、呼吸困难等不适，以及患者声嘶、呼吸困难的严重程度、发生和持续的时间。

3. 心理 - 社会状况评估　儿童喉乳头状瘤常反复发作，多次手术，既影响患儿生长发育，又增加家庭经济负担，家长十分焦虑。成人喉乳头状瘤多担心有恶变可能。医护人员应评估不同患者的年龄、文化程度及对疾病的认知程度等。

护理诊断 / 问题

1. 有窒息的危险　与肿瘤堵塞呼吸道导致呼吸困难有关。

2. 焦虑　与担心手术及预后、害怕反复发作有关。

3. 语言沟通障碍　与长时间声音嘶哑有关。

4. 知识缺乏　缺乏疾病的护理、预防及预后知识。

护理措施

1. 术前护理

（1）心理护理　评估患者的心理状况，给予患者心理疏导。由于长时间声嘶、易反复发作，影响工作及生活，使患者产生忧虑、恐惧心理。应给予安慰，鼓励患者树立信心、坚持治疗。消除忧虑、恐惧的心理状态，有利于促进患者睡眠，增加食欲，增强体质，提高组织的修复能力。

（2）病情观察

① 观察生命体征及血氧饱和度，尤其是呼吸情况，有无喉喘鸣、呼吸困难等症状。

② 若有呼吸困难，应及时评估呼吸困难分度，给予氧气吸入、协助患者半卧位休息，减少活动；协助医生做好气管切开术的准备。

（3）饮食护理　术前可进食高蛋白、高热量、高维生素、易消化的清淡饮食，忌辛辣及刺激性食物，禁烟酒，必要时予以口服营养补充剂。

（4）健康宣教

① 对患者及家属进行疾病相关知识宣教，包括疾病原因、临床表现、治疗方法、预后

及自我护理知识等。

② 告知患者正确刷牙和使用漱口液的方法及注意事项，手术前 1 日用复方氯己定含漱液漱口，2～3 次 / 天，以清除口腔内食物残渣及致病性微生物，去除口臭，预防口腔感染。

③ 告知患者手术方式及目的，若须行紧急气管切开术，术后一般短时间内不能拔管，须向患者及家属反复强调说明，取得患者配合。

（5）术前准备

① 完善术前检查：完善全麻术前常规检查及专科检查，排除手术禁忌，向患者及家属讲解术前检查的目的、方法及注意事项。

② 嘱患者术前 1 日做好个人清洁，沐浴，剪指甲，男性患者剃胡须，女性患者勿化妆，及时清除指甲油，饰品摘下交给家属保管。

③ 遵医嘱做好药物过敏试验。

④ 胃肠道准备：术前按麻醉要求禁食禁饮。

⑤ 用物准备：纸巾、一次性杯子、吸管、尿壶、便盆等。

2. 术后护理

（1）术后病情观察

① 观察生命体征及血氧饱和度，尤其监测呼吸情况，遵医嘱予以吸氧和心电监护。

② 观察口腔内有无渗血，记录分泌物的颜色、量及性质，预防伤口出血等并发症的发生。

③ 保持患者呼吸道通畅：术后安返病房后，协助患者抬高床头、指导其有效咳嗽排痰；遵医嘱使用雾化吸入，预防气道水肿。

④ 并发症的观察：观察有无呼吸道梗阻，术后 24～48 小时内，可出现不同程度的喉头水肿，甚至喉痉挛，易发生呼吸道梗阻或窒息现象。对于行气管切开术的患者，术后应严密观察患者气管导管是否固定在位，是否通畅，防意外脱管风险。气管切开术后并发症的观察与处理，详见本章节"气管切开术护理常规"。

（2）饮食与活动

① 术后 4～6 小时嘱患者进食无渣、温凉流质或半流质食物，少量多餐。

② 术后嘱患者取半卧位，以利于呼吸。口咽部无渗血患者，鼓励尽早下床活动。

（3）用药指导　遵医嘱予以抗病毒、消炎和解热镇痛类药物静脉输注，予以抗炎消水肿药物雾化吸入，观察药物疗效及可能出现的副作用。使用干扰素治疗期间，注意观察药物的不良反应，如发热、头痛、寒战、肌痛及胃肠功能紊乱等流感样症状，常出现在用药第 1 周，其中又以发热常见。注意及时对症处理，如不能缓解，及时通知医生调整用药剂量。

（4）专科护理

① 保持呼吸道通畅，由于手术刺激易引起喉头水肿发生窒息。注意观察患者呼吸的节律、频率和血氧饱和度变化。床旁备负压吸引器。

② 合理休声：术后嘱患者 2 周内避免出声，即使耳语也要避免，防止声带水肿。指导患者深呼吸，防止声带粘连。深呼吸以锁骨凹陷为有效，10 次 / 天，每次 30 下。

③ 预防伤口出血，观察患者分泌物的颜色和性状，避免用力咳嗽引起出血，如遇出血应做好止血、气道管理等抢救物品准备。

④ 评估患者疼痛的性质、部位和严重程度，告知伤口疼痛为术后正常现象，可通过分散患者注意力的方式缓解疼痛，疼痛未缓解时遵医嘱予以镇痛药物。

⑤口腔护理：术后用复方氯己定或康复新漱口液为患者清洁口腔，观察伤口渗血情况，提高患者舒适度。

⑥气管切开护理：如行气管切开患者，参考"气管切开术护理常规之术后护理"，应保持气管导管通畅，及时清理管内分泌物，做好气道湿化，防堵管脱管，定期更换气切纱布等，预防气切口伤口感染。

（5）健康宣教

①禁烟酒及辛辣刺激食物；嘱患者多饮水，保持呼吸道湿润。

②嘱患者将口腔中分泌物及时吐出，勿咽下，以免引起胃部不适，同时利于观察出血情况，如有大量鲜红色血液流出，立刻呼叫医护人员。

③保持口腔清洁，术后勤漱口，预防伤口感染。

（6）心理护理　应加强与患者的沟通，耐心安慰患者，消除其恐惧、焦虑等情绪。患者术后常担心手术效果，护士应倾听患者的主诉，及时发现患者问题，提高患者安全感，增强其治疗信心。

健康指导

1. 疾病知识指导

（1）该疾病易复发，指导患者及家属观察患者呼吸情况，观察有无喉喘鸣、发绀、"四凹征"及烦躁不安等缺氧表现。

（2）向患者告知高危因素，做好孕期产检规范管理，降低感染率。

（3）对带气管套管出院患者要做好出院指导，教会患者和家属有关气管切开的知识及操作。如气管套管的清洁、消毒、换药防止脱管等。对于儿童，在观察期间，如堵管无呼吸困难，尽量堵管呼吸，但要及时清洗内套管，有利于儿童喉部发育。

（4）培养良好的用声习惯，讲话适量，避免过度用嗓，避免大喊大叫，一旦出现声音嘶哑，及时到医院就诊。

2. 饮食与活动指导　养成良好的生活习惯，提高身体抵抗力，预防上呼吸道感染。恢复期避免辛辣、刺激、生硬、过热食物。适当补充可吸收钙及各种维生素，尽量弥补因多次手术对身体发育所造成的影响。

3. 用药指导　指导患者出院后遵医嘱坚持其他药物治疗，如干扰素的使用，注意观察药物的不良反应和治疗效果。用药期间，密切监测肝功能及血常规。

4. 环境指导　保持环境安静舒适，室内温湿度适宜。加强气道湿化。室温保持在18～20℃，湿度保持在60%～70%。

5. 复诊指导　指导患者定期复查，以便及时了解是否有复发征象；如患者出现呼吸不畅、四凹征阳性、喉喘鸣及烦躁等症状应立即到医院就诊。

6. 心理健康指导　告知患者及家属肿瘤有复发的可能性，鼓励患者以积极乐观的心态面对，配合良好的治疗和护理，一般预后较好。

喉癌护理常规

喉癌是头颈部常见的恶性肿瘤，96% ～ 98% 为鳞状细胞癌，其他病理类型少。流行病学显示喉癌发生率为 1% ～ 5%，以 50 ～ 70 岁人群为主。目前主要采取以手术为主的多学科综合治疗。早期发现、早期诊断、早期治疗非常重要，早期诊断是保证喉功能和去除病灶的重要手段。

病因

喉癌的病因不十分明确，流行病学资料证实与长期吸烟史、饮酒史、病毒感染、环境与职业因素、放射线、微量元素缺乏、免疫功能缺乏、性激素代谢紊乱等因素有关，常为多种致癌因素协同作用的结果。

临床表现

根据病变部位及病变范围，将喉癌分为声门上癌、声门癌、声门下癌和贯声门癌，各型临床表现不一。

1. 声嘶 是喉癌尤其是声带癌的典型表现。声门上癌及声门下癌向声门区生长时也可出现声音嘶哑。由于肿瘤本身的占位效应，侵犯杓状软骨、声门旁间隙或喉返神经受侵犯，导致声带运动障碍造成。声带癌起初可出现发音易倦及声音嘶哑，无其他不适，常不被重视，晚期患者仅可发出类似耳语的气流声，甚至失声。因此，凡 40 岁以上、声音嘶哑超过 2 周并伴有吸烟或饮酒史的患者需仔细行喉镜检查，早期筛查。

2. 咳嗽、咽喉疼痛不适、异物感或咯血 喉癌的非特异性症状。由于肿瘤对正常黏膜的刺激，引起咽喉部不适感及异物感，导致刺激性咳嗽。声门下癌早期症状不明显，容易忽略，当肿瘤发展到晚期出现刺激性咳嗽、咯血、声嘶及呼吸困难时才引起注意，因此需在纤维（电子）鼻咽喉镜下仔细检查。尤其是当血管受侵犯或肿瘤自身破溃时可出现痰中带血及咯血，极罕见的病例会因喉上动脉等大血管受侵犯出现严重的出血，可因大出血而死亡。

3. 呛咳 由于肿瘤直接侵犯环杓关节，或侵犯喉返神经及喉内肌影响其运动，都可出现不同程度的呛咳，症状可由于健侧环杓关节的代偿而有所缓解。声门上癌尤其是会厌癌，肿瘤占位影响吞咽动作中各肌群的协调运动而出现呛咳。

4. 呼吸困难 声门区为上呼吸道最狭窄的部位，当病情进展到一定程度，对侧声带失代偿时，导致声门区空间狭窄，患者可表现出呼吸困难。临床上，值得注意的是出现急性上呼吸道阻塞的患者，由于肿瘤合并感染导致其充血水肿、声门上癌的脱垂遮盖喉入口，可出现呼吸困难，甚至危及生命，须急诊处理。

5. 吞咽困难 见于晚期的声门上癌。晚期喉癌侵犯梨状窝甚至食管入口等，也可导致进行性吞咽困难，并多伴有呛咳。

6. 颈部包块 在原发肿瘤的同侧、对侧或双侧颈部可扪及质韧、无痛的结节，单个也可以多个，成串排列或融合成块。

检查

1. 喉镜检查 内镜辅助检查最重要的是观察病变部位、肿瘤的总体表现和生长模式，评估舌根、会厌、会厌谷、杓会厌皱襞、杓状软骨、杓间区、假声带、喉室、真声带、声门下以及下咽的部分解剖区的受累情况。电了（纤维）喉镜可以与动态喉镜结合应用，还可直接观察喉内结构、黏膜改变及声带活动情况，并通过活检做出病理诊断。若与窄带成像技术结合，可清晰显示黏膜表面微小病变，有利于早期喉癌的发现。

2. 触诊 注意喉体形态、活动度是否正常，有无触痛，颈前软组织和甲状腺有无肿块，颈部淋巴结是否肿大等。

3. 影像学检查 包括超声检查、CT、MRI 和 PET 检查等。对于肿瘤分期来说，影像检查可以提供有价值的解剖学信息，还可以帮助制定手术计划，对原发肿瘤可切除性做出初步判定。

4. 病变组织活检 尽管喉部鳞状细胞癌占喉部新生物的绝大多数，但在最终确定治疗方案前，仍需通过活检病理获得最可靠的诊断依据。如果临床高度怀疑恶性，需要反复活检。

诊断与鉴别诊断

1. 诊断 喉癌是一种发生在喉咙部位的恶性肿瘤，主要起源于喉黏膜上皮细胞。诊断喉癌通常需要综合病史询问、体格检查、影像学检查、内镜检查以及细胞学或组织病理学检查等方法。

2. 鉴别诊断

（1）喉结核 主要症状为喉部疼痛和声嘶。疾病晚期患者可出现剧烈痛，常妨碍进食。喉镜检查见喉黏膜苍白水肿，有表浅溃疡，上覆有黏脓性分泌物，偶见结核瘤呈肿块状。胸部 X 线检查，多伴有进行性肺结核。喉部活检可作鉴别。

（2）喉乳头状瘤 病程较长，可单发或多发，肿瘤呈乳头状突起，病变限于黏膜表层，无声带运动障碍。由于成人喉乳头状瘤易恶变，需活检鉴别。

（3）喉淀粉样变 并非真正肿瘤，主要表现为声嘶。是由于慢性炎症、血液和淋巴循环障碍、新陈代谢紊乱而引起的喉组织的淀粉样变。检查可见声带、喉室或声门下区的暗红色肿块，表面光滑、病理检查易于鉴别。

（4）喉梅毒 患者可出现声嘶，喉痛。喉镜检查多见于喉的前部，黏膜红肿，常有隆起的梅毒结节和深溃疡，组织破坏较重，愈合后瘢痕收缩粘连，致喉畸形。血清学检查及喉部活检可确诊。

治疗／处理原则

喉癌的治疗手段包括手术、放疗、化疗及生物治疗等，目前多采用以手术为主，辅助放化疗的综合治疗。

1. 手术治疗 是目前治疗喉癌的主要手段。安全范围内行肿瘤整体切除，手术在肿瘤的外围进行，达到外科临床根治。尽可能保全喉腔吞咽保护、发声和呼吸的生理功能，提高患者的生存质量。手术方式主要为喉癌喉显微外科激光手术、垂直半喉切除术、水平部分喉切除术或全切术等。

2. 放射治疗 用于有手术禁忌证的患者、广泛病变的术前控制、手术切缘不充分的补充治疗等。对部分早期喉癌及低分化、未分化癌可作为首选治疗措施，可分为根治性放疗、计划性术前和术后放疗、姑息性放疗。术后放疗通常在手术切口愈合后进行。放疗的剂量和疗程由肿瘤科根据具体情况而定。

3. 靶向治疗 包括细胞因子及免疫细胞治疗，是使用具有一定特异性的载体把药物或其他杀伤肿瘤细胞的活性物质选择性地运送到肿瘤部位，将治疗作用或药物效果尽量在特定的靶细胞、组织或器官内，而不影响正常细胞组织或器官功能。

护理评估要点

1. 健康史

（1）评估患者健康状况、年龄，有无高血压病史、冠心病史，有无服用阿司匹林等抗凝药物。

（2）评估患者有无长期慢性喉炎或其他喉部疾病，如喉白斑、喉角化症、喉乳头状瘤等。询问患者有无肿瘤家族史等。

（3）了解患者是否长期吸烟、饮酒、接触工业废气等。

2. 身体状况 根据肿瘤发生的部位，四种类型的喉癌临床表现不一样，评估重点不同。评估患者有无声嘶、咽痒、异物感、呼吸困难、咳嗽、吞咽困难及淋巴结转移、痰中带血或咯血等症状。

3. 心理－社会状况评估

（1）评估患者的情绪状况，有无恐惧焦虑等情绪。

（2）了解患者的年龄、性别、文化层次、职业、社会职位、压力应对方式、对疾病的认知程度、经济收入、医疗费支付方式、家庭情况等。

（3）应根据患者的心理情况及时进行疏导，协助患者选择有效的、能够接受的治疗方案。

护理诊断／问题

1. 有窒息的危险 与肿瘤压迫呼吸道、术后伤口出血、气管导管堵塞或意外脱管有关。

2. 有营养失调的危险 低于机体需要量。与肿瘤消耗及术后疼痛吞咽障碍摄入不足有关。

3. 疼痛 与手术创伤大、伤口加压包扎有关。

4. 语言沟通障碍 与气管切开或喉切除有关。

5. 焦虑 与担心病情恶化及预后有关。

6. 潜在并发症 出血、感染、咽瘘、乳糜漏等。

7. 知识缺乏 缺乏疾病相关知识。

护理措施

1. 术前护理

（1）心理护理 鼓励患者树立信心、坚持治疗。消除忧虑、恐惧的心理状态，有利于促进患者睡眠，增加食欲，增强体质，提高组织的修复能力。

（2）术前病情观察

① 观察生命体征及血氧饱和度，尤其是呼吸情况，有无喉喘鸣及吸气性软组织凹陷，

有无发绀等缺氧表现。对有呼吸困难的患者，嘱其卧床休息，减少活动；床旁备好气管切开插管包，予以吸氧。

② 观察患者进食情况，有无吞咽困难，遵医嘱给予静脉营养支持。

（3）饮食护理　术前进行营养评估，采用营养风险筛查（NRS-2002）量表进行评估，实施合理术前营养治疗，降低术中风险，减少术后并发症；鼓励患者进食高蛋白、高热量、高维生素、易消化的清淡饮食，忌辛辣及刺激性食物，禁烟酒，必要时予以口服营养补充剂。

（4）健康宣教

① 对患者及家属进行疾病相关知识宣教，包括疾病原因、临床表现、治疗方法、预后及自我护理知识等。

② 告知患者正确刷牙和使用漱口液的方法及注意事项。手术前1日用复方硼酸溶液漱口，2～3次/天，以清除口腔内食物残渣及致病性微生物，去除口臭，预防口腔感染。

③ 告知患者手术方式及目的，取得患者配合。

④ 掌握有效咳嗽、咳痰的方法，指导患者练习腹式呼吸和床上大小便。

（5）术前准备

① 完善术前检查：完善全麻术前常规检查及专科检查，排除手术禁忌，向患者及家属讲解术前检查的目的、方法及注意事项。

② 术前1日遵医嘱备皮，必要时剃光头，保持术野清晰，术区清洁。

③ 嘱患者术前1日做好个人清洁，沐浴，剪指甲，男性患者剃胡须，女性患者勿化妆，及时清除指甲油，饰品摘下交给家属保管。

④ 做好药物过敏试验和交叉配血。

⑤ 用物准备：纸巾、一次性杯子、吸管、尿壶/便盆等。

⑥ 胃肠道准备：术前按麻醉要求禁食禁饮。

2. 术后护理

（1）术后病情观察

① 观察生命体征及血氧饱和度，尤其监测呼吸、血氧饱和度等变化，遵医嘱予以吸氧和心电监护，床旁备负压吸引器。

② 密切观察病情，做好并发症预见性护理。a.行显微镜微创手术的患者，患者术后极易发生急性喉水肿，喉痉挛主要发生在术后12小时内，要密切观察呼吸、氧饱和度，询问患者感受，发现胸闷、气喘、咽部异物感、呼吸困难、吞咽困难等症状时，及时报告医生，及时采取措施，并做好气管切开准备。b.行喉部分切除术或全喉切除术的患者，观察患者唾液及痰液的性状，有无呼吸困难；观察颈部伤口情况，有无肿胀、出血、注意伤口引流管内引出液量及性状；密切观察患者有无皮下气肿，明确皮下气肿的位置与范围。

③ 密切观察患者体温变化；观察术区伤口周围是否红、肿、热、痛；闻有无腐臭味，有无感染征象。若体温超过38.5℃，或伴有伤口突然异常疼痛、自觉局部肿胀等异常表现，通知医生及时处理，遵医嘱检查血常规、血培养。

④ 并发症的观察：观察有伤口引流管是否有大量淡黄色液或乳白色液体引出，警惕乳糜漏的发生。同时嘱患者术后1周内勿做频繁吞咽动作，勿将口水咽下。唾液中的消化酶影响手术创口愈合，可能导致咽瘘发生。

（2）饮食与活动

① 行微创手术的患者，术后4～6小时嘱患者进食无渣、冷或冰的流质或半流质食物，

少量多餐，适当多吃富含铁、叶酸等造血食物，如猪肝、蛋黄、瘦肉、黑木耳等。术后嘱患者取侧卧位或半卧位，鼓励尽早下床活动。

② 行喉部分切除术或全喉切除术的患者，指导患者床上活动；避免头颈部过度左右摆动，尽量保持前倾位。术后留置胃管者予以胃肠减压 24 ～ 48 小时；加强营养管理，制定个性化营养方案和吞咽训练方案，术后 2 ～ 3 天即可行口咽操训练，锻炼吞咽功能。遵医嘱 7 ～ 14 天可试着经口进食（部分喉切除者进食团状食物、全喉切除者进食流质），进食顺利后拔除胃管，给予高热量、易消化的半流质饮食或软食，避免粗糙、刺激性食物。

（3）用药指导　遵医嘱予以抗生素，观察用药后的反应。

（4）专科护理

① 保持呼吸道通畅，床旁备负压吸引器，及时清除口鼻、气管导管内分泌物。

② 预防伤口出血，观察患者口鼻、气管导管内分泌物的颜色和性状。

③ 鼓励早期下床活动，遵循起床"三部曲"，警惕头晕、乏力，预防跌倒。

④ 评估患者疼痛的性质、部位和严重程度，告知伤口疼痛为术后正常现象，可通过分散患者注意力的方式缓解疼痛，疼痛未缓解时遵医嘱予以镇痛药物。

⑤ 评估患者有无咽部黏膜挫裂伤、舌根压迫性水肿、牙齿松动、脱落等，协助患者进行口腔护理，每日 3 次，保持口腔清洁，提高患者舒适度。

⑥ 观察并记录引流液颜色、性质、量，各管道妥善固定，保持通畅，标识清楚，做好留置管道注意事项的宣教，防止意外脱管。保持负压引流管通畅。

⑦ 观察患者呼吸情况，监测血氧饱和度；定时湿化吸痰，防止痰液阻塞气道；鼓励患者深呼吸和咳嗽，排出气道分泌物，保持呼吸道通畅，防止肺部感染。内套管一天换 2 ～ 3 次，套管内有痰时，随时更换。

⑧ 鼓励患者与医护人员沟通，利用写字板等工具表达。注意患者日常生活情况，积极激励、表扬患者，使患者获得认可，增强信心。

⑨ 指导行喉部分切除术患者术后早期进行吞咽功能训练。a. 进行舌操训练、口腔感觉训练和咽部冷刺激、空吞咽、屏气发声运动和颈部活动训练等；b. 进行摄食训练，包括摄食不同性状的食物，调整一口量，根据患者的手术方式，调整合适的吞咽体位，利用健侧吞咽，用手捏住鼻子吞咽等。

⑩ 术后及时观察患者是否出现颈部僵硬、肩颈麻木等不适症状，指导患者行肩颈功能康复锻炼。全麻清醒后 6 小时，首先用患侧五指同时做屈伸、握拳、屈腕活动；术后第 1 ～ 2 天，用患侧手臂做旋腕运动、屈肘运动；术后第 3 天，用健手扶助患手摸同侧耳及对侧肩；术后第 4 ～ 5 天，用患侧手臂越过头顶摸对侧耳，并将双手放于颈后，开始可低头位，逐渐到抬头挺胸位；术后第 6 ～ 7 天，练习肩关节功能，包括梳头、耸肩运动。以上项目均 3 次/天，3 ～ 5 分钟/次。

（5）健康宣教

① 指导患者正确用声，鼓励患者适当说话以防粘连，练习腹式呼吸。

② 指导患者深呼吸，有效咳嗽排痰的方法：先深吸气 2 次后屏气，再适当用力咳出，同时可用手轻轻按伤口，以减轻疼痛。每天应定时配合拍背以促进排痰。

③ 向患者及家属讲解气道改道及气管导管的重要性，告知患者及家属不可遮盖或堵塞颈部造瘘口。

（6）心理护理　帮助患者适应自己形象的改变，关注、尊重患者，鼓励患者说出内心感受，介绍成功案例，开展病友交流活动，调动家庭社会支持系统。及时发现患者问题，提高患者安全感，增强其治疗信心。

健康指导

1. 疾病知识指导

（1）告知患者家属气管导管居家护理的方法。保持气管导管通畅，定期更换消毒，保持气管导管固定妥善，防止意外脱管，松紧度以放1手指为宜。

（2）每日要定时更换气管切开护理垫，观察造瘘口是否有痰液或痰痂附着，观察气切口皮肤周围情况，有无红肿、破溃。

（3）指导患者正确发声，坚持嗓音康复训练，恢复声带功能，达到日常沟通语言需求。

（4）全喉切除术患者术后3～4个月可开始食管发音训练，或正确使用电子喉。指导患者把吞咽进入食管的空气从食管冲出去，产生声音，再经咽腔和口腔调节动作，构成语言。电子喉发音具体是将电子喉放在患者的颏部或颈部，利用音频振荡器发出声音，还可采取食管气管造瘘术插入发音钮。

2. 饮食与活动指导
养成良好的生活习惯，提高身体抵抗力，预防感染。加强头颈功能、肩颈功能锻炼及吞咽康复训练。

3. 用药指导
遵医嘱术后1周是否需要继续抗炎治疗；遵医嘱可使用布地奈德混悬液进行雾化吸入，保持气管导管通畅。

4. 环境指导
保持室内温湿度适宜；必要时对室内空气进行加湿，防止痰液干燥结痂、痰液难以咳出及堵塞套管；如果气道内有痂皮形成，出现呼吸不畅情况，应立即前往医院，切勿自行清理，以免痂皮坠入气管内。

5. 复诊指导
定期复查，复查频率为1个月内每2周1次，3个月内每月1次，1年内每3个月1次，1年后每半年1次。如发现造瘘口出血、呼吸困难、造瘘口有新生物或颈部扪及肿块等情况时立即就诊，随诊5年。

6. 心理健康指导
鼓励患者倾诉，告知患者疾病相关知识，鼓励面对现实，积极配合治疗，树立信心。

气管切开术护理常规

气管切开术是一种切开颈段气管前壁，插入气管套管，并通过气管套管呼吸的急救手术，以确保患者的呼吸道通畅。一般在第 2 ～ 4 气管环处切开气管，避免第 1 环，以免损伤环状软骨而导致喉狭窄。该手术通常在患者需要长期呼吸机辅助呼吸或无法自主呼吸时进行，以确保 O_2 能够顺利进入肺部并 CO_2 能够顺利排出体外。气管切开术是一种重要的治疗方法，可以挽救患者的生命。

适应证

1.**喉阻塞**　任何原因引起的Ⅲ～Ⅳ度喉阻塞，尤其病因不能很快解除时应及时行气管切开术。

2.**下呼吸道分泌物潴留、阻塞**　如昏迷、颅脑病变、多发性神经炎、呼吸道烧伤、胸部外伤等。

3.颌面部、口腔、咽、喉部手术时，为防止血液流入下呼吸道或术后局部肿胀阻碍呼吸，行预防性气管切开术。

4.需长时间使用呼吸辅助治疗的患者。

护理评估要点

1.**健康史**

（1）评估患者健康状况、年龄，有无高血压病史，女性是否在月经期内。

（2）评估患者发病的危险因素，有无过度疲劳、上呼吸道感染病史，既往有无喉部外伤、吸入异物、喉部肿瘤史、甲状腺手术史、气管插管病史等。

2.**身体状况**

（1）评估患者呼吸情况，呼吸困难的程度，持续时长，有无吸气性喉喘鸣、吸气期软组织凹陷、缺氧症状等。

（2）评估患者对疾病的认知和配合程度。

3.**心理 - 社会状况评估**　患者常由于呼吸困难出现紧张、恐惧、负面、焦虑等情绪。护士应注意评估患者和家属心理状况，评估不同年龄、文化程度的患者对疾病的认知程度，以提供全面有效的护理措施。

护理措施

1.**术前护理**

（1）**心理护理**　给予患者心理疏导，告知患者及家属疾病预后及转归，树立治愈疾病的信心。消除忧虑、恐惧的心理状态，有利于促进患者睡眠，增加食欲，增强体质，提高组织的修复能力。

（2）病情观察

① 严密观察生命体征及血氧饱和度，尤其是呼吸情况。

② 观察患者有无缺氧症状，有无呼吸深快、心率加快、血压上升，有无坐卧不安、烦躁、发绀，有无大汗淋漓、脉搏细弱且快速或不规则，呼吸快而浅表、惊厥、昏迷，甚至心搏骤停等症状。

③ 动态评估患者呼吸困难程度，及时观察并做出合理紧急处理（详见本章"喉梗阻护理常规"）。

（3）饮食护理　术前可进食高蛋白、高热量、高维生素、易消化的清淡饮食，忌辛辣及刺激性食物，禁烟酒，必要时予以口服营养补充剂。

（4）健康宣教

① 对患者及家属进行疾病相关知识宣教，包括疾病原因、临床表现、治疗方法、预后及自我护理知识等。

② 告知患者正确刷牙和使用漱口液的方法及注意事项，手术前 1 日用复方硼酸溶液漱口，2 ～ 3 次 / 天，以清除口腔内食物残渣及致病性微生物，去除口臭，预防口腔感染。

③ 告知患者手术方式及目的，取得患者配合。

（5）术前准备

① 完善术前常规检查及专科检查，排除手术禁忌，向患者及家属讲解术前检查的目的、方法及注意事项。

② 床旁备好氧气、吸引器、头灯、气管切开包，符合患者型号的气管套管等。见表 4-1。

表 4-1　气管套管口径选用表

号别	00	0	1	2	3	4	5	6
内径（mm）	4	4.5	5.5	6	7	8	9	10
长度（mm）	40	45	55	60	65	70	75	80
适用年龄	1~5 个月	1 岁	2 岁	3~5 岁	6~12 岁	13~18 岁	成年女子	成年男子

③ 如需特殊检查如胸片、CT 时，应有医务人员陪同。

2. 术后护理

（1）术后病情观察

① 观察生命体征及血氧饱和度，尤其监测血压和脉搏等变化，遵医嘱予以吸氧和心电监护，床旁备负压吸引器。

② 观察有无皮下气肿，皮下气肿的位置与范围。

③ 观察痰液、口腔分泌物的颜色、性质和量，注意有无咯血、憋气等症状。

④ 观察伤口有无活动性出血，有无肿胀，若发现活动性出血，应及时告知医生进行处理。

（2）饮食与活动

① 术后 4 ～ 6 小时嘱患者进食无渣、冷或冰的流质或半流质食物，少量多餐，适当多吃富含铁、叶酸等造血食物，如猪肝、蛋黄、瘦肉、黑木耳等。

② 术后嘱患者取侧卧位或半卧位，告知患者尽量保持头前倾位，避免头颈部过伸悬空

及头部过度活动，影响伤口的愈合，鼓励尽早下床活动。

（3）用药指导　遵医嘱予以消炎止痛、化痰止咳类药物静脉输入，予以化痰止咳药物雾化吸入，观察药物疗效及可能出现的副作用。在使用药物时，应遵循医生的建议和处方，严格按照药物剂量和使用频率来服用药物。如果患者出现药物过敏或不良反应，应立即停止使用药物，并告知医生或护士。

（4）专科护理

① 保持气管导管通畅：有分泌物时应及时抽吸，气管内套管消毒应每日 2～3 次，清洗消毒后立即放回，不宜离外套管时间过久，以防外套管被分泌物阻塞。

② 保持下呼吸道通畅：保持病房适宜的温度和湿度。选用合适的湿化方式，目前临床上使用 0.45% 的生理盐水、灭菌注射用水进行气管切开持续湿化。鼓励患者深呼吸，有效咳嗽、咳痰。

③ 每日做好气管切开护理，无菌纱布垫应每班更换，必要时应随时更换，减少切口及肺部感染的机会。围术期也要密切观察患者体温变化，切口有无渗血及脓性渗液情况，分泌物有无腥臭味等异常情况，需及时报告医生处理。

④ 做好日常气囊管理。维持气囊压力在 20～30cmH$_2$O 之间。建议每 4 小时检查气囊压力，每次放气 5～10 分钟；但胃管鼻饲后 1～2 小时内尽量不要放松气囊，以减少误吸风险。但对于误吸风险高的患者，采取持续气囊充气的方式较间断气囊放气方式可显著降低肺部感染的发生率。

⑤ 评估患者疼痛的性质、部位和严重程度，告知伤口疼痛为术后正常现象，可通过分散患者注意力的方式缓解疼痛，疼痛未缓解时遵医嘱予以镇痛药物。

⑥ 口腔护理，术后用复方氯己定或康复新漱口液为患者清洁口腔，观察伤口渗血情况，提高患者舒适度。

⑦ 鼓励患者下床活动，协助患者拍背，预防肺部感染。

⑧ 做好床旁交接工作，尤其是气管切开患者。检查气管外套管是否妥善固定，系带松紧度以能容纳 1 个手指为宜；告诉患者和家属不得随意解开或更换系带；动态评估患者系带松紧，术后 3 天内可能有水肿或皮下气肿，待肿胀消退后系带会变松，此时应警惕意外脱管。

⑨ 拔管：经治疗，呼吸道阻塞症状解除，呼吸恢复正常，可考虑拔管。拔管前先堵管48～72 小时，即在活动及睡眠时呼吸平稳，方可拔管。拔管后伤口经消毒清洁后用蝶形胶布拉拢固定，并在 1～2 天内严密观察呼吸，嘱患者不要随意离开病房。

⑩ 术后并发症的观察和护理

a.窒息：观察有无痰痂或异物堵管或外套管脱出气管外。取少许棉絮置于气管套管口上，观察是否随呼吸飘动来测试通气情况。若患者出现呼吸费力，随即口唇青紫、烦躁不安，应立即取出气管内套管行气管内吸痰。若吸痰管插入困难或气管套管口测不到气流，应立即通知医生进行紧急处理。

b.皮下气肿：最为常见。由于过多分离气管前软组织或气管切口过长及皮肤切口缝合过紧；切开气管或插入套管时发生剧烈咳嗽，气体经切口进入颈部软组织中。皮下气肿一般在24 小时内停止发展，可在 1 周左右自行吸收。严重者应立即拆除切口线，以利气体逸出。

c.纵隔气肿和气胸：观察患者的呼吸情况以及缺氧症状有无改善，若病情恶化，呼吸困难加重，应警惕是否有纵隔气肿或气胸发生。

d. 出血：密切观察患者气切口伤口出血量，防止血液进入气道引起误吸；若出血不止，应积极评估，做好手术准备，谨防血痂堵塞气管导管引起窒息。

e. 气管食管瘘：观察进食时有无呛咳。

f. 拔管困难：堵管后观察有无呼吸困难。

（5）健康宣教

① 保持气管切开口周围的清洁，定期更换气管切开管和敷料，避免感染。

② 不要私自将导管系带解开，防止脱管和拔管。

③ 告知患者若气切口或口咽部有鲜红血液渗出，立马呼叫医护人员。

④ 教会患者深呼吸，有效咳嗽排痰的方法：先深吸气2次后屏气，再适当用力咳出，同时可用手轻轻按伤口，以减轻疼痛。每天应定时配合拍背以促进排痰。避免用力过大，以免引起呼吸困难或其他不适。在空气湿度较低的环境中，可以使用加湿器或蒸汽浴来帮助软化痰痂。

（6）心理护理　应加强与患者的沟通，耐心安慰患者，消除其恐惧、焦虑等情绪。患者术后常担心手术效果，护士应倾听患者的主诉，及时发现患者问题，提高患者安全感，增强其治疗信心。

健康指导

1. 疾病知识指导

（1）积极治疗原发病。通过病友交流会向患者及家属讲解喉阻塞的原因和如何预防。

（2）增强免疫力，防止呼吸道感染。

2. 饮食与活动指导　养成良好的生活习惯，提高身体抵抗力，预防上呼吸道感染。恢复期避免辛辣、刺激、生硬、过热食物。

3. 用药指导　出院需要继续抗炎治疗者，密切观察用药后不良反应，有无恶心、呕吐及胃部不适。

4. 环境指导　保持环境安静舒适，室内温湿度适宜，避免空气过于干燥。

5. 复诊指导　遵医嘱定期复查，以便了解手术创面恢复情况，如再次出现呼吸困难等症状随时就诊。

6. 带管出院患者，应教会患者及家属相关注意事项　①气管套管护理方法；②湿化气道和增加空气湿度的方法；③洗澡时防止水流入气管，不得进行水上运动；④外出时注意遮盖气管套管口，防止异物吸入；⑤定期门诊随访；⑥注意保持外套管固定，不可自行解开系带。如发生气管外套管脱出或再次呼吸不畅，应立即到医院就诊。

第五章
气管、支气管及食管疾病护理常规

气管、支气管异物护理常规

气管、支气管异物是耳鼻咽喉科常见临床急症之一，可导致喉痉挛、喉水肿、急性呼吸困难、肺不张、慢性肺部感染，严重时可出现危及患者生命的心肺、呼吸衰竭等严重并发症。气管、支气管异物有内源性异物和外源性异物，前者为呼吸道内的假膜、血块、干痂、干酪样坏死物等，后者为花生、瓜子、笔帽、铁钉、小玩具等，临床上以外源性异物多见。婴幼儿由于臼齿未萌出，咀嚼功能差，喉头保护性反射功能不良，咳嗽反射不健全，导致异物多发生于3岁以下婴幼儿，偶见于健康成年人。老年人及昏迷患者由于咽反射迟钝，易发生误吸。最常见的异物为瓜子、花生米、黄豆、栗子、玉米粒、图钉、发卡、小球等。

病因

气管、支气管异物发生，主要原因如下。

1. 误吞 幼儿口含异物（或食物）哭、笑、嬉戏过程中容易发生误吞；走路不稳，易跌倒，此时口内若有食物或异物，也容易造成误吞；此外，幼儿喉的防御反射功能差，保护作用不健全，磨牙尚未萌出，咀嚼功能差，都是容易发生呼吸道异物的原因。

2. 误吸 全麻、昏迷、酒醉等状态的患者或老年人，由于吞咽功能不全，咽反射减弱，易将口咽部异物误吸入呼吸道，呕吐物清除不及时，也可吸入气管内。

3. 工作生活因素 部分健康成年人由于职业工作习惯，喜将针、钉及扣等含于口中，遇有外来刺激或突然说话时可不慎发生误吸。

4. 医源性因素 气管、支气管手术中，器械装置断裂或脱落进入气管，或切除的组织突然滑落入气道内，或部分口咽异物及鼻腔异物，在诊治过程中可发生异物位置的突然变动，而误吸入下呼吸道。长期食管内存留的尖锐异物突入气管内，也可能形成气管食管瘘及气管异物。

5. 其他因素 精神病患者或企图自杀者的主动行为。

临床表现

根据异物所在部位有不同临床表现，具体如下。

1. 气管异物 异物进入气管立即发生剧烈呛咳，并有憋气、呼吸不畅等症状。随着异物贴附于气管壁，症状可暂时缓解；若异物轻而光滑并随呼吸气流在声门裂和支气管之间上下活动，可出现刺激性咳嗽，闻及拍击音；如异物较大，阻塞气管，随时可能上至声门引起呼吸困难或窒息。

2. 支气管异物 患者有咳嗽、喘、发热等症状，非活动性支气管异物，可引起一系列具有特征性的临床表现，如肺气肿、肺不张、支气管肺炎等。长期停留者甚至导致支气管扩张、肺脓肿。尖锐异物对支气管壁有损伤者还可引起纵隔气肿和气胸。呼吸困难的程度与异物部位及阻塞程度有关。主支气管完全阻塞时，听诊患侧呼吸音消失；不完全阻塞时，可出现一侧呼吸音降低。

检查

1. **X线检查** X线不能穿透的异物（阳性异物），可直接显影，例如金属类的小钉、硬币等；X线可穿透的异物（阴性异物），不能直接显影，例如植物类的花生、瓜子等。阳性异物可以直接见到异物影像，不难诊断；阴性异物不能显影，主要依靠间接征象进行诊断。

2. **CT检查** 尤其是多排螺旋CT有助于明确有无异物并确定其阻塞部位。

3. **气管镜检查** 为气管、支气管异物确诊的"金标准"。气管镜检查既可明确诊断或排除气管异物，同时又是异物取出的有效手段。

诊断与鉴别诊断

1. **诊断** 明确的异物吸入史，典型的临床症状和体征，结合影像学检查，多数病例诊断不难。

2. **鉴别诊断** 气管、支气管异物的鉴别诊断主要包括与其他可能导致类似症状的疾病或情况区分，这些疾病或情况可能包括以下几种。

（1）哮喘 哮喘引起的咳嗽和呼吸困难通常伴有喘息声，而且咳嗽多在夜间或早晨加剧，与活动有关，通常不伴有发绀。

（2）肺炎 肺炎可能会引起发热、咳嗽、胸痛和呼吸困难，但这些症状通常不会突然发生，且可能有发热和咳痰。

（3）气管炎 气管炎可能会引起咳嗽和呼吸困难，但这些症状通常不会突然发生，且可能有发热。

（4）肺水肿 肺水肿是一种严重的病理状态，表现为呼吸困难、端坐呼吸、咳嗽和发绀，但通常与心脏病或其他心血管问题有关。

治疗/处理原则

1. **治疗原则** 气管、支气管异物有危及生命的可能，取出异物是唯一有效的治疗方法。因此，治疗原则是尽早取出异物，防止窒息及其他呼吸道并发症的发生。

手术方式有经直接喉镜与经支气管镜取出异物两种方式，经直接喉镜适用于嵌顿于喉前庭、声门区或声门下区、主气管内活动的异物；经支气管镜取出异物是最常用的有效治疗手段。根据年龄、性别、身体实际发育情况选择合适的直接喉镜和支气管镜，根据异物性质、大小和形态准备合适的异物钳。

2. **紧急处理措施**

（1）Ⅲ度和Ⅳ度呼吸困难 应立即给予吸氧、心电监护（必要时气管插管辅助机械通气），开放静脉通路，建立绿色通道，急诊手术。

（2）支气管异物活动易位引起的呼吸困难 如果是婴幼儿，应立即将其头位向上竖抱扣背，促使异物落于一侧支气管；如果是成人，应将其置于半坐位，以利于呼吸；如果患者意识不清或有呕吐风险，应将其置于侧卧位，头转向一侧，以防止误吸，同时立即准备急诊手术。

（3）出现皮下气肿、纵隔气肿或气胸等并发症 麻醉术前评估存在影响麻醉安全风险的，需先治疗肺气肿或气胸，实施胸腔闭式引流或皮下穿刺排气，待积气消失或明显缓解后，再行异物取出术；如果气肿继续加重且患者出现呼吸衰竭，应在矫正呼吸、循环衰竭的同时，立即实施手术取出异物。

（4）伴发高热、脱水、酸中毒或处于衰竭状态　评估异物尚未引起明显阻塞性呼吸困难者，应先改善全身情况，待病情好转后再实施手术。

（5）意识丧失、呼吸心搏骤停　应立即就地实施心肺复苏，开放静脉通路，复苏成功后立即行异物取出术。

护理评估要点

1. 健康史

（1）评估患者有无异物吸入史，如有无进食果冻或坚果类食物，有无将豆类、玩具等放入口中或鼻腔，进食时有无说话、大笑、哭闹或跌倒，全麻、昏迷、酒醉等状态的患者或老年人有无误吸或义齿脱落等。

（2）询问患者有无突然剧烈呛咳、短暂憋气等表现。

（3）询问发病的过程、时间，异物的种类、大小、形状，有无院外处理等。

2. 身体状况

（1）全身症状　观察患者有无面色发绀、呼吸困难、咳嗽及喘鸣等。

（2）体征　观察有无患侧的胸廓隆起和呼吸运动减弱；有无气管移位，叩诊鼓音等。

3. 心理 - 社会状况　患者因剧烈咳嗽、憋气甚至窒息感易出现极度的恐惧和紧张，评估患者及其家属的情绪状态和对疾病的认知程度等，做好心理安抚。

护理诊断 / 问题

1. **有窒息的危险**　与气管及支气管内异物堵塞气道有关。

2. **恐惧**　与呼吸困难及担心预后有关。

3. **潜在并发症**　肺炎、肺不张、肺气肿、气胸、心力衰竭。

4. **知识缺乏**　缺乏气管、支气管异物相关急救知识。

护理措施

1. 术前护理

（1）心理护理　安抚患者，使其保持情绪稳定。告知患者及其家属治疗的目的、方法及预后，以消除紧张、焦虑等负面心理。向患者及其家属交代病情，做好解释工作，取得患者及其家属的配合。

（2）病情观察

① 严密监测生命体征，尤其呼吸和血氧饱和度情况。

② 评估患者口唇色泽神志变化。

（3）饮食护理　告知患者术前禁食禁饮的重要性。

（4）健康宣教

① 疾病宣教：使患者保持安静，避免哭闹，减少活动。清洁口腔，取下义齿。尽量减少对患者的刺激，各项操作集中进行。

② 手术宣教：告知患者手术方式及目的，取得患者配合。备好急救物品，危重患者应

先紧急行气管切开术。

（5）术前准备

① 完善术前检查：完善全麻术前常规检查及专科检查，向患者及家属讲解术前检查的目的、方法及注意事项。

② 遵医嘱予以氧气吸入、心电监护、补液、抗感染治疗，床旁备负压吸引和气管切开插管包，做好气管切开的准备。

2. 术后护理

（1）术后病情观察

① 监测生命体征，尤其呼吸和血氧饱和度情况。

② 观察神志、皮肤色泽情况，有无再发呼吸困难。

③ 观察口腔分泌物情况，有无咯血等症状。

④ 并发症：观察有无肺炎、喉水肿、喉痉挛等的发生。

（2）饮食与活动

① 术后 4～6 小时嘱患者进食无渣、柔软、冰凉流质或半流质食物，2 周后可进普食，忌辛辣、粗糙、过热、刺激性食物，少量多餐，进食后尽量多喝水，忌烟酒。

② 术后嘱患者取侧卧位或半卧位，麻醉清醒后鼓励患者早期下床活动。

（3）用药指导　遵医嘱使用抗生素和激素，以控制感染、防止喉头水肿。

（4）专科护理

① 保持呼吸道通畅：严密监测患者呼吸和血氧饱和度情况，遵医嘱予以吸氧和使用抗生素及激素治疗，床旁备负压吸氧和气管切开包。

② 保持口腔清洁：术后指导患者正确使用复方氯己定和康复新溶液清洁口腔，并告知注意事项。

（5）健康宣教

① 嘱患者纠正不良饮食习惯，避免进食过程中嬉戏打闹分散注意力。

② 告知患者常见易误吸异物种类，如花生、瓜子、豆类等。

（6）心理护理　加强对患者的术后宣教，解答患者的疑问，减轻他们的焦虑和恐惧；鼓励患者表达自己的感受，提供必要的情绪支持。

健康指导

1. 疾病知识指导　呼吸道异物是最常见的儿童意外伤害之一，也是一种完全可以预防的疾病，应加强宣传教育，提高人们对此病危险性的认识，了解预防知识，防止此病的发生。

（1）避免给 3～5 岁以下的小儿吃花生米、瓜子、豆类等食物。

（2）小儿的食物应尽可能捣烂、碾碎。

（3）家长在孩子吃饭时不能训斥、打骂孩子；孩子哭闹时不可往孩子口中塞食物。

（4）不要给孩子易拆成小块的玩具。教育儿童不要口含食物或玩具玩耍，成人应避免口含异物作业。

（5）教育和提醒孩子养成吃饭的好习惯。进食时不嬉戏、哭闹，以免深吸气时吸入异物；不能躺在床上吃东西；不要将硬币、纽扣及小玩具等含在口中玩耍；发现小儿口内有异物时，应婉言劝说使其吐出，不要用手指强行挖取，以免引起小儿哭闹而将异物吸入气道。

（6）重视昏迷及全麻患者的护理，防止呕吐物误吸入下呼吸道，活动的义齿应及时取出。使其头偏向一侧；全麻患者应事先取下义齿。

（7）指导成人患者工作时勿将铁钉等物品含于口内。

（8）院外处理方法　一旦发生异物吸入则应迅速将患儿送至有条件取气管异物的医院。当异物卡喉出现呼吸困难、窒息时，在拨打120电话的同时，可在家中采取一些家庭急救措施。

海姆立克腹部冲击法：急救者站于患者（儿）身后，用双臂环抱其腰部。一手握拳以拇指侧抵住腹部，位于腹中线脐上远离剑突处，另一手紧握该拳，并用力快速向内、向上冲压，可反复5～10次，以此造成人工咳嗽，驱出异物。

背部拍击法（适用于1岁以下）：将患儿骑跨并俯卧于急救者的胳臂上，头低于躯干手握住其下颌固定头部，并将其胳臂放在急救者的大腿上，然后用另一手的掌根部用力拍击患儿两肩胛骨之间的背部4～6次。使呼吸道内压力骤然升高，有助于松动其异物和排出体外。

2. 饮食与活动指导

（1）恢复期避免辛辣、刺激、生硬、过热食物。

（2）术后2周内尽量避免大声说话或剧烈咳嗽，以免引起伤口出血。

3. 用药指导

（1）术后1周需要继续抗炎治疗，口服消炎药或静脉输液皆可，若出现体温持续不降或体温高于38.5℃及伤口出血，及时来院就诊。

（2）规范使用漱口水，预防口腔感染，了解药物的副作用，如出现不良反应及时告知医生。

4. 环境指导　保持环境安静舒适，室内温湿度适宜，避免空气过于干燥。

5. 复诊指导　遵医嘱定期复查，以便了解手术恢复情况，如出现伤口出血、高热不退、呼吸困难等症状时立刻就近就医。

6. 心理健康指导　嘱患者保持良好的心态，减少压力和焦虑，避免情绪波动过大；适当开展娱乐活动，促进疾病康复。

食管异物护理常规

食管异物是耳鼻咽喉科常见急症之一，指因饮食不慎，误咽异物（如鱼刺、骨片或脱落的义齿等），异物暂时停留或嵌顿于食管。多见于老人及儿童。异物种类众多，以动物性异物最常见，如鱼刺、鸡骨、肉块等；其次为金属类，如硬币、铁钉等；此外也有化学合成类物品及植物类异物，如义齿、塑料瓶盖、枣核等。异物停留部位，最常见嵌顿于食管入口，其次为食管中段第2狭窄处，发生于食管下段者较少见。

病因

食管异物的发生与年龄、性别、饮食习惯、精神状态及食管疾病等诸多因素相关。儿童多因口含玩具等引起误吞；成人也有因嬉闹，或轻生，或进食不当、神志不清，而误咽较大物品或带刺物品引起食管异物。老人因牙齿脱落或使用义齿，咀嚼功能差，口内感觉欠灵敏，食管入口较松弛，易发生牙齿或大块食物等误吞；此外，食管本身疾病，如食管狭窄或食管癌，也是易发生食管异物的原因。

临床表现

食管异物的临床表现大多为异物阻塞感、吞咽困难、疼痛，可有恶心、呕吐等胃肠道反应。疼痛的位置与异物嵌顿的位置通常一致，异物越接近食管上口，疼痛的位置也越靠近颈部。若患者存在发热，则提示并发感染；呕血或呕吐物带有血块，除提示黏膜存在损伤外，还需警惕大血管破损。

1. 全身症状　轻者全身症状不明显，重者可出现食管炎、食管周围脓肿、食管穿孔而出现感染症状，导致发热、全身重度症状；也可出现颈部皮下气肿、纵隔气肿；异物穿破大血管导致致命性大出血而危及生命。

2. 局部症状

（1）吞咽困难　吞咽困难与异物所造成的食管梗阻程度有关。完全梗阻者吞咽困难明显，流质饮食难以下咽，多在吞咽后立即出现恶心、呕吐；异物较小者，仍能进流质或半流质饮食。

（2）疼痛　由于异物阻塞在食管，可导致吞咽时疼痛。通常光滑的异物为钝痛，边缘锐利和有尖端的异物为剧烈锐痛。异物梗阻在食管上段，疼痛部位多在颈前、颈侧或胸骨上窝处；异物在食管中段，疼痛多在胸骨后并放射至背部；异物在食管下段，常引起上腹部不适或疼痛。

（3）反流症状　患者常有反酸、胃灼热等症状。

（4）呼吸道症状　主要表现为呼吸困难、咳嗽、发绀等。异物较大可压迫气管或喉，导致呼吸困难。

检查

1. **喉镜**　根据患者吞入异物病史及临床表现，先行口腔及喉镜检查，观察口内及咽部是否有异物，若发现异物位于食管入口上方，可尝试直接取出异物。

2. **影像学检查**　若病史与临床表现高度提示异物嵌顿于食管的可能，则需行影像学检查。临床上用于诊断食管异物的影像学检查主要为 X 线平片和 CT 扫描，后者对判断食管异物的嵌顿位置、异物形状、大小等更为准确、有效。对于内镜或手术都未发现的异物或异物造成的穿孔，进行 CT 随访或许能够发现异常。食管穿孔的 CT 扫描表现包括：食管壁水肿和增厚、食管周积液伴或不伴气泡、纵隔增宽，以及腹膜腔、腹膜后或小网膜囊的积气和积液。

3. **胃镜**　若喉镜或影像学未能发现异物，而症状持续存在，需考虑射线下透光的食管异物可能，如木屑、沙子、树叶等，此时可考虑行胃镜检查，进一步明确异物是否嵌顿，且胃镜下发现异物后可进一步评估是否能直接移除异物，是明确诊断和移除异物的首要措施。近年来，对于穿入食管壁中，在普通胃镜下难以察觉、定位的异物，还可用超声辅助胃镜进行定位诊断和标记，以便于后续手术治疗。

4. **实验室检查**　通常情况下，食管异物为急症，血常规能够提示是否存在出血、感染等情况，凝血功能、肝肾功能有助于评估内镜、手术等操作风险。在食管异物嵌顿时间较长的情况下，感染风险增加，此时更需重视实验室检查结果。

诊断与鉴别诊断

1. **诊断**　通过病史采集、临床表现和辅助检查即可明确诊断。

2. **鉴别诊断**

（1）食管炎　食管炎症可能导致吞咽困难，但一般伴有吞咽疼痛或胸痛。

（2）食管癌　食管癌也可能引起吞咽困难，尤其是中晚期，需通过内镜检查和组织病理学来鉴别。

（3）胃食管反流病　胃酸反流可引起胸痛和吞咽困难，但通常伴有反酸、烧心等症状。

（4）食管憩室　食管憩室可能导致食物滞留，但不会有吞咽困难。

（5）纵隔肿瘤　某些纵隔肿瘤可能压迫食管，引起吞咽困难，但通常伴有其他肿瘤相关症状。

治疗 / 处理原则

1. **食管镜检查术及食管异物取出术**　已明确诊断或高度怀疑食管异物时，应尽早行食管镜检查，及时发现异物并取出，避免并发症。取出方法包括硬质食管镜检查、纤维食管镜或电子食管镜检查、Foley 管法；取出难度大时，行颈侧切开或开胸食管异物取出术，同时给予全身支持疗法。

2. **一般治疗**　食管异物如超过 24 小时，患者进食困难，术前应进行补液；如术中可能损伤食管黏膜时，术后应禁食 1～2 天，给静脉补液及全身支持疗法；疑有穿孔者，应行胃管鼻饲饮食；局部感染时，应给予足量抗生素。

3. **其他处理**　出现食管周围脓肿、咽后或咽侧脓肿时，应行颈侧切开引流；食管穿孔、纵隔脓肿时，请胸外科协助处理。

护理评估要点

1. 健康史

（1）了解患者有无误吞或自食异物史。

（2）了解异物的性质、形状、大小，异物停留时间及有无其他症状。

（3）评估患者神志、精神是否正常，患者是否有自杀、自残现象。

（4）了解发病经过，有无呛咳、咯血及便血等症状，有无自行用饭团、馒头吞压异物及有无院外处理等。

2. 身体状况

（1）症状　评估患者有无吞咽疼痛、吞咽困难及呼吸困难。

（2）体征评估　评估患者有无颈部皮下气肿、食管周围炎、气管食管瘘、食管穿孔或损伤性食管炎等并发症。

3. 心理 – 社会状况评估　评估患者及其家属的心理状况，评估不同年龄、文化程度的患者对疾病的认识程度及社会支持情况等。

护理诊断 / 问题

1. **有窒息的危险**　与异物压迫气管后壁有关。
2. **急性疼痛**　与异物嵌顿有关。
3. **吞咽障碍**　与异物损伤食管或停留在食管有关。
4. **营养失调**　低于机体需要量。与不能经口进食有关。
5. **恐惧**　与吞咽困难及担心疾病预后有关。
6. **潜在并发症**　出血、感染、食管穿孔、纵隔感染等。

护理措施

1. 术前护理

（1）心理护理　安抚患者，帮助患者了解发病的原因，治疗的目的、方法及预后，使患者消除紧张、焦虑等负面心理，保持情绪稳定，树立信心积极配合治疗与护理，以取得最佳的治疗效果。

（2）病情观察

①嘱患者卧床休息，严密监测生命体征，观察患者有无呕血、便血或胸痛等症状。

②并发症：观察有无颈部皮下气肿、气管食管瘘、食管穿孔等并发症。

（3）饮食护理　告知患者术前禁食禁饮的重要性。

（4）健康宣教

①疾病宣教：对患者及家属进行疾病相关知识宣教，包括疾病原因、临床表现、治疗方法、预后及自我护理知识等。术前引导患者用鼻深呼吸的方式进行腹式呼吸训练，咽喉部开展吞咽训练，确保胃镜可以从咽喉处顺利通过，也可以防止治疗时被呼吸所影响。

②用药宣教：告知患者术前补液和使用抗生素的种类、目的及注意事项，为手术做好准备。

③手术宣教：告知患者手术方式及目的，取得患者配合。

（5）术前准备

① 完善术前检查：完善全麻术前常规检查及专科检查，向患者及家属讲解术前检查的目的、方法及注意事项。

② 遵医嘱予以心电监护、补液和应用抗生素控制感染，床旁备氧气装置、负压吸引装置、止血急救包和气管切开插管包，做好急救准备。

③ 做药物过敏试验。

④ 胃肠道准备：术前按麻醉要求禁食禁饮。

2. 术后护理

（1）病情观察

① 密切观察患者体温、脉搏、呼吸的变化。

② 评估患者有无颈部皮下气肿、疼痛加剧、进食后呛咳、胸闷等症状。

③ 观察患者是否出现出血、穿孔以及咽后壁脓肿等并发症。

（2）饮食与活动

① 根据患者食管黏膜损伤程度进行饮食指导：异物取出后，如无食管损伤及炎症，可于术后 4～6 小时吞咽反射恢复后进流食或半流食；如有黏膜损伤，则应延长禁食时间，静脉补充营养；对食管穿孔或疑有食管穿孔者，应给予鼻饲饮食。

② 术后嘱患者取侧卧位或半卧位，麻醉清醒后鼓励患者早期下床活动。

（3）用药指导　遵医嘱给予黏膜保护剂、抑酸剂及抗生素治疗，予以抗炎抗水肿药物雾化吸入，观察药物疗效及可能出现的副作用。

（4）专科护理　与麻醉护士交接班，仔细询问手术过程是否顺利、异物是否取出、有无残留异物。全麻术后患者未清醒时取去枕平卧位，头偏向一侧，保持呼吸道通畅，以免呕吐物误吸入呼吸道发生窒息。如异物进入胃内，应向患者解释清楚，解除患者思想顾虑，禁服导泻药，并注意观察大便 3 天。可照常饮食，如异物排除后仍有腹痛，应考虑请外科医生诊治。

（5）健康宣教

① 避免用力咳嗽和打喷嚏，可通过深呼吸、按人中、舌尖顶上腭三种方法缓解。

② 嘱患者将口鼻腔中分泌物及时吐出，勿咽下，以免引起胃部不适，同时利于观察出血情况。

③ 保持呼吸道通畅，遵医嘱使用缓解鼻塞症状的滴鼻剂。

（6）心理护理　食管异物发生经常较为突然，患者及家属处于紧张情绪中。因此应做好积极沟通，告知患者及家属食管异物的治疗及配合方式，减轻焦虑情绪。

健康指导

1. 疾病知识指导　误吞异物后，应及时到医院就诊，请医生取出异物，切忌简单采用吞咽饭团、馒头、韭菜等试图强行将异物推下，虽然偶尔侥幸奏效，但是更多的是加重食管、食管壁及邻近心脏和大血管损伤，增加发生致命性并发症的风险，增加手术处理的难度。

2. 饮食与活动指导

（1）术后 1 周内应进食软食，勿食过热食物，忌烟酒及刺激性食物。不可暴饮暴食。切忌强行吞咽大口食物而引起食物穿孔。如感到胸骨疼痛，则有食管穿孔的危险，应立即去医院就诊。

（2）注意饮食安全，在给儿童制作食物的过程中，避免将鱼刺、碎骨片和果核等混入食物，在儿童进食过程中，应细嚼慢咽，不宜过于匆忙，避免食用大块食物，同时教导其充分咀嚼后再下咽，尤其吃带有骨刺类食物时，不要饭菜混吃，要仔细咀嚼将骨刺吐出，以防误咽。

（3）加强儿童安全教育，纠正其口内含物的习惯。

（4）老年人有义齿时，进食要当心，避免食用黏性强的食物，义齿松动或有损坏时应及时修整，睡眠前取下。全麻或昏迷的患者，如有义齿，应及时取下。

（5）对于有精神障碍和智力障碍等特殊群体应注意看管和看护，同时对精神障碍患者建议早期进行心理疏导和干预。

3. 用药指导　术后 1 周需要继续抗炎治疗，口服消炎药或静脉输液皆可，若出现体温持续不降或体温高于 38.5℃及伤口出血，及时来院就诊。

4. 环境指导　保持居家环境宽敞整洁，光线明亮，家长和看护者妥善放置诸如硬币、纽扣电池、钥匙等小物件（包括玩具和非玩具），避免儿童在无看护情况下接触存在误吞可能性的各种玩具，避免给儿童穿戴存在误吞可能性的饰物。

5. 复诊指导　遵医嘱定期复查，以便了解手术创面恢复情况，如出现伤口出血、呼吸困难、声音嘶哑、高热不退、呕血等情况立刻就诊。

6. 心理健康指导　指导家属与患者建立良好的沟通，提供心理支持；嘱家属多陪伴患者，给予足够家庭支持；教会家属居家照护的方法及注意事项。

食管穿孔护理常规

食管穿孔是一种较少见的疾病，一旦发生则病情险恶。食管穿孔分为损伤性食管穿孔和特发性食管穿孔两种，前者多见。食管穿孔是指创伤或食管自身病变致食管穿破，引起食管周围组织严重感染，主要临床症状包括疼痛、呼吸困难、声音嘶哑、呕血，容易导致感染、食管-动脉瘘等并发症，严重时可并发致死性的纵隔炎、纵隔脓肿和主动脉破裂等，其中较为危急的是穿破主动脉致大出血，此外多为难以控制的纵隔和胸腔感染，多在胸段食管破裂时发生，死亡率高。

病因

食管异物致穿孔的原因主要有3种：①异物直接损伤，一些比较尖锐或较大的异物，在随吞咽动作下滑时，可能穿破食管壁，异物穿出食管外或继续下行，随粪便排出，或潴留胃肠内，需进一步处理。②异物阻塞、压迫食管致局部炎症反应，引发穿孔。此种情况对异物存留时间较长的患者可能性较大。③医源性损伤，如在取异物过程中食管镜或胃镜损伤食管。

临床表现

1.全身症状 患者呈强迫体位，痛苦面容。急性纵隔炎症及胸膜腔感染患者可出现发热、气促、脉快、躁动不安甚至休克等；有大血管破裂时可有呕血、便血甚至出血性休克等。

2.局部症状

（1）颈部、胸部及腹部剧痛 包括进食疼痛或吞咽困难、胸骨后疼痛、呼吸困难或疼痛等。

（2）颈部皮下气肿及纵隔气肿 严重者可扩展至颜面和腹股沟。

检查

（1）胸部X线 典型征象为纵隔气肿、颈部皮下气肿、气胸或液气胸、食管后缘有积气或纵隔阴影增宽、咽后间隙有积气或食管穿孔。

（2）胸部CT 显示纵隔气肿和胸腔积液，食管旁脓腔及纵隔污染的范围，对疗效判断也有价值。

（3）食管镜检查 对胸部创伤、异物引起的食管损伤有重要诊断价值。若食管造影阴性，有时用食管镜可直接看到食管损伤情况，并提供准确定位，有助于了解污染的情况。

（4）胸腔穿刺 若抽出物为血性酸味液体或食物残渣，则可确诊。

（5）实验室检查 白细胞升高，中性粒细胞增多，红细胞及血红蛋白下降，电解质紊乱等。

诊断与鉴别诊断

1.诊断 食管穿孔或食管破裂为临床急症，早期诊断和及时采取正确的处理措施是提高本病治愈率，降低死亡率的关键。误诊常因为未想到食管穿孔而造成。凡有误吞异物、行内窥镜检查或治疗、气管切开术及有颈胸部外伤史后出现吞咽疼痛或吞咽障碍、呕血、颈部、胸骨后剧烈疼痛、发热、颈部皮下气肿者、纵隔气肿、液气胸，即应考虑食管穿孔。X线检查最简便易行，胸部 X 线检查纵隔气肿、液气胸是诊断食管穿孔的重要依据。食管碘油或碘水造影很有诊断意义，造影见碘油漏于食管之外可确诊，但检查呈阴性时，也不能排除食管破裂或穿孔。胸腔穿刺抽出有臭味的胸液并含胃内容物或食物残渣、口服亚甲蓝后抽出蓝染的胸液、胸液生化检查淀粉酶增高及 pH 值低于 6.0 即可诊断。

2. 鉴别诊断

（1）食管炎　包括急性或慢性食管炎，可能导致胸痛和吞咽困难，但通常不会引起穿孔。

（2）食管憩室　食管壁的局部突出，可能导致吞咽困难，但不会穿孔。

（3）食管肿瘤　食管癌或其他良性肿瘤可能导致吞咽困难，较大的肿瘤可能压迫食管导致狭窄，但不一定穿孔。

（4）食管静脉曲张　常见于肝硬化患者，可能导致出血，但不是穿孔。

（5）胸部感染　如肺炎或肺不张可能引起胸痛和呼吸困难，但不会有食管穿孔的特征性症状。

治疗 / 处理原则

食管穿孔治疗成败主要取决于确诊时间及治疗措施是否正确，其次是穿孔部位和裂口大小。食管穿孔于 24 小时内确诊者，应积极开胸一期修补裂口，彻底冲洗，保证伤口引流通畅。穿孔确诊时间超过 24 小时，若食管腔内的感染得到有效控制，一期修补多可满意完成。但穿孔时间并不是决定手术修补成功与否的唯一条件，关键还有穿孔后食管壁炎症水肿和纵隔、胸腔感染程度。对再发瘘的处理，须根据患者的全身状况和胸腔内的局部条件来决定。胸腔引流量不多，一般情况稳定，可继续营养支持，等待破口自行闭合。当瘘口长期不愈，可择期行再次瘘口修补，间隔时间为 6 ～ 8 周，术中可用带血管蒂的组织如膈肌瓣、壁层胸膜、心包、心包外脂肪或大网膜加固修补。若患者有严重的或不能扩张的食管狭窄、食管太脆，或食管大面积坏死而无法进行修补，以及属恶性食管病变致穿孔者，可考虑行部分食管切除用胃替代食管，同时彻底清除胸膜腔内坏死组织及感染的胸膜纤维板。合并食管原发病变的食管穿孔，手术既要治疗穿孔又要兼顾治疗食管原发病。

护理评估要点

1. 健康史

（1）评估患者有无医源性、器械性手术后食管损伤。

（2）评估患者有无食管异物史。

（3）评估患者有无外伤史、烧伤病史等。

（4）评估患者有无吞咽困难、吞咽疼痛、发热等症状及其严重程度。

2. 身体状况

（1）症状　观察患者有无呼吸困难、高热、咽喉部或胸腹部剧烈疼痛、吞咽困难等。

（2）体征　评估患者有无局部压痛、皮下气肿等症状。

3. 心理 – 社会状况　评估患者及其家属心理状况，评估不同年龄、文化程度的患者对疾病的认识程度及社会支持情况等。

护理诊断／问题

1. 有感染的危险 与疾病所致周围组织感染有关。

2. 有大出血的危险 与疾病所致大动脉穿孔有关。

3. 急性疼痛 与食管及邻近组织炎症有关。

4. 营养缺乏失调 低于机体需要量。与疾病所致不能经口进食有关。

5. 焦虑 与知识缺乏和担心疾病预后有关。

6. 潜在并发症 气胸、食管瘘、急性呼吸窘迫综合征、纵隔炎等。

护理措施

1. 术前护理

（1）心理护理 评估患者对疾病的心理反应，提供必要的心理支持，减轻患者的焦虑和恐惧；了解患者的社会支持系统，确保患者在手术前后得到必要的帮助和支持。

（2）病情观察

① 监测患者生命体征，尤其呼吸和血氧饱和度情况。

② 观察患者有无呕血或便血情况。

③ 观察患者有无疼痛加剧、皮下气肿及纵隔感染等。

（3）饮食护理 告知患者术前禁食禁饮的目的及重要性。

（4）健康宣教

① 疾病宣教：对患者及家属进行疾病相关知识宣教，包括疾病原因、临床表现、治疗方法、预后及自我护理知识等。

② 用药宣教：告知患者术前补液和遵医嘱采用使用抗生素的种类、目的及注意事项，为手术做好准备。

③ 手术宣教：告知患者手术方式及目的，取得患者配合。

（5）术前准备

① 完善术前检查：完善全麻术前常规检查及专科检查，向患者及家属讲解术前检查的目的、方法及注意事项。

② 做好患者评估遵医嘱予以心电监护、补液和应用抗生素控制感染，床旁备氧气装置、负压吸引装置和止血急救包，做好急救准备。

③ 做好药物过敏试验。

④ 胃肠道准备，术前按麻醉要求禁食禁饮。

2. 术后护理

（1）病情观察

① 密切监测生命体征，观察有无出现高热、咽痛、颈部软组织肿胀，伴或不伴呼吸困难者，观察颈部及胸部情况，以防形成食管周围脓肿、纵隔脓肿及胸腔积液等严重并发症，重视患者主诉，观察有无胸痛、胸闷等不适症状。

② 观察创口渗血情况，一般创口渗血多在置管 48 小时内发生，注意及时予压迫止血，出血较多时及时报告医生止血。

（2）饮食与活动

① 禁止经口进食，遵医嘱予以肠内或肠外营养。

② 术后嘱患者取侧卧位或半卧位，麻醉清醒后鼓励患者早期下床活动。

（3）用药护理　遵医嘱使用抗生素治疗预防感染，静脉补液保持水、电解质平衡。

（4）专科护理

① 疼痛护理：评估患者疼痛的性质、部位和严重程度，告知伤口疼痛为术后正常现象，可通过分散患者注意力的方式缓解疼痛，疼痛未缓解时遵医嘱予以镇痛药物。

② 口腔护理：嘱患者术后 24 小时开始用漱口液漱口（三餐后及早晚），保持口腔清洁，预防感染。

③ 营养支持：术后遵医嘱予以鼻饲肠内营养，必要时联合静脉营养，根据患者 BMI 值计算热量，保证每天摄入热量为 25 ～ 30kcal/kg，确保蛋白质、能量、维生素和矿物质等均衡摄入；定期监测和评估患者营养状况，根据需要调整营养支持方案。

（5）健康教育

① 嘱患者保持口腔清洁，三餐后及早晚勤漱口，预防感染。

② 避免大声说话或剧烈咳嗽，以免引起伤口出血。

③ 嘱患者将口腔中分泌物及时吐出，勿咽下，以免引起胃部不适，同时利于观察出血情况。

（6）心理护理　加强对患者的术后宣教，解答患者的疑问，减轻他们的焦虑和恐惧；鼓励患者表达自己的感受，提供必要的情绪支持。

健康指导

1. 疾病知识指导

（1）告知患者如感到胸骨疼痛，则有食管穿孔的危险，应立即就医。

（2）纠正不良饮食习惯，避免误吞误食锐利异物。

（3）若再发生误吞异物时，禁止自行吞服饭团、馒头、韭菜等食物试图强行将异物推下，以免加重损伤，增加手术难度，应及时就诊，早行手术。

2. 饮食与活动指导　养成良好的饮食习惯，进食时要细嚼慢咽，不宜过于匆忙。牙齿脱落较多或有假牙托的患者尤为注意。术后 1 周内勿食过热食物，忌烟酒及刺激性食物，应食软食。切忌强行吞咽大口食物，以免引起食物穿孔。避免剧烈咳嗽，禁烟酒，忌辛辣刺激性食物。

3. 用药指导　术后 1 周需要继续抗炎治疗，口服消炎药或静脉输液皆可。若有高热、咽痛、颈部软组织肿胀、呼吸困难等症状，及时来院就诊。

4. 环境指导　保持环境安静舒适，室内温湿度适宜，避免空气过于干燥。

5. 复诊指导　指导患者定期复查，以便了解手术创面恢复情况，如出现伤口出血不止立刻就近就医。

6. 心理健康指导　告知患者食管穿孔疾病的相关知识，告知患者及家属食管穿孔术后并发症预防及早期识别的方法，鼓励患者以积极乐观的心态面对，配合良好的治疗和护理，减轻患者紧张焦虑的心理。

第六章
颈部疾病护理常规

颈部开放性损伤护理常规

颈部开放性损伤较为多见，常可导致喉、气管、咽、食管、颈椎等部分或完全断裂，造成颈部皮肤和软组织破裂，喉和气管的伤口与外界相通，可伤及喉软骨、软骨筋膜，穿通喉内。开放性颈部外伤易累及颈动脉及颈内静脉，发生大出血。

病因

多由颈部切伤和穿透伤引起。切伤（如刎颈）多损伤喉、气管。穿透伤则多损伤颈部软组织，包括血管、神经、咽、食管等。穿透性创伤往往因外面伤口不大，误认为损害较轻，未引起重视，以致造成严重后果。

临床表现

1. **出血**　因颈部血运丰富，出血较凶猛，容易形成血肿，严重者可出现失血性休克。若伤及颈动脉、颈内静脉，则危及生命。

2. **呼吸困难**

（1）气管损伤后局部肿胀、血凝块、分泌物、异物阻塞气管等均可引起呼吸困难。

（2）喉软骨骨折、移位，喉黏膜下出血、肿胀及颈动脉出血血肿压迫喉、气管，导致喉狭窄、梗阻，造成呼吸困难。

（3）皮下气肿、气胸引起呼吸困难。

3. **皮下气肿**　空气可通过喉内及颈部伤口进入颈部软组织，产生皮下气肿，皮下气肿若向周围扩展，可达面部及胸腹部，向下可进入纵隔，形成纵隔气肿。

4. **其他邻近器官损伤**　气管损伤常伴有喉挫伤，若声带损伤、环杓关节脱位、喉返神经损伤可导致声嘶甚至失声。甲状腺损伤可引起大出血。胸膜损伤引起气胸，加重呼吸困难。

5. **吞咽困难**　喉痛、咽损伤所致吞咽疼痛，使吞咽难以进行。若伤口穿通喉咽部、梨状隐窝或颈部食管，吞咽及进食时则有唾液和食物自伤口溢出，造成吞咽障碍。

6. **刺激性咳嗽**　血液、呕吐物、分泌物、唾液等吸入气管内引起刺激性咳嗽。

7. **休克**　若伤及颈部大血管，患者将在极短时间内丢失大量血液引起失血性休克。

检查

1. **专科检查**　间接喉镜检查和纤维喉镜可判断喉黏膜、声门及声带活动是否正常。

2. **影像学检查**　颈部正侧位片、体层片可显示喉骨折部位和气管损伤情况。胸部 X 线片可显示是否有气胸及气肿。颈部 CT 扫描对诊断舌骨、甲状软骨骨折、移位及喉结构变形极有价值。颈部 MRI 对喉部、颈部软组织、血管损伤情况的判断具有重要价值。

诊断与鉴别诊断

颈部有开放性外伤史，局部有出血或血肿形成。值得注意的是颈部较大的破口容易发现，较小的破口有时难以发现。嘱患者吞气可见颈部伤口处有气体逸出，或嘱患者吞龙胆紫或亚甲蓝，可发现咽食管破口处。

治疗／处理原则

止血，纠正休克，保持呼吸道通畅，预防感染，及时修复受损部位。

护理评估要点

1. 健康史　评估患者有无吸烟、饮酒、吸毒史，有无特殊嗜好；评估患者饮食习惯和二便情况。评估患者既往史，了解患者有无高血压、糖尿病、凝血功能障碍、使用抗凝药等病史及用药史，评估患者过敏史、有无出血倾向的家族史。

2. 身体状况　了解患者受伤的具体部位、时间、受伤原因及诊治经过，是否伴有除颈部以外其他部位的损伤。评估患者颈部有无肿胀、变形，有无血肿、皮下气肿，评估皮下气肿的范围。

3. 心理－社会状况评估　评估患者是否有家属陪同、心理状态。评估不同年龄、文化程度的患者对疾病的认知程度，因此颈部开放性伤因其伤口可见，患者及其家属的恐惧及焦虑情绪严重，应安慰患者，稳定患者及其家属的情绪，多跟患者及家属进行沟通交流，进行心理疏导。

护理诊断／问题

1. **疼痛**　与机体创伤有关。
2. **焦虑**　与担心手术风险、伤口愈合有关。
3. **有感染的风险**　与伤口外露有关。
4. **潜在并发症**　窒息、休克、出血。
5. **知识缺乏**　缺乏紧急创伤后治疗与护理的相关知识。

护理措施

1. 术前护理

（1）心理护理　对于突然遭受意外创伤的患者，要给予安慰，以亲切真诚的话语、娴熟的技术操作，让患者及家属获得安全感，建立良好的护患关系。了解患者是否是自伤，对于自杀导致受伤的患者引起高度重视，关爱患者，耐心倾听患者诉说，避免再次刺激患者，适当地给予开导，使患者树立生活的勇气。同时，联系患者的直系亲属，嘱24小时留陪人，提醒患者家属防走失、防自杀、防自残、防自伤。加强巡视。

（2）术前病情观察

① 评估患者有无呼吸困难及其程度，有无喉喘鸣及吸气性软组织凹陷，有无面色苍白、发绀等缺氧表现。有呼吸困难者，应卧床休息，减少活动，以降低机体耗氧量及减轻心脏负担，必要时床旁备气管切开插管包，遵医嘱予以氧气吸入。一旦发生窒息，立即予以紧急气管切开，保持呼吸道通畅。

② 颈部外伤可能合并其他危及生命的全身性损伤，切不可遗漏。疑有或已确诊颈椎骨折者予以颈托固定，避免过多搬动，协助患者翻身时注意轴线翻身。

③ 密切监测患者瞳孔、意识及生命体征的变化，观察患者有无皮下气肿、声音嘶哑、意识不清等。

④ 疼痛：评估患者疼痛部位、疼痛强度、疼痛范围。

⑤ 出血：观察患者伤口出血情况，注意观察患者脉搏、血压变化，及早发现休克征象。如有神志改变、血压下降、脉搏细速、皮肤湿冷等情况，应立即通知医生，做好抗休克处理。

（3）饮食护理　指导患者禁食禁饮。

（4）健康宣教

① 对患者及家属进行疾病相关知识宣教，包括治疗方法、手术方式及目的、麻醉方式等，取得患者及家属配合。

② 告知患者及家属保持伤口处周围皮肤清洁干燥，勿用手随意挤压、触摸伤口。

（5）术前准备

① 尽快完善术前检查，排除手术禁忌。一旦发生颈部外伤，需进行紧急手术治疗。

② 用物准备：患者床头备好氧气装置、负压吸引装置、气管切开插管包等急救器械，以备患者呼吸困难致窒息时进行紧急抢救。

③ 胃肠道准备：告知患者术前按麻醉要求禁食禁饮。

④ 建立静脉通路，做好交叉配血、药敏试验。

2. 术后护理

（1）术后病情观察

① 给予心电监护、血压、血氧饱和度监测。观察患者神志、面色、皮肤温度、监测生命体征。

② 观察患者面色、甲床、精神状态、颈部有无肿胀、局部敷料有无渗血等。

③ 观察患者有无发声改变（如声音嘶哑、音调降低），有无进食呛咳。

④ 及时了解各项生化指标，血红蛋白、血清离子等，谨防失血性休克的发生。

⑤ 密切观察患者呼吸情况，对术后留置气管导管的患者，做好气管切开护理常规。

（2）饮食与活动

① 全麻清醒后患者如无特殊 4 ～ 6 小时即可进食，先试进流质饮食，无不良反应后逐渐过渡到温凉软食。喉创伤后应留置胃管，经胃管注食或予鼻饲饮食，以减少吞咽动作和减轻喉痛，也使受伤的喉部得以休息，利于创口愈合。鼻饲饮食需注意营养供给及避免鼻饲相关并发症的发生。

② 全麻清醒后取半坐卧位，以减轻局部肿胀，注意颈部制动，不可剧烈摆动。指导患者下床活动的正确方法。疑有或已确诊颈椎骨折者予以颈托固定，避免过多搬动，协助患者翻身时注意轴线翻身，无活动性出血、无高危跌倒风险患者鼓励尽早下床活动。

（3）用药指导　遵医嘱予以抗感染、止血、消肿等对症治疗，观察患者用药后反应，同时于 24 小时内注射破伤风抗毒素或免疫球蛋白，告知患者及家属注射的目的及作用。

（4）专科护理

① 观察伤口有无出血，颈部局部有无肿胀，对于颈部留置引流管的患者，注意保持颈部引流管的通畅，妥善固定，观察引流液的色泽、量，每日记录引流液的量、性状、颜色等。

② 因气胸或纵隔气肿而行胸腔闭式引流的患者应做好胸腔闭式引流的护理，妥善固定导管及引流瓶，维持有效的引流，并做好记录。

③ 做了气管切开的患者，做好气管切开护理，及时清理气道内分泌物，维持气道的有

效湿化，防止气道阻塞，维持适宜的室内温度及湿度。

④严格执行无菌操作，伤口敷料一旦渗湿，及时予以换药。观察伤口愈合情况。

⑤疼痛护理：由手术或创伤造成的组织损伤刺激引起，需注意观察疼痛的位置、性质，必要时应用镇痛药物。

⑥置入胃管的患者，加强胃肠道营养，保持胃管通畅，避免用力咳嗽或用力打喷嚏，防止胃管脱出。

（5）健康宣教

①告知患者保持伤口皮肤清洁干燥，勿用手搔抓皮肤，减轻疼痛，预防感染。

②指导咳嗽、排痰时轻压伤口，减轻切口缝合处的张力，缓解疼痛。

③告知进食温凉流质饮食，可减少咀嚼，便于吞咽，进食前后漱口，保持口腔清洁，防止感染。置入胃管的患者，告知患者防止胃管脱出。

④颈部留置负压引流期间，保持负压引流管通畅和固定。告知患者带管活动的注意事项，防止引流管扭曲、受压、脱出。

（6）心理护理　鼓励患者及家属积极面对配合治疗；关爱有自杀倾向的患者，耐心倾听患者的诉说，避免刺激患者，帮助患者正确面对人生，珍爱生命，使患者树立生活的勇气。

健康指导

1.疾病知识指导

（1）指导患者保持伤口清洁干燥，避免伤口感染。

（2）避免颈部过度牵拉，防止吻合口裂开。保持排便通畅，以免用力排便而增加切口破裂的危险。

2.饮食与活动指导

（1）指导患者养成良好的生活习惯，进食清淡、富含维生素、高蛋白、易消化的食物，加强营养，促进伤口愈合。

（2）适当锻炼身体，增强抵抗力，预防感冒。

3.用药指导　按医嘱用药，详细告知患者药物名称、药物剂量、服药时间及用药目的，告知患者及家属不可自行停药或改药。

4.环境指导　保持室内环境舒适安静，定时通风透气，减少人员探视。

5.复诊指导　嘱患者出院1周后门诊拆线，告知患者保持伤口清洁干燥，如伤口有红肿、化脓、出血，立即来院就诊。

6.心理健康指导　告知患者及家属保持积极乐观的情绪，避免创伤后应激障碍的发生。关爱有自杀倾向的患者，耐心倾听患者的诉说，避免刺激患者，帮助患者正确面对人生，珍爱生命，使患者树立生活的勇气。

鳃裂囊肿及瘘管护理常规

鳃裂囊肿及瘘管为胚胎时鳃裂发育异常引起。根据胚胎发育来源不同，分为3种类型：第一鳃裂囊肿及瘘管、第二鳃裂囊肿及瘘管、第三鳃裂囊肿及瘘管，其中以第二鳃裂囊肿及瘘管多见。胚胎发育期鳃器官未完全消失而残留，或胚胎上皮细胞休眠而异位至其他特性的组织内，从而生长形成鳃裂囊肿、窦道或瘘管。第二鳃裂病变占所有鳃裂病变的92%～99%，其中绝大部分为鳃裂囊肿。

病因

关于鳃裂囊肿及瘘管病因暂不十分明确，以下四种为常见的病因学说。

1. **鳃沟闭合不全及闭膜破裂**　鉴于大多数鳃裂瘘管的内口常位于扁桃体上窝（第二咽囊），故认为此乃第二鳃沟形成的完全性瘘管。因为第二鳃沟较深，且在胚胎期持续时间较长，故介于鳃沟与咽囊之间的闭膜破裂机会较多。鳃沟的外胚层上皮形成颈鳃瘘管通向皮外，咽囊的内胚层上皮形成咽鳃瘘管通向咽内；两者相通则为完全性瘘管；也可形成不完全性外瘘管或内瘘管；如内、外不通则成囊肿。

2. **颈窦存留或未闭**　在人胚鳃器发育过程中，若颈窦未闭锁消失或鳃盖和颈窦口边缘的愈合在个别部位不完全，即可形成颈侧瘘管或囊肿。

3. **胸腺咽管残留**　颈侧瘘管常位于胸锁乳突肌前缘，有的外口在胸锁关节附近，内口在相当于第三咽囊衍化之器官处，其位置与第三咽囊形成的胸腺咽管之移行路线一致，故认为残留的胸腺咽管是颈侧囊肿及瘘管的成因。

4. **遗传因素**　有研究者认为鳃源性畸形可通过母亲遗传。

临床表现

鳃裂瘘管主要表现为外瘘口持续性或间歇性有分泌物溢出，部分患者觉口内有臭味。较大的完全性瘘管者，进食时有水或奶自瘘孔溢出。继发感染时可出现瘘口周围红肿疼痛，有脓性分泌物溢出。囊肿者一般无症状，可在无意中发现颈侧有一无痛性肿块，大小不一，圆形或椭圆形，与皮肤无粘连，可活动，呈囊性感，继发感染时则肿块迅速增大，局部压痛。囊肿向咽侧壁突出，可引起咽痛、吞咽困难等。

检查

1. **视诊及触诊**　用电子鼻咽喉镜、耳内镜等方法可见瘘管在体表的开口或可触及囊肿包块。

2. **瘘口造影**　可了解瘘管行程。

3. **囊肿穿刺检查**　可抽出黄白色或灰黄色黏液，可检测出胆固醇结晶。

4. **CT/MRI检查**　可显示病变的位置及范围。

5. **B超**　是良性囊性病变的首选成像方法。

诊断与鉴别诊断

根据病史及瘘管和囊肿所在位置，不难作出诊断。但瘘管应与颈淋巴结结核性瘘管鉴别，结核性淋巴结炎病灶周围常有许多淋巴结发炎，互相粘连，肺部可能有结核病灶，结核菌纯蛋白衍化物（PPD）试验强阳性可以排除鳃裂囊肿。第一腮裂瘘伴有耳内流脓者，应与化脓性中耳炎鉴别。囊肿者有时需与囊状水瘤鉴别，后者位于颈后三角区，囊肿透亮和多房性，透光试验阳性。少数偏离颈中线的甲状舌管囊肿很像鳃裂囊肿，前者随吞咽上下活动，囊肿索条与舌管粘连，囊内抽出液为无胆固醇结晶等可进行鉴别。急性颌下淋巴结炎与较小的鳃裂囊肿继发感染很相似，容易误诊。鳃裂囊肿继发感染前，有长期存在囊肿史可资鉴别。应用抗生素等控制感染后，淋巴结缩小，呈实质性，可以活动。鳃裂囊肿具囊性感，不能活动。

治疗／处理原则

手术彻底切除瘘管或囊肿是唯一有效的根治方法已有感染者应在炎症控制后施行手术。对于无症状的幼儿甚至成年患者可先注意观察，不必急于手术。关于第一鳃裂瘘管或窦道应该遵循的主要治疗原则：①反复出现感染的病例，应在下次感染出现之前或瘢痕形成之前尽快地予以切除，否则手术时将会遇到困难与危险，如损伤面神经等。②手术切口应考虑到既利于全部切除病变，又便于暴露与辨认面神经主干或其有关的主要分支；若能应用神经刺激器，更有助于面神经的辨认与定位。③儿童的鳃裂囊肿常伴有瘘管或窦道，应予一并切除。④如瘘管或窦道伸展到外耳道时，邻近的外耳道皮肤与软骨也需相应切除。⑤必须注意到第一鳃裂形有侵及中耳的可能。

护理评估要点

1. 健康史 询问患者有无过敏史、疾病史、健康史，询问患者发病前的健康状况；了解患者发病的危险因素，如母亲怀孕期间，是否有抽烟、吸二手烟、喝酒、病毒细菌等不良刺激。

2. 身体状况 评估患者腮部有无包块，腮部或瘘口分泌物的颜色、性质、量和气味。评估患者病变发生的时间、病程及治疗过程。

3. 心理－社会状况 评估患者年龄，儿童患者是否有家属陪住；评估患者心理状况，评估不同年龄、文化程度的患者对疾病的认知程度，对手术效果的担心程度及患者的舒适度，评估形象的改变对患者的影响。

护理诊断／问题

1. **急性疼痛** 与炎症刺激引起充血肿胀、手术创伤有关。
2. **焦虑** 与担心手术预后有关。
3. **自理能力受限** 与术后疼痛、虚弱等有关。
4. **潜在并发症** 继发感染、出血等。
5. **知识缺乏** 缺乏鳃裂囊肿及瘘管治疗及预后相关知识。

护理措施

1. 术前护理

（1）心理护理　由于鳃裂囊肿及瘘管切除不彻底易复发，术后有瘢痕，患者及家属对手术效果及疾病对自身形象的影响极为担心。术前向患者及家属说明手术必要性、安全性，以解除患者顾虑，使其积极配合手术治疗。

（2）术前病情观察

①观察患者有无全身感染症状，生命体征是否异常，有无体温过高等症状，如有异常立即告知医生，遵医嘱用药，控制感染。

②观察患者有咽痛、吞咽困难、瘘口处伤口疼痛症状是否加重。

③观察患者外瘘口分泌物性质及量，溢出物有无增多。消毒后用无菌纱布覆盖外瘘口，保持外瘘口处皮肤清洁干燥，防止继发感染。

（3）饮食护理　术前可进食高蛋白、高热量、高维生素、易消化的清淡饮食，忌辛辣及刺激性食物，禁烟酒。

（4）健康宣教

①对患者及家属进行疾病相关知识宣教，包括疾病原因、临床表现、治疗方法、预后及自我护理知识等。

②告知患者正确刷牙和使用漱口液的方法及注意事项，保持口腔清洁，预防口腔感染。

③告知患者手术方式及目的，取得患者配合。

④嘱患者术前 1 日做好个人清洁，沐浴，剪指甲，男性患者剃胡须，女性患者勿化妆，及时清除指甲油，饰品摘下交给家属保管。

（5）术前准备

①完善术前检查，包括常规检查与专科检查，排除手术禁忌。

②皮肤准备：向患者讲解备皮的重要性，彻底清洁头发，术前 1 日剃除以耳垂为中心，半径为 8cm 的圆形区域毛发。

③做好药物过敏试验。

④胃肠道准备：给予漱口液漱口，术前按麻醉要求禁饮禁食。

2. 术后护理

（1）术后病情观察

①观察患者术后意识状态、生命体征及血氧饱和度的变化，如出现烦躁不安、谵妄，立即处理。

②观察患者颈部伤口负压引流和敷料情况。引流管是否保持通畅、颈部伤口敷料固定情况、松紧度及清洁度。观察伤口敷料渗血面积，负压引流器内引流液的颜色、性质和量。

③观察是否出现面神经麻痹、出血、伤口感染等并发症。

（2）饮食与活动

①嘱患者进食予温凉半流质饮食，嘱患者禁食酸性、油炸及辛辣刺激性食物，并嘱其将食物放于口腔健侧以利吞咽。

②全麻术后头部垫枕，取平卧位，清醒后取半卧位，头偏向患侧，半卧位利于伤口引流，避免过度拉伸引起伤口撕裂。术后鼓励患者早期下床活动。避免颈部剧烈活动。

（3）用药指导　术后遵医嘱应用抗炎、营养神经等药物。告知患者用药名称、目的及用法，并观察用药后反应及效果。

（4）专科护理

① 严密观察伤口敷料情况。保持伤口敷料干燥、清洁，观察伤口有无渗液、渗血。询问有无局部伤口异常疼痛、肿胀感，如有敷料渗湿及时通知医生进行伤口换药时，换药时注意无菌操作，密切观察伤口有无感染迹象，伤口愈合较好术后 5～7 天即可拆线。

② 保持引流管通畅，保持有效负压吸引，定时挤压引流管，避免引流管弯曲、打折，观察负压引流器是否处于负压状态；观察并记录引流液颜色、性质和量。在正常情况下，第 1 日引流液（<80mL）为鲜红色，第 2 日引流液（<20mL）为淡黄色，引流量少于 20mL 时，即可以拔除引流管，发现异常立即通知医生。引流管拔除后，并继续加压包扎，消灭无效腔。

③ 评估患者疼痛的性质、部位和严重程度，告知伤口疼痛为术后正常现象，可通过分散患者注意力的方式缓解疼痛，疼痛未缓解时，排除其他疾病因素可遵医嘱予以镇痛药物。

④ 做好口腔护理，三餐及进食后予以漱口，术后用复方氯己定或康复新漱口液为患者清洁口腔，提高患者舒适度，预防口腔感染，减少吞咽疼痛。

⑤ 并发症观察与护理

a. 面神经麻痹：观察患者有无口角歪斜、鼻唇沟变浅、皱眉、闭眼、鼓腮不能等症状。面神经麻痹是鳃裂手术最常见并发症，多由术中切断或牵拉面神经所致，故术后需做好观察，遵医嘱采取预防治疗措施如：按医嘱给予营养神经药物；必要时手术 2 周后开始局部热敷或以轻柔缓慢的手法进行面部按摩治疗。做好患者口腔护理，避免食物残留。

b. 出血：观察伤口敷料渗出液颜色及范围，负压引流器内引流液有无异常减少或增多。若伤口敷料渗出范围短时间内异常扩大或颜色鲜红时，及时通知医生处理；留置负压引流器者，如有血性引流液每小时大于 30mL，应及时报告医生。

（5）健康宣教

① 告知患者保持瘘口皮肤清洁干燥，勿用手搔抓皮肤，减轻疼痛预防感染。

② 指导咳嗽、活动、睡眠时注意保护伤口，减轻切口缝合处的张力，缓解疼痛。

③ 颈部留置负压引流期间，保持负压引流管通畅和固定。指导患者伤口愈合前避免剧烈活动，防止引流管扭曲、受压、脱出。

（6）心理护理　了解患者心理状态，给予心理支持。患者对术后伤口疼痛、留置伤口引流管会有紧张、恐惧等表现，担心疾病复发，应倾听主诉，多鼓励，给予解释和帮助，调动家庭社会支持系统。

健康指导

1. 疾病知识指导

（1）指导患者鳃裂囊肿及瘘管相关疾病知识，避免疾病诱发因素。

（2）嘱患者保持伤口及周围皮肤干燥，清洁，防止伤口感染。

（3）部分患者术后并发面神经麻痹症状，告诉患者局部热敷或以轻柔缓慢手法进行面部按摩治疗。告知患者半年后可以逐步恢复。

2. 饮食与活动指导

（1）恢复期避免辛辣、刺激、生硬、过热食物，食物种类多样、合理搭配、注重营养。

（2）养成良好的生活习惯，提高身体抵抗力，预防上呼吸道感染。术后 1 个月内避免做剧烈运动。

3. 用药指导 遵医嘱服用药物，如抗炎、营养神经、抑制腺体分泌等药物。

4. 环境指导 保持环境安静舒适，室内温湿度适宜。

5. 复诊指导 遵医嘱定期复查。若伤口仍有反复感染或分泌物溢出，嘱患者要随时就诊。

6. 心理健康指导 提供有关术后康复、疾病方面的知识，帮助患者建立疾病康复的信心，同时指导他们正确面对疾病及预后，增强心理承受能力。

颈动脉体瘤护理常规

颈动脉体瘤位于颈动脉分叉，肿瘤血供丰富并可侵犯生长，易导致脑神经功能缺陷和脑缺血，一般多为良性，肿瘤生长较为缓慢，多表现为无痛性肿物，部分可有搏动或血管杂音。

病因

颈动脉体瘤的发病原因及机制尚不清楚。一般认为，非遗传性或散发颈动脉体瘤与慢性缺氧、长期居住于高原地区以及遗传因素有关。高原地区人群由于长期慢性缺氧刺激颈动脉体组织代偿性增生，是颈动脉体瘤发病的重要因素。

临床表现

常为无意间发现颈部有无痛性肿块，位于颈动脉三角区，生长较缓慢，病史可长达数年或数十年；发生恶变者，短期内肿块可迅速长大。肿块较小时一般无明显症状，或仅有轻度局部压迫感；肿块增大时，可压迫邻近器官及神经出现声音嘶哑、吞咽困难、伸舌偏斜、舌肌萎缩呼吸困难及 Horner 综合征等症状。

检查

1. **B 超检查**　可见颈动脉分叉处，肿块将颈内、颈外动脉分开，其间距增宽。此检查简单、无创，为初步筛选及诊断方式。

2. **数字减影血管造影（DSA）检查**　可清晰显示供血血管、肿瘤染色及与颈总动脉的关系。

3. **CT 血管造影（CTA）和 MRI 检查**　MRI 表现 T_1WI 呈中、低信号，T_2WI 呈中、高信号，其内可见流空的肿瘤血管，为典型的盐 - 胡椒征，增强扫描肿瘤呈明显强化。

4. **PET–CT**　可通过显示肿物病灶对葡萄糖的摄取程度来反映其代谢变化，有助于判断肿物的良恶性及活性程度。

诊断与鉴别诊断

由于咽旁和颈部肿块的种类较多，尤其是部位相同者更难区分，故本病术前不易确诊。根据肿瘤发展缓慢，无痛经过，肿块出现在颈动脉三角区内，无其他原发病灶，检查见肿块有搏动，可左右移动而不能上下移动（有手术史者，此体征可不明显），需想到有颈动脉体瘤的可能。进一步行颈部 B 超检查，发现颈动脉被瘤体包裹，肿块内血运丰富，有供血小动脉分支进入肿块则提示本病。颈部 CT 或 MRI 可显示肿瘤与颈动脉的关系，判断肿瘤是否包绕颈总动脉、颈内动脉及颈外动脉。颈动脉造影，特别是 DSA 对颈动脉体瘤的诊断具有重要意义，颈动脉造影如发现颈总动脉分叉增宽，颈内与颈外动脉移位（即"高脚杯"样改变）即可作为有力的诊断依据。通过数字化减影、增强对比和模拟转化，去除干扰血管阴影而获得图像清晰的"纯血管"影像，诊断意义更大，并可进行选择性供血动脉栓塞。临床上需与神经源性肿瘤、脑膜瘤、高血供转移淋巴结及巨大淋巴结增生、腮腺混合瘤、鳃裂囊肿等进行鉴别。

治疗 / 处理原则

肿瘤生长缓慢，但从未止，并可发生恶变，肿瘤向咽部生长可造成呼吸困难向上生长至颅底可侵犯脑神经甚至进入颅内，如不治疗，死亡率可达 30%。治疗方法包括外科手术、放射治疗及栓塞治疗。深度 X 线照射有时可使肿瘤瘤体缩小但不能根除，故手术切除是主要的治疗方法。

护理评估要点

1. **健康史**　评估患者既往史、家族史、健康史、过敏史、用药史。评估患者一般情况，包括患者饮食营养结构是否合理，有无烟酒嗜好，有无大小便异常，睡眠是否正常。

2. **身体状况**　询问肿块发现时间，评估位于颈三角区的肿块有无疼痛、压迫感。肿块较大时可压迫邻近器官及神经，评估有无声嘶、吞咽困难、舌肌萎缩、伸舌偏斜、呼吸困难及 Horner 综合征。

3. **心理 – 社会状况评估**　评估患者的年龄、性别、职业、文化水平、工作环境饮食习惯、性格特点以及家庭支持系统状态等。因手术风险较大，患者易产生焦虑、恐惧，故应特别注意评估患者及家属的心理状况，患者和家属对疾病及其手术治疗的认知情况。

护理诊断 / 问题

1. **疼痛**　与手术创伤有关。
2. **有感染的风险**　与手术伤口有关。
3. **活动无耐力**　与身体虚弱有关。
4. **焦虑**　与患者或家属担心手术安全有关。
5. **潜在并发症**　出血、神经损伤、血管栓塞等。
6. **知识缺乏**　缺乏疾病相关治疗及护理知识。

护理措施

1. **术前护理**

（1）心理护理　因颈部神经血管丰富，手术危险性大。患者担心术后可能出现严重并发症和后遗症，应针对不同的心理状态，采用多种不同的方式进行疏导。讲解疾病的特点、手术方案，使患者认识到术前术后配合的重要性，增强患者战胜疾病的信心和勇气。

（2）术前病情观察

① 观察患者肿块是否增大，有无疼痛，疼痛的程度。良性颈动脉体瘤颈部肿块多无疼痛，且肿块生长比较缓慢，常常数月至数年大小没有太大的变化。如发生恶变，可短期内肿块迅速生长，伴有或不伴有疼痛感。

② 观察患者有无神经压迫症状。压迫颈总动脉或颈内动脉，表现为头晕、耳鸣、视力模糊，严重者可出现晕厥；压迫喉返神经，表现为声音嘶哑、进食或饮水时发生呛咳；压迫舌下神经，表现为伸出舌头时舌头会偏向一侧；压迫交感神经，表现为 Horner 综合征即瞳

孔缩小但对光反应正常，患侧眼球内陷、上睑下垂，患侧面部少或无汗等；压迫颈动脉窦，表现为心率减慢、下降，甚至严重者可出现晕厥。

（3）饮食护理　指导患者进食高蛋白、高维生素、高能量饮食，并适量地进食水果、蔬菜等粗纤维的食物。如吞咽困难，患者不能经口进食，可留置胃管，同时静脉补给营养，以增强体质，增强对手术的耐受性。

（4）健康宣教

① 指导患者颈总动脉压迫训练。目的是促进大脑 Willis 环前后交通动脉开放，促进代偿性的脑血供应。为了提高手术耐受性和安全性，术前 2 周左右开始做压迫训练，即用拇指置于环状软骨平面、第 6 颈椎横突处、胸锁乳突肌前缘自后向内压迫颈总动脉，以阻断颈总动脉血流，2～3 次/天，每次阻断时间由数分钟延长至 20～30 分钟，以患者不出现眩晕、眼花、昏厥等脑缺血症状为准。也可用器械压迫法。

② 指导患者进行有效咳嗽和练习床上大小便。

③ 向患者及家属详细告知腮腺手术必要性、手术方法、麻醉方式等，提高患者对疾病的认知。

（5）术前准备

① 完善术前检查，包括常规检查与专科检查，向患者及家属讲解术前检查的目的、方法。DSA 的目的是查清肿瘤的位置、大小及与周围组织的关系，以提高手术成功率。术前 1 日腹股沟区备皮。检查后卧床休息，肢体制动 6～12 小时，用沙袋压迫穿刺处，并密切观察足背动脉搏动情况和皮肤颜色、温度。鼓励患者多饮水，以促进造影剂排泄。如患者同时做血管栓塞，密切观察神志、肢体活动情况，是否有肢体麻木，及时发现脑部缺血情况，及时处理避免并发症发生。

② 排除手术禁忌，及时发现并协助医生处理影响手术的因素。注意患者有无发热、上呼吸道感染等症状；询问患者既往有无心脑血管疾病，如有异常及时通知医生，请相关科室给予会诊，为手术做准备。

③ 遵医嘱给予患者备皮，为手术做准备。备皮范围：颈部上至下颌骨，下达锁骨，后至耳后 5cm 发际线。术前 1 日沐浴。

④ 床旁备负压吸引器、氧气、开口器、舌钳、气管切开插管包等急救用物。

⑤ 做药物过敏试验并记录，必要时交叉备血。

⑥ 给予漱口液漱口，术前按麻醉要求禁饮禁食。

2. 术后护理

（1）术后观察要点

① 密切监测患者的生命体征变化，观察患者意识恢复情况及皮肤完整性；观察患者有无麻醉不良反应。

② 观察伤口敷料情况；观察伤口引流管、导尿管位置及固定情况。

③ 观察是否有脑神经受损、脑梗死等并发症发生。

④ 观察患者术后有无声嘶、呛咳，可能为迷走神经损伤，应密切观察患者呼吸，随时吸出难以咳出的黏痰，必要时行气管切开术。因喉上神经麻痹，患者呛咳，进食困难，遵医嘱予以鼻饲。

（2）饮食与活动

① 术后 4 小时根据患者情况可协助饮温水，如无呛咳方可给予温凉的半流质饮食。饮

水有呛咳的患者指导其抬头进食，弯腰低头吞咽，利于顺利进食水，必要时给予静脉营养。

② 加强患者饮食指导，促进疾病恢复。疾病恢复期应选择含丰富维生素、蛋白质的饮食以增强体质，促进康复；禁烟、酒、辛辣刺激性食物，养成良好饮食习惯。

③ 术后全麻清醒后抬高床头 15°～30°，以利于颅内静脉回流，减少颈部伤口张力。对单纯行肿瘤剥除的患者取半卧位，卧床休息。行颈动脉切除的患者颈部予以制动，绝对卧床休息 1 周，1 周后可在床上坐起或协助患者床旁活动。卧床期间应指导患者进行床上运动，防止静脉血栓。

（3）用药指导　遵医嘱给予抗感染、血管扩张药及神经营养药等。告知患者用药目的、剂量、方法及注意事项，密切观察患者用药反应。

（4）专科护理

① 遵医嘱予以心电监护及低流量氧气吸入。因手术的刺激可使脑组织发生不同程度的缺血、缺氧，导致脑水肿和颅内压增高，应密切观察患者神志、瞳孔、脉搏、呼吸、血压、语言及肢体活动情况。予以氧气吸入可改善脑缺氧状况。维持血压的稳定，以提高脑组织血液灌注，减少脑细胞损害，有助于预防脑阻塞性病变。

② 保持呼吸道通畅，指导患者有效咳嗽，咳嗽时注意保护切口。

③ 切口出血观察：由于颈部血液循环丰富，组织结构疏松，手术创伤较大，极易发生继发性出血。而切口出血易形成局部血肿，压迫气管引起呼吸困难。因此，术后应密切观察引流液量和性质的改变，观察伤口敷料渗血情况，发现活动性出血时，立即通知医生及时处理。

④ 做好管道护理。术后患者常有伤口引流管、导尿管，应保持各种管道的畅通，防止外源性感染的发生。

a. 保持颈部负压引流管引流通畅，仔细观察并记录引流液的性质和量，每日更换引流袋。在正常情况下，24 小时内引流量为 100～150mL，暗红色；若 24 小时引流量多于 200mL，鲜红颜色，提示有伤口内出血，应报告医生及时处理。术后第 2 日引流量应为 50mL 左右，由暗红色逐渐转为浅红色。术后第 3 日引流量应少于 10mL，为淡黄色、清亮的组织液，此时即可拔除引流管。

b. 尽量缩短留置尿管时间，预防泌尿道感染。集尿袋应妥善固定在床边低于膀胱 20cm 处，以利于引流通畅，防止尿液逆流，每日消毒尿道口 2 次。

⑤ 并发症观察与护理

a. 脑神经受损：术后应密切观察第Ⅸ、第Ⅹ、第Ⅺ、第Ⅻ对脑神经受损表现。注意有无声嘶、进食呛咳、吞咽困难、Horner 综合征（患侧眼球内陷、瞳孔缩小、眼裂变小、半面无汗等）表现。如果在手术当日出现，往往提示神经切断的可能性大；如果在术后第 1 日或更迟时间发生，则往往表示术中因牵拉、压迫造成脑神经水肿，导致脑神经暂时麻痹，其功能丧失可望在短期内恢复。出现吞咽困难、呛咳时，鼓励患者进食时慢慢下咽，或给予鼻饲流质饮食。出现声音嘶哑、喉头水肿时，给予激素、抗生素行雾化吸入。出现舌偏嘴歪、吐痰困难时，协助患者排痰，必要时给予吸痰，防止肺部感染。并给予抗感染、血管扩张药及神经营养药等治疗，以改善脑神经受损症状。

b. 脑梗死：术中、术后均有可能发生脑梗死。主要原因为术中阻断颈总动脉，使同侧颈内动脉的脑组织缺血，如果患者颅内动脉的侧支循环供血不足，就可能发生脑梗死；另一个原因是颈动脉内血栓脱落。一旦出现脑梗死症状如偏瘫、感觉障碍、失语、吞咽困难和意识障碍等，采取吸氧、抗炎、抗凝、扩血管等治疗，嘱患者卧床休息，鼻饲流质饮食，积极康复训练。

（5）健康宣教

①指导患者发生吞咽困难、感觉异常、肌力下降等不适时立即告知医护人员。

②告知患者保持伤口皮肤清洁干燥，勿用手搔抓皮肤，减轻疼痛，预防感染。

③指导咳嗽、活动、睡眠时注意保护伤口，减轻切口缝合处的张力，缓解疼痛。

④颈部留置负压引流期间，保持负压引流管通畅和固定。指导患者伤口愈合前避免剧烈活动，防止引流管扭曲、受压、脱出。

⑤指导患者床上踝泵运动，预防静脉血栓发生。

（6）心理护理　手术创伤、麻醉反应、疼痛刺激、较早出现的并发症、担心疾病的预后等使患者产生焦虑、焦躁、绝望心理。护士应了解患者心理状态，给予心理支持。

健康指导

1.疾病知识指导

（1）保持伤口清洁干燥，如伤口如出现渗血、渗液，或刺痛，体温过高等，可能是伤口感染，应及时去医院进行处理。

（2）如有神经损伤的患者应坚持康复训练。

2.饮食与活动指导　有规律地生活，保证充足的睡眠；适当多吃水果、蔬菜，饮食低盐、低脂，少辛辣食物，禁忌烟酒；避免劳累及颈部剧烈活动，进行适当的身体锻炼，以增强体质，预防上呼吸道感染。

3.用药指导　遵医嘱用药，详细告知患者及家属药物名称、服药剂量、服药时间，提高患者服药依从性。

4.环境指导　给予患者安静舒适的休养环境，保持室内适宜的温湿度，注意通风换气，保持室内空气新鲜。

5.复诊指导　指导患者按时复诊，出院后每隔1个月复诊1次，连续3次，以后每3个月复诊1次，连续3次，以后隔半年、1年复诊1次，观察肿瘤有无复发。

6.心理健康指导　指导患者正确面对疾病，保持情绪稳定，促进身体机能恢复。

甲状腺癌护理常规

甲状腺癌是内分泌系统最常见的恶性肿瘤，也是头颈部最常见的恶性肿瘤，占全身恶性肿瘤的 1%～2%。女性发病率高于男性，且有逐年上升趋势。甲状腺癌根据病理分型主要分为四种类型包括乳头状癌、滤泡状癌、未分化癌及髓样癌。其中甲状腺乳头状癌和甲状腺滤泡状癌属于分化型甲状腺癌，占甲状腺癌 90% 以上。除髓样癌外，绝大部分甲状腺癌起源于滤泡上皮细胞。

病因

1. 放射线 颈部的放射线外照射可导致甲状腺癌得到证实。放射线一方面引起甲状腺细胞的异常分裂导致癌变；另一方面导致甲状腺腺体破坏，甲状腺功能障碍，甲状腺素分泌减少，由此引起促甲状腺激素大量分泌，从而促发甲状腺细胞癌变。

2. 碘的影响 无论是缺碘还是过分摄取碘均可使甲状腺功能发生改变，促甲状腺激素（TSH）大量分泌导致甲状腺增生而形成结节，并可能导致癌变。

3. 甲状腺良性病变 有时在临床上诊断为甲状腺囊肿或甲状腺腺瘤的病例，术后病检中发现了隐性癌。两者之间的关系还有待证实。

4. 遗传因素 有 5%～10% 的甲状腺髓样癌有明显的家族史，属常染色体显性遗传性疾病。

5. 致癌基因和抑癌基因的激活、突变、失活 研究结果表明，甲状腺癌可能是由多种基因突变所致。

临床表现

（1）甲状腺癌的临床表现均以颈部肿块或甲状腺结节为主。常在无意中或体检时发现，缺乏特异性，其不典型性和病理组织学的复杂性使得甲状腺癌的术前确诊率总体偏低。

（2）乳头状癌和滤泡状癌的初期多无明显症状，前者有时可因颈淋巴结肿大而就医。随着病程进展肿块逐渐增大，质硬，吞咽时肿块移动度降低。

（3）未分化癌上述症状发展迅速，并侵犯周围组织。晚期可产生声音嘶哑、吞咽困难、呼吸困难，颈交感神经受压可产生 Horner 综合征，颈丛浅支受侵犯时，患者可有耳、枕、肩等处疼痛。可有颈部、上纵隔淋巴结转移及远处脏器转移。

（4）髓样癌除有颈部肿块外，由于癌肿产生 5- 羟色胺和降钙素，患者可出现腹泻、心悸、颜面潮红和血钙降低等症状。对合并家族史者，应注意多发性内分泌肿瘤综合征 Ⅱ 型（MEN-Ⅱ）的可能。

检查

1. 细针穿刺抽吸活检 对诊断甲状腺癌的敏感度和特异度均较高，可帮助诊断及选择恰当的手术方案。

2. 影像学检查

（1）超声检查　是评估甲状腺肿块的首选方法，有助于诊断，可测定甲状腺肿块的位置、形态、数量、边界、血供及与周围组织的关系等情况。砂粒样钙化为甲状腺癌的特征性表现。可了解有无气管移位和狭窄、肿块钙化及上纵隔增宽等。

（2）CT 或 MRI 检查　CT 片上甲状腺癌呈不规则低密度或等密度影，增强扫描可见明显坏死。CT 和 MRI 检查还能显示肿瘤与食管、气管、血管的关系以及颈部淋巴结转移情况。

3. 血清学检查　一般总 T_3、总 T_4 等血清学指标无明显变化。血清降钙素测定可帮助诊断髓样癌。

4. 放射性核素检查　放射性核素检查是诊断甲状腺疾病的常规手段之一，通过检查可以明确甲状腺的形态，甲状腺肿块的位置、大小和功能。

5. 组织学检查　术中冷冻切片检查便成为甲状腺癌的重要诊断方法之一。术后病变组织还需要行组织病理学检查。

诊断与鉴别诊断

详细询问病史及体检结果，如遇下列情况时，应警惕有甲状腺癌的可能：①非地方性甲状腺肿流行地区的儿童甲状腺结节；②成年男性甲状腺内的单发结节；③多年存在的甲状腺结节，短期内明显增大，质地变硬、表面不平，活动度减少时；④曾有颈部放射治疗史，甲状腺结节活动受限或固定，坚硬及形状不规则者；⑤囊实性较大肿块，颈部 X 线片上见到散在小点状钙化灶者。但在临床上，我们仍需与亚急性甲状腺炎、慢性淋巴细胞性甲状腺炎、乳突状囊性腺瘤进行区分鉴别，针吸细胞学检查有助于鉴别诊断。

治疗 / 处理原则

1. 甲状腺癌的治疗方法有手术、放疗和化疗等　而手术是公认的治疗甲状腺癌的首选方法，手术的范围和疗效与肿瘤的病理类型有关。未分化癌属高度恶性的甲状腺癌，发展甚快，大多数病例在确诊时已出现局部广泛侵犯或远处转移，手术难以彻底切除。即使勉强切除，也会很快复发。目前主张以放疗为主，可配合化疗。髓样癌其恶性程度中等，并常有颈淋巴结转移，多主张行甲状腺全切除加选择性颈淋巴结清扫术。

2. 放射治疗　为甲状腺癌的一种辅助治疗手段。外放射对高分化癌和髓样癌无效，仅适用于未分化癌。

3. 内分泌治疗　所有甲状腺癌患者均应长期服用甲状腺素片，特别是已经行甲状腺全切除者。因甲状腺全切除后，甲状腺功能减退，腺垂体促甲状腺激素的分泌增多，可促使远处转移。术后服用甲状腺素可抑制、纠正内分泌紊乱，防止肿瘤复发。

4. 对高危年龄组（男性 40 岁以上，女性 50 岁以上）　晚期的甲状腺癌已广泛侵入邻近组织和器官者，有条件时也应采取积极的治疗措施，包括甲状腺全切除和术后放射性核素治疗。对已不能手术彻底切除的癌肿，如已出现呼吸困难，则可切除压迫气管的癌肿部分，以减轻患者的痛苦。如已发生严重的呼吸困难，则应立即行气管切开术。

护理评估要点

1. 健康史　询问患者有无家族史，有无糖尿病、高血压等病史等。

2. 身体状况 评估患者肿块的大小，位置、生长速度、存在时间及有无伴随症状等。了解肿块有无突然增大，评估患者有无呼吸困难、吞咽障碍、声音嘶哑。评估患者有无甲状腺功能亢进或甲状腺功减退的体征，前者会出现突眼、心率加快、消瘦、多汗等，后者会出现黏液性水肿、心率慢等。

3. 心理 - 社会状况评估 评估患者及其家属对疾病的认知，患者由于对甲状腺癌缺乏了解，多存在恐惧、绝望的心理。因此，应全方位评估患者及其家属的情绪状况、家庭成员关系、社会支持系统等，以利于采取积极的心理干预。

护理诊断 / 问题

1. **焦虑** 与肿块性质不明，担心手术预后有关。
2. **疼痛** 与手术切口有关。
3. **潜在并发症** 呼吸困难、窒息、出血、喉返神经损伤等。
4. **有窒息的危险** 与术后出血压迫气管、误咽有关。
5. **知识缺乏** 缺乏甲状腺手术治疗与护理的相关知识。

护理措施

1. 术前护理

（1）心理护理 由于甲状腺癌术后需要终身服用甲状腺激素，有复发风险，患者及家属对手术效果及疾病对自身的影响极为担心。术前向患者及家属说明手术必要性、安全性，以解除患者顾虑，使其积极配合手术治疗。提供安全、舒适的环境，避免不良刺激，使患者保持情绪稳定。

（2）术前病情观察

① 甲状腺肿块生长比较缓慢，常常数月至数年大小没有太大的变化。注意观察患者肿块的位置、大小有无变化。

② 注意患者有无发热、感冒等上呼吸道感染症状，术前监测生命体征，若有异常及时告知医生。

③ 观察患者呼吸频率、节律，患者有无呼吸急促、缺氧等症状。

（3）饮食护理

（4）健康宣教

① 指导患者练习腹式呼吸和床上大小便。

② 为防止颈部伤口牵拉，影响伤口愈合，缓解颈部伤口疼痛，在术前指导患者练习正确的起床姿势。右手支撑在床边，以右手为支撑点，左手托在枕后，缓慢坐起；颈部不要过度前屈或后仰，尽量保持不动；术前协助患者练习，以便术后能较熟练地应用。

③ 详细告知患者疾病相关知识，向患者及家属讲解术前检查的目的、方法以及手术治疗的目的、术后配合要点。

（5）术前准备

① 皮肤准备：遵医嘱给予患者备皮，为手术做准备。备皮范围：上至下颌，下至第 3 肋间，左右至胸锁乳突肌；有颈淋巴结清扫患者还需剃除术侧耳后四指毛发或剃全头。

② 完善相关检查：协助患者完善相关检查，告知患者检查的必要性，排除手术禁忌。

③ 用物准备：备氧气、负压吸引装置于床旁，必要时备气管切开插管包。

④ 做药物过敏试验并记录。

⑤ 胃肠道准备：给予漱口液漱口，术前按麻醉要求禁饮禁食。

2. 术后护理

（1）术后病情观察

① 予以心电监护，密切监测患者的生命体征变化，如体温超过 38.5℃，脉搏大于 120 次 / 分，则有发生甲状腺危象的可能，立即通知医生进行处理。

② 观察患者呼吸频率、节律，评估患者有无气促、发绀，防止患者窒息；观察患者有无声嘶、喝水呛咳等现象。

③ 观察患者伤口有无渗血、渗液，皮下有无血肿等。

④ 观察患者伤口引流液颜色、性质及量有无异常，班班交接并记录。

（2）饮食与活动

① 术后 4 小时根据患者情况可协助饮温水，如无呛咳方可给予温凉的半流质饮食。饮水有呛咳的患者指导其抬头进食，弯腰低头吞咽，利于顺利进食水，必要时给予静脉营养。

② 加强患者饮食指导，促进疾病恢复。疾病恢复期应选择含丰富维生素、蛋白质的饮食以增强体质，促进康复；禁烟、酒、辛辣刺激性食物，养成良好饮食习惯；多食用含碘丰富的海带、紫菜等海产品，有手足抽搐的患者指导多喝牛奶、豆制品等。

③ 全麻术后回病房 2～4 小时内，采取去枕平卧，保持呼吸道通畅；之后常规给予半卧位，适当抬高床头或取半卧位，以减小局部伤口张力，增加舒适感，减轻疼痛；待患者全麻清醒后床头适当抬高，以患者舒适为宜。

（3）用药指导　告知患者用药目的、剂量、方法及注意事项，嘱患者按时用药。遵医嘱按时口服消炎药及甲状腺素片，根据患者术后情况给予小剂量口服甲状腺素片；术后如损伤甲状旁腺出现低钙症状患者，还需遵医嘱口服或静脉补钙治疗。

（4）专科护理

① 保持呼吸道通畅，指导患者有效咳嗽，嘱患者多饮水稀释痰液，必要时遵医嘱给予患者雾化吸入治疗。

② 观察颈部伤口敷料是否清洁干燥，伤口有无活动性出血。如有少量渗血属正常现象，如伤口渗出鲜血较多，渗血面积不断扩大，说明有活动性出血，须立即通知医生，如患者出现进行性呼吸困难、烦躁、发绀时，须在床旁进行抢救，必要时行气管切开。协助患者在变换体位或下床时，用手轻压颈部伤口，翻身时头部与身体一起转动，以减少局部伤口的表面张力。

③ 保持负压引流通畅，防止引流管受压或打折而堵塞管道，造成引流不畅；妥善固定颈部负压引流装置，不要牵拉引流管，防止引流管脱出；持续保持负压状态，负压吸引器应低于伤口水平，避免引流液倒流，防止逆行感染；密切观察引流液的情况，如有异常及时通知医生。

④ 并发症的观察及护理

a. 出血：主要因术中止血不彻底或结扎线脱落引起，多发生在术后 48 小时内。密切观察伤口渗血的颜色及量；引流液的颜色、性质及量；颈部肿胀情况。颈部负压引流量每天少于 50mL 属于正常，若术后切口引流量大于 100mL，颈部切口渗出大量鲜血或颈部迅速肿胀增大，患者出现进行性呼吸困难，应考虑出血，立即通知医生并协助止血处理。

b. 呼吸困难和窒息：是术后最危急的并发症，多发生在术后 48 小时内。主要原因包括术中止血不完全、切口内出血压迫气管、气管壁塌陷、喉头水肿、双侧喉返神经损伤等。观察生命体征、伤口渗血及引流情况。若患者短时间内出现进行性呼吸困难、烦躁、发绀甚至窒息，颈部肿胀并伴有颈部伤口渗出大量鲜血。应给予氧气吸入；接好床旁吸引装置；建立静脉通路；因血肿压迫所致呼吸困难者，协助医生立即剪开缝线，敞开伤口，去除血肿，结扎出血血管；因喉头水肿所致呼吸困难者，遵医嘱给予大剂量激素静脉滴入及雾化吸入；若呼吸困难无好转，协助医生行气管切开术。

c. 甲状腺危象：主要是在术后 12～36 小时内发生，多与术前甲状腺功能亢进症未得到控制有关。体温 >40℃，脉搏快而弱，大于 120 次/分，并伴有大汗、烦躁甚至昏迷，则提示甲状腺危象的发生。立即通知医生，迅速给予降温，同时给予低流量氧气吸入，遵医嘱给予激素或碘剂治疗，并协助医生进行抢救。

d. 手足抽搐：主要因手术时误切或挫伤甲状旁腺，致血钙浓度下降所致，多发生在术后 1～3 天。动态监测血钙变化，观察患者有无面部、唇或手足部的针刺和麻木感，以及面肌和手、足的持续性痉挛。喉、膈肌痉挛可引起窒息。遵医嘱给予口服或静脉补充钙剂；抽搐发作时，立即遵医嘱静脉注射 10% 葡萄糖酸钙或氯化钙 10～20mL，以解除痉挛；适当限制高磷食物，以免影响钙的吸收。

e. 喉返神经、喉上神经损伤：术中切断或缝扎神经可导致永久性的神经损伤，牵拉或肿瘤压迫可导致暂时性的神经损伤。一侧喉返神经损伤引起的短期声嘶，双侧喉返神经损伤可导致失声或严重的呼吸困难，甚至窒息。喉上神经损伤主要表现为进食、饮水时呛咳。向患者解释声嘶、进食呛咳的原因，嘱患者少讲话；正确使用促进神经生长的药物；进食呛咳者，协助患者改变进食体位，防止误吸；呼吸困难者，备好气管切开用物，必要时协助医生行气管切开术。

（5）健康宣教

① 告知患者保持伤口皮肤清洁干燥，勿用手搔抓皮肤，减轻疼痛预防感染。

② 指导咳嗽、活动、睡眠时注意保护伤口，减轻伤口缝合处的张力，缓解疼痛，术后 48 小时内颈部避免过度活动。

③ 颈部留置负压引流期间，告知患者带管活动的注意事项，伤口愈合前避免剧烈活动，防止引流管扭曲、受压、脱出。

（6）心理护理　了解患者心理状态，给予心理支持。患者对术后伤口疼痛、留置伤口引流管及并发症的发生会有紧张、恐惧等表现，应倾听主诉，多鼓励，给予解释和帮助。

健康指导

1. 疾病知识指导

（1）告知患者保持伤口皮肤清洁干燥，勿用手挠抓皮肤，以免伤口感染。

（2）术后患者声音如出现嘶哑，发声费力可进行嗓音康复训练。

（3）术后仍需进行 ^{131}I 治疗的患者，应按疗程进行 ^{131}I 治疗，以减少复发。

2. 饮食与活动指导

（1）疾病恢复期应选择含丰富维生素、蛋白质的饮食以增强体质，忌烟酒、禁食辛辣刺激性食物。

（2）恢复期避免剧烈运动，劳逸结合，注意保护伤口。给予患者安静舒适的休养环境，保持室内适宜的温湿度，注意通风换气，保持室内空气新鲜。

（3）指导咳嗽、活动、睡眠时注意保护伤口，减轻伤口缝合处的张力，缓解疼痛。

（4）指导患者颈部功能锻炼，恢复功能体位。颈部手术的患者，术后颈部有切口，患者常处于头前倾的被动体位。指导患者慢慢练习点头、仰头，动作轻柔、小幅度左右旋转颈部；出院2周后可做颈部全关节活动如过伸、屈颈、侧弯等活动，防止伤口粘连及瘢痕收缩。

3. 用药指导　甲状腺切除术后，患者需终身服用甲状腺素片，应详细告知患者药物名称、药物剂量、服药时间及用药目的，告知患者及家属不可自行停药或改药。

4. 环境指导　保持环境安静舒适，温湿度适宜，减少探视，避免交叉感染。

5. 复诊指导　遵医嘱定期复查，门诊拆线，保持伤口清洁干燥，如有伤口红肿、化脓，或有脓性分泌物渗出时，及时来院就诊。

6. 心理健康指导　指导患者正确面对疾病，保持情绪稳定，适当运动，学会释放压力，减少不良情绪，促进身体机能恢复。

神经鞘瘤护理常规

神经鞘瘤又称施万细胞瘤或神经膜细胞瘤，是一种起源于周围神经鞘细胞的肿瘤。属于周围神经最常见的良性肿瘤，约占外周神经肿瘤21%。可发生于任何年龄，无明显性别差异。颈部神经鞘瘤多为单发，少数为多发，多呈形态规则的椭圆形或圆形。颈部神经鞘瘤生长较缓慢，较少发生恶变，多位于颈动脉三角区及咽旁间隙。

病因

目前病因尚不明确，可能与咽旁间隙和颈侧有诸多脑神经及颈交感神经通过有关。

临床表现

神经鞘瘤临床表现与肿瘤的大小和部位有关，小肿瘤可无症状，较大者因受累神经受压而引起麻痹或疼痛，如压迫迷走神经出现声音嘶哑，压迫舌下神经出现伸舌偏斜，压迫颈交感神经出现Horner综合征，压迫隔神经出现患侧膈肌抬高。肿块位于咽旁间隙者，可向咽侧壁突出而引起吞咽不畅、说话含糊不清甚至呼吸困难。

检查

1. B超检查　多数为低回声，少数表现为近似无回声，边界清，多数包膜回声带完整，内部回声多均匀一致，肿块变性坏死时，呈不均匀性混合回声，肿瘤边界清楚，形态规则（椭圆形、圆形），周边可见完整包膜，内部回声欠均质，常有囊性变。肿瘤两端与周围神经相连，压迫局部神经致肿瘤两端神经干水肿、增粗、回声减低，增粗的神经与瘤体间形似"鼠尾征"。神经鞘瘤位于神经鞘内，推移神经束，瘤体呈偏心性生长。同时B超可观察肿瘤内血供情况、大血管内的血流情况及肿瘤与大血管的关系，有助于与其他肿瘤的鉴别。

2. CT和MRI检查　可知晓肿块发生的部位、大小、形状、侵及范围等。神经鞘瘤CT平扫呈等密度，肿瘤不均匀强化常见，可见放射样强化点状团状增强，环形强化等多种强化模式，且易发生囊变坏死。低密度区中伴团状高密度改变、点状改变为颈部神经鞘瘤具有特征的CT增强影像表现。

3. DSA检查　可清楚地显示肿块内部血液的供应情况。

诊断与鉴别诊断

颈部神经鞘瘤初期无明显症状，通常患者为无意间发现肿块，诊断时通过影像学检查进行仔细鉴别后给予诊断。临床上神经鞘瘤需与神经纤维瘤、血管瘤淋巴结、颈动脉体瘤进行鉴别。其中神经鞘瘤和神经纤维瘤都是来源于神经鞘的良性肿瘤，清晰地显示瘤体和神经干的关系是重要的鉴别点。神经鞘瘤主要沿神经呈偏心性生长，病灶内部可见囊性变，手术容易剥离而不伤及神经干的连续性，而神经纤维瘤包绕神经生长，少见囊性变，手术会截断神经干。

治疗 / 处理原则

手术切除是目前唯一有效的治疗方法，可采用经颈外及经口两种途径大多采用经颈外进路，其优点是术野暴露好，能完整切除肿块，并能保护肿瘤周围的血管、神经等重要结构免受损伤。若肿块主要向咽腔突出且体积较小，主要的血管在肿瘤外侧，则可采用经口进路。

护理评估要点

1. 健康史 询问患者有无高血压、糖尿病等病史，是否有过敏史、用药史等。

2. 身体状况 了解患者发现肿块的时间，评估肿块的形态、大小及部位；评估有无咳嗽、声音嘶哑、Horner 综合征、伸舌偏斜，局部有无触电样放射痛伴同侧上肢的麻木和活动受限等现象。

3. 心理 – 社会状况评估 了解患者文化程度、生活环境、宗教信仰、家庭成员，患者在家庭中的地位和作用，陪护和患者的关系，经济状况及费用支付方式。了解患者及家属对疾病的认知和期望值。了解患者的个性特点。有助于患者进行针对性心理指导和护理支持。

护理诊断 / 问题

1. 疼痛 与术后切口有关。

2. 焦虑 与担心疾病的治疗、术中神经受损有关。

3. 有窒息的危险 与肿瘤压迫气道或手术过程中引起咽部水肿、血肿等有关。

4. 知识缺乏 缺乏疾病相关的治疗、护理、康复知识。

5. 潜在并发症 伤口出血、脑脊液漏颈部神经损伤等。

护理措施

1. 术前护理

（1）心理护理 评估患者心理状况，给予心理支持。患者担心术后可能出现严重并发症和后遗症，应针对不同的心理状态，采用多种不同的方式进行疏导。讲解疾病的特点、手术方案，使患者认识到术前术后配合的重要性，增强患者战胜疾病的信心和勇气。

（2）术前病情观察

① 观察患者有无神经受压等症状，评估患者症状是否加重，有无呼吸困难，必要时，备气管切开包于床头。

② 观察患者进食状态，吞咽障碍是否加重，对患者行口腔护理，避免食物残留，保持口腔清洁。

（3）饮食护理 指导患者进食高蛋白、高维生素、高能量饮食，并适量地进食水果、蔬菜等粗纤维的食物。如吞咽困难，指导患者吞咽训练，避免误吸发生，如患者不能经口进食，可留置胃管，同时静脉补给营养，以增强体质，增强对手术的耐受性。

（4）健康宣教

① 告知患者及家属疾病相关知识和护理要点、手术相关知识。

② 对神经功能受损的患者指导患者神经功能康复训练，如吞咽训练、口腔康复操等。

（5）术前准备

① 完善术前检查，包括常规检查与专科检查，向患者及家属讲解术前检查的目的、

方法。

② 排除手术禁忌，及时发现并协助医生处理影响手术的因素。注意患者有无发热、上呼吸道感染等症状；询问患者既往有无心脑血管疾病，如有异常及时通知医生，请相关科室给予会诊，为手术做准备。

③ 遵医嘱给予患者备皮，为手术做准备。根据肿块位置不同，备皮范围不同。术前日沐浴。

④ 用物准备：毛巾、纸巾、床旁备氧气，根据手术风险准备开口器、舌钳、气管切开插管包等急救用物。

⑤ 做药物过敏试验并记录，必要时交叉备血。

⑥ 给予漱口液漱口，术前按麻醉要求禁饮禁食。

2. 术后护理

（1）术后病情观察

① 密切监测患者的生命体征变化，观察患者意识恢复情况及皮肤完整性；观察患者术后有无不适反应，如疼痛、呕吐、吞咽困难、呛咳、声嘶、喉头水肿等。

② 观察伤口敷料情况；观察伤口引流管、导尿管位置及固定情况。

③ 是否伤口有出血、感染，是否有神经受损等并发症发生。

（2）饮食与活动

① 术后 4 小时根据患者情况可协助饮温水，如无呛咳方可给予温凉的半流质饮食。饮水有呛咳的患者指导其抬头进食，弯腰低头吞咽，利于顺利进食水，必要时给予静脉营养。

② 加强患者饮食指导，促进疾病恢复。疾病恢复期应选择含丰富维生素、蛋白质的饮食以增强体质，促进康复；禁烟、酒、辛辣刺激性食物，养成良好饮食习惯。

③ 全麻术后头部垫枕，取平卧位，清醒后取半卧位，根据患者耐受度，保证安全前提下，循序渐进床上活动、早期下床活动。

（3）药物指导　术后应用抗炎、营养神经等药物。告知患者及家属用药名称、目的及用法，并观察用药后反应及效果。

（4）专科护理

① 严密观察伤口敷料情况。保持伤口敷料干燥、清洁，观察有无渗液、渗血及渗出面积；询问有无局部伤口异常疼痛、肿胀感，并嘱患者颈部勿剧烈活动，如有异常及时处理。

② 保持引流管通畅，保持有效负压吸引。定时挤压引流管，避免引流管弯曲、打折，观察负压引流器是否处于负压状态。观察并记录引流液颜色、性质和量。神经鞘瘤术后一般引流量不多，如发现引流量短期内增多，颜色鲜红，及时通知医生处理。

③ 监测患者体温变化，若体温升高或主诉突发异常疼痛，鼻腔分泌物性质发生改变应及时予以处理，如局部冰敷、查血常规或血培养、全身用药等。

④ 神经受损的观察与护理：与术前比较是否发生声嘶、伸舌偏斜、吞咽不畅、讲话含糊不清、Horner 综合征（患侧眼球内陷、瞳孔缩小、眼裂变小、半面无汗等）表现。出现吞咽困难、呛咳时，鼓励患者进食时一口量、吞咽姿势调整或使用食物调整剂。出现声音嘶哑、喉头水肿时，给予激素、抗生素行雾化吸入。出现舌偏嘴歪、吐痰困难时，协助患者排痰，必要时给予吸痰，防止肺部感染。并给予神经营养药等治疗，以改善神经受损症状。

（5）健康宣教

① 指导患者发生吞咽困难、伸舌偏斜等不适立即告知医护人员。

②告知患者保持伤口皮肤清洁干燥，勿用手搔抓皮肤，减轻疼痛预防感染。

③指导咳嗽、活动、睡眠时注意保护伤口，减轻切口缝合处的张力，缓解疼痛。

④颈部留置负压引流期间，保持负压引流管通畅和固定。指导患者伤口愈合前避免剧烈活动，防止引流管扭曲、受压、脱出。

⑤指导患者掌握神经功能康复训练技巧。

（6）心理护理　手术创伤、神经功能受损会给患者造成不同程度的焦虑、焦躁、绝望心理。护理人员要为患者创造一个舒适、洁净的病房环境，关心患者，根据患者不同的心理状态，耐心做好解释工作，帮助患者正确面对现实，争取早日康复。

健康指导

1.疾病知识

（1）指导颈部神经鞘瘤尽早手术切除，延误治疗可导致相应的神经麻痹。肿瘤越小，保留神经功能的可能性越大。

（2）神经功能受损，积极进行康复训练，争取功能最大限度恢复。

2.饮食与活动指导

（1）有规律地生活，保证充足的睡眠；适当多吃水果、蔬菜，饮食低盐、低脂，少辛辣食物，禁忌烟酒。

（2）避免劳累及颈部剧烈活动，进行适当的身体锻炼，如散步、气功等，以增强体质，预防上呼吸道感染。

（3）保持口腔清洁，养成早晚刷牙及餐后漱口的卫生习惯。

3.用药指导　遵医嘱用药，告知患者及家属服药时间、服药频率及剂量，不可私自停药或改药，学会自我观察用药后反应及疗效。

4.环境指导　给予患者安静舒适的休养环境，保持室内适宜的温湿度，注意通风换气，保持室内空气新鲜。

5.复诊指导　指导患者按时复诊，复诊时间一般为术后1个月、3个月、6个月、12个月，如无异常以后每年复查一次，有不适及时就诊。

6.心理健康指导　鼓励患者加强生活自理能力，帮助患者逐渐恢复正常生活状态，增强心理承受能力，正确面对疾病与预后。

腮腺肿瘤护理常规

涎腺肿瘤是颌面头颈部的常见肿瘤，占头颈部肿瘤的 3% ～ 5%，近 80% 的涎腺肿瘤发生于腮腺。腮腺肿瘤的病理类型复杂，以良性肿瘤多见，良、恶性肿瘤比例约为 7：1，多形性腺瘤和腺淋巴瘤是最常见的腮腺良性肿瘤，黏液表皮样癌和腺样囊性癌为最常见恶性肿瘤。腮腺肿瘤是一种比较常见的疾病，在涎腺肿瘤中，腮腺肿瘤的发生率最高，约占 80%。在腮腺肿瘤的初诊病例中，良性肿瘤占 70% ～ 80%。腺肿瘤病程长短不一，短者数天或数周，长者数年或数十年以上。部分发生癌变。良性肿瘤生长缓慢，恶性肿瘤生长较快；当原本生长缓慢或无明显生长的肿瘤生长加快时，要考虑良性肿瘤癌变的可能。腮腺分为深、浅两叶，腮腺肿瘤 80% 以上位于腮腺浅叶，表现为耳垂下、耳前区或腮腺后下部的肿块。腮腺肿瘤可发生在任何年龄，男女均可患病。

病因

腮腺肿瘤和其他涎腺肿瘤一样，病因目前仍不太清楚。腮腺恶性肿瘤可能与接触放射线有关。另外，病毒感染、长期暴露在烟雾或灰尘中、接触化学物品等职业者易患此病。

临床表现

（1）腮腺的良性肿瘤生长缓慢，常在无意中被发现。患者多因发现腮腺区无痛性肿块后而就诊，其病史可为数年乃至数十年。肿瘤较大者，除有局部坠胀感、表面畸形外，一般无其他不适。很少引起功能障碍，亦无面神经受侵犯的症状。除 Warthin 瘤（病变常位于腮腺的后部分及下部）外，良性肿瘤常以耳垂为中心生长，呈圆形或椭圆形，表面光滑或呈结节状，界限清楚，质地中等，活动而无粘连。腮腺混合瘤约有 10% 发生在腮腺深叶，由于肿瘤位置较深，不易被患者发现。腮腺浅叶的复发性良性肿瘤并非少见，多因多形性腺瘤初次手术时采用切除术或术中肿瘤破裂造成瘤细胞种植所致。常表现为大小不等的多个结节，有的位于切口线上。

（2）腮腺的恶性肿瘤生长较快，病程较短。肿瘤早期以无痛性肿块为多，少数患者在发现时即有疼痛。20% 左右的患者可出现程度不等的面瘫，有的以面瘫为主诉就诊，经医师检查才发现为腮腺肿瘤。其肿块大多形态不规则、质地较硬，界限不清，与周围组织粘连，活动度差。肿瘤晚期可侵犯深部组织或皮肤，出现皮肤破溃，张口受限及颈部淋巴结转移等。

（3）多形性腺瘤生长缓慢，如果短期内生长速度加快，肿块固定，与皮肤或深层组织发生粘连，疼痛并伴有面瘫时，应考虑有恶变的可能。

检查

1.影像学检查

（1）B 超检查　操作简便且无放射性损害，是公认的位置表浅腮腺良性肿瘤的首选影像学检查方法，可以判断有无占位性病变以及肿瘤大小、位置，并估计大致的性质。典型的腮腺良性肿瘤的 B 超表现为：位于腮腺表浅部位内的边界清楚。

（2）CT 检查　可以清晰显示肿瘤与周围组织结构的关系，特别是对于位置深在或范围较大的腮腺肿瘤，应进行 CT 检查。

（3）MRI 检查　无放射性损害，具有良好的软组织信号，更适合于腮腺肿瘤检查。

2. 细针穿刺细胞学检查　腮腺肿瘤术前一般不做活检，因为无论良、恶性肿瘤，均有发生瘤细胞种植的危险。如有必要可行细针穿刺细胞学检查。采用外径为 0.6mm 的细针头，吸取少量组织，涂片做细胞学检查，判断肿瘤良恶性。但细针吸活检有其局限性，获取组织很少，少量组织的涂片难以概况肿瘤全貌，位置深的小肿瘤可能漏诊。

诊断与鉴别诊断

腮腺浅叶部位表浅，故发现肿块多无困难。位于耳垂下或耳前区的类圆形或结节状肿块，活动，质地中等，无触痛，生长缓慢，无特殊不适者，多为良性肿瘤。反之，肿瘤生长迅速，肿块外形不规则，质硬，固定，与周围组织粘连且伴有疼痛、面瘫或出现颈淋巴结转移者，则多为恶性肿瘤。然而，一些低度恶性肿瘤，如高分化黏液表皮样癌及腺泡细胞癌，其临床表现类似于多形性腺瘤。因此，不能仅凭临床经验，需做进一步检查。细针穿刺细胞学检查对腮腺肿瘤有较高的诊断价值。CT 检查、腮腺造影、B 超检查及核素扫描等对腮腺肿瘤的诊断均可提供有益的帮助。腮腺良性肿瘤除病理学类型复杂外，多数肿瘤类型间的临床表现往往相互重叠，并无特异性，其确切诊断常依赖于术后的病理诊断石蜡切片。临床上须与腮腺浅叶肿瘤相鉴别的疾病有腮腺淋巴结炎症，包括非特异性及结核性炎症由于腮腺结核极少伴有全身其他系统的结核或结核病史，临床上常被误诊为腮腺的良性肿瘤。细针穿刺细胞学检查或耐酸染色有助于鉴别诊断。临床上还需与结节型舍格伦综合征、嗜酸性淋巴肉芽肿等疾病进行鉴别。

治疗 / 处理原则

外科手术是治疗腮腺肿瘤最有效的方法，手术治疗时应行保留面神经的肿瘤完整切除术。完整切除的含义是指在肿瘤包膜外正常组织内切除，不能做沿肿瘤包膜外的剜除，更不允许分块切除或切破肿瘤，尤其是多形性腺瘤。对于腮腺恶性肿瘤的手术也应遵循和其他恶性肿瘤相同的手术原则，即要有足够的安全缘。鳞癌、未分化癌、腺癌、低分化黏液表皮样癌及乳头状囊腺癌等，术后应常规放疗。

护理评估要点

1. 健康史　询问患者有无高血压、糖尿病、冠心病等病史；询问患者有无家族史及药物过敏史。

2. 身体状况　评估患者肿物生长的部位、大小、质地、有无压痛等。评估患者有无面瘫发生。观察口腔黏膜有无破溃，评估患者有无口腔疾病。

3. 心理 - 社会状况评估　评估患者及其家属心理状况，评估不同年龄、文化程度的患者疾病认识程度。患者可能因肿瘤性质而焦虑，甚至恐惧而产生悲观情绪，因此需多跟患者及家属进行沟通交流，并进行心理疏导。

护理诊断/问题

1. **疼痛** 与手术创伤有关。
2. **有感染的风险** 与手术伤口有关。
3. **活动无耐力** 与身体虚弱有关。
4. **舒适度改变** 与局部肿胀有关。
5. **焦虑** 与患者或家属担心手术效果和术后面神经受损有关。
6. **潜在并发症** 面瘫、出血、涎瘘。
7. **知识缺乏** 缺乏疾病相关治疗及护理知识。

护理措施

1. 术前护理

（1）心理护理 根据患者的心理状况，为患者做好心理护理。部分患者特别是年轻女性患者由于美观原因术前不愿意多剪头发；担心手术切口瘢痕使很多人出现焦虑不安的情绪；几乎所有的患者都担心手术后出现口角歪斜、眼睑闭合不全等后遗症。向患者讲解疾病的相关知识，使患者对疾病发生、发展及预后有所了解，可让患者与同病种患者互相交流，以增强患者的信心，消除紧张情绪。

（2）术前病情观察

① 观察肿块情况肿块有无增大，压迫肿块时有无疼痛或疼痛加剧。

② 观察是否患者有面部麻木、张口受限、吞咽困难及程度：当肿瘤为恶性且发展到晚期时，肿瘤侵犯周围的肌肉、血管、神经等，可能会导致患者出现面部麻木、张口受限、吞咽困难等情况，及时观察患者病情进展。

③ 注意患者有无发热、感冒等上呼吸道感染症状，术前监测生命体征，若有异常，应及时通知医生予以处理。

（3）饮食护理 指导患者进食高蛋白、高热量、高维生素、易消化的清淡饮食，忌辛辣及刺激性食物，禁烟酒。

（4）健康宣教

① 告知患者腮腺是腺体分泌的重要器官，嘱患者术后不要进食酸性食物，防止腺体分泌过多，以免引起感染。

② 向患者及家属详细告知腮腺手术必要性、手术方法、麻醉方式等，提高患者对疾病的认知。

（5）术前准备

① 完善术前检查：包括常规检查与专科检查，排除手术禁忌。

② 皮肤准备：根据医嘱给予患者术前1日备皮。术前严格术区备皮，彻底清洗头发，备皮范围以耳垂为中心，半径为8cm的圆形区域。观察有无皮炎、毛囊炎等皮肤感染问题，防止术后切口感染。

③ 遵医嘱行药物过敏试验并记录。

④ 胃肠道准备：给予漱口液漱口，术前按麻醉要求禁饮禁食。

2. 术后护理

（1）术后病情观察

① 观察患者术后意识状态、生命体征及血氧饱和度的变化，如出现烦躁不安、谵妄，立即处理。

② 观察患者伤口敷料及负压引流情况。观察患者伤口敷料包扎是否牢固，伤口有无渗血；观察颈部负压引流是否固定通畅，引流液的颜色、量及性质；若有异常及时通知医生处理。

③ 观察患者有无耳前区麻木、疼痛、发热等不适，观察患者有无面神经麻痹、涎瘘等并发症的发生。

（2）饮食与活动

① 指导患者正确饮食，告知患者及家属术后禁食酸辣、刺激性饮食的重要性，以减少口水的分泌。嘱患者多饮水，进食清淡易消化饮食，将食物放在口腔健侧以利吞咽；面瘫的患者，嘱患者勿进食过烫饮食，以免烫伤。

② 全麻术后头部垫枕，取平卧位，清醒后取半卧位，全麻清醒去枕平卧 2～4 小时后，给予患者头高位或半卧位。以利于静脉回流，防止术区肿胀、淤血。术后鼓励患者早期下床活动。避免伤口过度拉伸引起伤口撕裂，切口缝线 6～7 天切除。

（3）用药指导　向患者家属讲解术后用药的目的、药物名称及方法，并且观察用药后的反应。遵医嘱给予患者抗炎、营养神经、抑制腺体分泌药物。

（4）专科护理

① 保持伤口敷料有效地加压包扎，敷料一旦脱落或松动应及时通知医生；观察伤口敷料是否清洁干燥，伤口换药时注意无菌操作，并观察伤口有无出血、感染等，发现异常及时通知医生处理。

② 观察引流液的颜色、性质及量并做好记录；随时保持负压引流的通畅，防止引流管受压或打折而堵塞管道，造成引流不畅，引起伤口感染；负压吸引器应低于伤口水平，避免引流液倒流，防止逆行感染；妥善固定一次性负压吸引器，告知患者不要牵拉引流管，防止引流管意外脱落。

③ 评估患者疼痛的原因、部位及疼痛强度，告知患者疼痛的原因及持续时间，指导患者减轻疼痛的方法，如伤口疼痛剧烈，排除其他疾病因素，可遵医嘱使用镇痛药物，注意观察用药疗效。

④ 并发症的观察与护理

a. 面瘫、面神经麻痹：术后注意观察患者有无眼睑闭合不全及口角歪斜等症状。多由手术过程中切断或牵拉面神经所致，故术后要观察患者有无口角歪斜、鼻唇沟变浅、皱眉、闭眼、鼓腮不能等症状，遵医嘱可采取一系列预防治疗措施，如：按医嘱给予肌内注射腺苷钴胺等营养神经药物，并观察用药后的反应；如患者眼睑闭合不全，可给予患者涂抹红霉素眼药膏，覆盖纱布，防止角膜干燥，嘱患者不要用眼过度，注意休息；由于面瘫的患者口腔自洁能力减弱，应加强口腔护理，防止口腔感染；必要时术后 2 周开始局部热敷或以轻柔缓慢的手法进行面部按摩治疗。

b. 涎瘘：观察患者伤口情况及负压引流颜色、性质、量，如有异常及时通知医生。涎瘘也是腮腺手术比较常见的并发症，开始表现为术区皮下聚集液体，如没有及时妥善处理，则形成瘘。防止涎瘘应做到术后伤口正确加压包扎，遵医嘱使用抑制腺体分泌的药物，预防涎瘘形成；观察伤口渗液、渗血情况，发现敷料较湿时应及时更换并加压包扎；观察引流液的性质、量等；嘱患者禁食酸性、油炸及刺激性食物。

（5）健康宣教

① 告知患者及家属伤口加压包扎的重要性，勿用手搔抓皮肤，减轻疼痛预防感染。

② 指导咳嗽、活动、睡眠时注意保护伤口，减轻切口缝合处的张力，缓解疼痛。

③ 腮腺肿块切除术后，部分患者在肿物切除的同时会损伤部分颈面部微小神经，常会出现面部麻木；术后用手触摸患者耳前区，询问其有无麻木等异常感觉，向患者讲解相关知识，消除顾虑。

④ 留置负压引流期间，保持负压引流管通畅和固定。指导患者伤口愈合前避免剧烈活动，防止引流管扭曲、受压、脱出。

（6）心理护理　向患者讲解疾病相关知识，消除顾虑，增强信心。向患者讲解术后出现面瘫是暂时的，一般半年后可逐渐恢复，消除患者的顾虑，增强患者战胜疾病的信心；可与同病种患者多交流，传授经验，使患者敢于面对，建立良好的心理状态，促进康复。

健康指导

1.疾病知识指导

（1）保持伤口清洁干燥，如伤口如出现渗血、渗液，或刺痛，体温过高等，可能是伤口感染，应及时去医院进行处理。

（2）当咀嚼食物或刺激唾液腺分泌唾液时，术侧局部出现出汗并伴有发红现象，或面部出现麻痹的症状，需警惕出现了味觉性出汗综合征或面神经麻痹，需立即就诊。

2.饮食与活动指导

（1）告知患者出院后要禁食酸辣刺激性的食物，减少唾液分泌；要进食易消化、高营养、清淡的食物，养成保持口腔卫生的好习惯。嘱患者恢复期间注意饮食，勿食酸性及辛辣刺激性食物，以减少腮腺分泌，促进伤口愈合。

（2）恢复期避免剧烈运动，注意保护手术伤口。

（3）合理安排日常生活，劳逸结合，建议患者戒烟酒，保证良好睡眠，避免精神紧张或过度疲劳。平时应加强锻炼，增强机体抵抗力。

（4）避免接触变应原，如有害气体等。

3.用药指导　遵医嘱用药，详细告知患者及家属药物名称、服药剂量、服药时间，提高患者服药依从性。

4.环境指导　保持室内环境舒适，温度适宜，定期开窗通风，减少探视人员，避免交叉感染。

5.复诊指导　嘱患者定期复查，有不适随时就诊。告知患者出院后1个月、3个月、6个月、12个月定期复诊，告知患者复查的重要性，及时了解患者伤口愈合的情况。

6.心理健康指导　指导患者正确面对疾病及术后，为患者提供各种疾病相关知识以及与科室联系方式，提高患者安全感。合理安排生活，适当运动，保持稳定情绪有助于身体恢复。

甲状舌管囊肿及瘘管护理常规

甲状舌管囊肿及瘘管是颈部最常见的先天病，发病率约为 7%，甲状舌管囊肿可发生在舌盲孔至胸骨切迹之间的任何部位，各部位所占比例为甲状舌骨肌区 60%、颏下区 24%、胸骨上 13%，而发生在舌内者约占 2%。该病主要为青少年期发病，少数可发生癌变，偶见于成年人。

病因

甲状舌管囊肿及瘘管的发生与甲状舌管胚胎发育异常有关。在胚胎发育期，甲状舌管未退化或未完全退化而形成甲状舌管囊肿及瘘管。前者多位于舌骨下方；后者分为完全性和不完全性两种类型。完全性瘘管外瘘口位于颈前正中线或略偏一侧的皮肤表面，内瘘口位于舌盲孔。瘘管自内瘘口经舌骨前、舌骨后或穿过舌骨，下行至囊肿或外瘘口。不完全瘘管无内瘘口。

临床表现

（1）甲状舌管囊肿　囊肿大小不一，一般无症状，常无意中或体检时发现。囊肿呈圆形，表面光滑，边界清楚，与周围组织及皮肤无粘连，无压痛，质地较软呈中等硬度，有囊感，可随吞咽上下运动，有些囊肿上部可摸到一条索样物。并发感染时，囊肿迅速增大，且伴有局部疼痛及压痛。经过反复感染的囊肿，触诊时可发现其与周围组织或皮肤有粘连。

（2）甲状舌管瘘管　简称为"甲状舌管瘘"。外瘘口位于颈前正中或略偏一侧，瘘口较小，吞咽时常有分泌物溢出，继发感染时瘘口周围红肿，有脓液溢出，感染明显者可有发热、疲乏等症状。

检查

影像学检查　超声检查可鉴别肿块是囊性还是实质性，亦可排除异位甲状腺；囊肿穿刺可抽出淡黄色黏液，病理检查显示黏液内含脱落上皮细胞和胆固醇结晶；瘘管造影可明确瘘管的位置和走向，有助于手术治疗；CT 或 MRI 检查能提供囊肿的特性、大小及与周围组织的关系等。

诊断与鉴别诊断

囊肿或瘘管位于颈前正中，可随吞咽上下运动，即可作出初步诊断。完全性瘘管者，自外瘘口注射亚甲蓝观察舌盲孔有无亚甲蓝溢出，则可进一步明确诊断。甲状舌管囊肿者应与下列疾病鉴别：①先天性皮样囊肿，位于颈前正中，囊肿与皮肤粘连，不随吞咽上下运动。②颏下淋巴结炎可有邻近组织的炎症如牙周、下颌、下唇等处炎症，肿块质地较硬，有压痛，不随吞咽上下运动。③异位甲状腺多位于舌根部，少数位于喉前正中者易误为甲状舌管囊肿，B 超及放射性核素 ^{131}I 检查可作出鉴别诊断。应特别注意在颈前正常位置上有无甲状腺组织。

治疗/处理原则

将囊肿及瘘管手术切除，避免复发。未满 1 岁或尚未发生感染的囊肿暂不宜手术治疗。如合并感染，则应先控制感染后，再行手术治疗。

护理评估要点

1.健康史 评估患者该疾病发生的时间及诊治经过。评估患者身体状态，询问患者是否有反复继发性感染的病史，询问患者是否做过手术。评估患者有无出血倾向的家族史、过敏史。

2.身体状况 评估囊肿的位置、大小，有无压迫气道。评估患者颈部有无分泌物，有无继发感染，周围有无红肿。观察患者颈部是否留有瘢痕。

3.心理–社会状况评估 评估患者年龄，儿童患者是否有家属陪同。评估不同年龄、文化程度的患者对疾病的认知程度，部分患者及家属由于担心预后，容易产生不良的心理情绪，因此需多跟患者及家属进行沟通交流，进行心理疏导。

护理诊断/问题

1.有窒息的危险 与手术后出血、引流不畅及呼吸道受压有关。
2.疼痛 与手术创伤有关。
3.焦虑 与瘘管囊肿反复感染、担心手术效果有关。
4.体温过高 与瘘管的反复感染引起的炎症反应有关。
5.引流低效能 与术后引流管折叠、扭曲等有关。

护理措施

1.术前护理

（1）心理护理 由于甲状舌管囊肿及瘘管切除不彻底易复发，手术中会切除部分舌骨，手术切口在颈部，患者及家属对手术效果及疾病导致自身形象的影响极为担心。术前向患者及家属说明手术必要性、安全性，以解除患者顾虑，使其积极配合手术治疗。

（2）术前病情观察

① 观察患者瘘口有无分泌物渗出及渗出液的颜色、性质和量。瘘口有分泌物溢出时，随时清理分泌物，保持瘘口周围清洁；有敷料覆盖时，观察敷料是否清洁干燥，渗出液较多时，及时通知医生进行消毒更换。

② 观察有无咽部或颈部的不适感，是否有肿胀、疼痛加重的现象，瘘管口部流出的脓液有无增多。

③监测患者体温，如体温异常升高，通知医生及时处理，以免影响手术。

（3）饮食护理 食物种类多样化，合理搭配，注意加强营养，多进食含维生素丰富的食物。

（4）健康宣教

①掌握深呼吸、有效咳嗽、咳痰的方法；指导患者练习腹式呼吸和床上大小便。

② 对患者及家属进行疾病相关知识宣教，包括疾病原因、临床表现、治疗方法、手术方式及目的，取得患者配合。

③ 告知患者及家属保持瘘口处周围皮肤清洁干燥，勿用手随意挤压、触摸瘘口。

（5）术前准备

① 完善术前检查，包括常规检查与专科检查，排除手术禁忌。

② 皮肤准备：术前颈部手术区备皮。上至下颌角，下至第3肋间，两侧至胸锁乳突肌。

③ 做好药物过敏试验并记录。

④ 胃肠道准备：给予漱口液漱口，术前按麻醉要求禁饮禁食。

2. 术后护理

（1）术后病情观察

① 观察患者术后意识状态、生命体征及血氧饱和度的变化，如出现烦躁不安、谵妄，立即处理。观察唾液及痰液的性状，注意有无咯血、憋气等症状。

② 观察伤口有无渗血渗液，观察引流管是否固定通畅、引流液有无异常等。

③ 观察是否发现上呼吸道阻塞、出血、感染、喉内神经损伤等。

（2）饮食与活动

① 进食清淡、温凉、半流质饮食，术后2～3天进食营养丰富、高蛋白、高维生素的食物，鼓励少量多餐，促进伤口愈合。

② 全麻术后头部垫枕，取平卧位，清醒后取半卧位，术后鼓励患者早期下床活动。避免颈部过度拉伸引起伤口撕裂。

（3）用药指导　根据医嘱使用抗生素，注意观察患者用药反应。痰液较多咳不出的患者可采取雾化吸入的方法帮助排痰。

（4）专科护理

① 患者颈部留置负压引流，引流术腔渗液，促进伤口愈合，告知患者引流管置入的目的，保持引流通畅，避免负压引流管扭曲、折叠、受压、堵塞或意外脱落。当伤口渗血较多、负压引流有较多鲜血或者引流不畅等情况时，应立即通知医生予以对症处理。观察引流液的颜色、性质、量并记录。

② 进行伤口护理时注意严格执行无菌操作，观察患者伤口有无渗血渗液，伤口周围有无肿胀、化脓，如有感染迹象，应及时告知医生并加强伤口换药。

③ 评估患者疼痛部位、性质、持续时间。为患者提供良好的睡眠环境，保持室内安静，指导患者分散注意力缓解疼痛的方法，疼痛不能耐受时，要立即通知医生，遵医嘱给予药物镇痛。

④ 并发症的观察及护理

a. 出血：观察颈部伤口渗血、负压引流血性渗液情况。颈部敷料渗血面积逐渐扩大说明有活动性出血，负压引流器内引流液每小时超过50mL且伴有血凝块，应及时通知医生处理。

b. 上呼吸道梗阻：严密观察患者呼吸情况。患者术后伤口出血、口底血肿形成可导致上呼吸道梗阻，危及生命；若口底肿胀明显，及时通知医生，必要时行紧急气管切开术，以防窒息。

c. 感染：监测患者体温变化。观察体温是否升至38.5℃以上；询问患者是否存在异常疼痛，评估疼痛的性质、部位和持续时间；观察颈部敷料渗出液或颈部负压引流液颜色、性质和量，若异常及时通知医生处理。

d. 喉内神经损伤：观察患者有无声音嘶哑、呼吸困难等喉返神经损伤表现；有无进食、饮水呛咳、误咽等喉上神经损伤表现。此并发症临床上较少见，但也应做好观察，如发现异常及时通知医生。

（5）健康宣教

① 告知患者保持瘘口皮肤清洁干燥，勿用手搔抓皮肤，减轻疼痛，预防感染。

② 指导咳嗽、排痰时轻压伤口，减轻切口缝合处的张力，缓解疼痛。

③ 告知进食温凉流质可减少咀嚼，便于吞咽，进食前后漱口，保持口腔清洁，防止感染。

④ 颈部留置负压引流期间，保持负压引流管通畅和固定。告知患者带管活动的注意事项，防止引流管扭曲、受压、脱出。

（6）心理护理　了解患者心理状态，给予心理支持。患者对术后伤口疼痛及留置伤口引流管会有紧张、恐惧等表现，担心疾病复发，应倾听主诉，多鼓励，给予解释和帮助，调动家庭社会支持系统。

健康指导

1. 疾病知识指导

（1）保持伤口敷料清洁、干燥，若出现敷料渗湿等情况应及时更换，以免造成感染。

（2）注意保持颈部清洁卫生，观察有无红肿等感染征象，一旦出现感染迹象应及时就诊处理。

2. 饮食与活动指导

（1）进食高热量、高蛋白、高维生素的饮食，避免辛辣、刺激性食物。

（2）加强颈部功能锻炼，防止切口粘连及瘢痕收缩所致功能异常，一般术后 2～3 个月应避免颈部剧烈活动。

（3）养成良好的生活习惯，不熬夜酗酒，注意保暖，预防感冒，加强锻炼，提高自身抵抗力。

3. 用药指导　遵医嘱定期服药，告知患者服药时间、剂量及注意事项，不可随意停药或改药。

4. 环境指导　保持室内环境舒适，温度适宜，定期开窗通风，减少探视人员，避免交叉感染。

5. 复诊指导　遵医嘱定期复查。向患者及家属讲解此病有复发可能，如手术后发现颈部切口处红肿、渗液、疼痛或出现包块，及时到医院就诊。如必要时需再次手术，鼓励患者正确面对自身形象的改变，切口瘢痕处请整形外科会诊，尽量消除瘢痕以达到美观效果。

6. 心理健康指导　指导患者适当运动，保持稳定情绪，释放压力有助于身体恢复，保持积极乐观的心态面对疾病的预后及转归。

第七章
耳鼻咽喉头颈外科
常用护理技术操作

外耳道冲洗护理操作常规

【目的】

（1）规范外耳道冲洗流程。

（2）患者理解并配合外耳道冲洗。

【护理评估】

（1）了解患者的年龄、病情。

（2）评估患者的自理程度、合作程度。

（3）评估患者耳道局部状况，如耳道有无耵聍、脓液等。

（4）评估操作环境，环境应安静、整洁、舒适。

【用物准备】

治疗巾、注射器、弯盘、消毒长棉签、棉球、温生理盐水500mL、额镜。

【护理措施】

（1）携用物至患者床旁，核对患者，告知患者外耳道冲洗的目的、操作方法及注意事项，取得患者配合。

（2）协助患者取坐位或侧卧位，头偏向健侧，颈肩部铺清洁治疗巾；将弯盘紧贴于患者患侧耳垂下方部皮肤，以便冲洗时水可流入弯盘。

（3）操作者用一只手向后上轻拉患耳，使外耳道成一直线，用另一只手拿注射器抽吸温生理盐水，沿外耳道后壁轻轻推入，反复冲洗，直至将耵聍或异物冲净为止。

（4）用棉签轻拭耳道，将棉球放入外耳道，并为患者清洁面部。

（5）协助患者恢复体位，取舒适体位休息。

（6）观察患者反应及效果，并做好记录。

（7）清理用物，用物规范处置，洗手。

【健康指导】

（1）嘱患者不挖耳，如果耵聍过多，应及时来院清理。

（2）告知患者耳冲洗后如出现头晕、恶心等不适，应及时通知医护人员。

（3）嘱患者预防感冒，遵医嘱用药和随访。

外耳道滴药护理操作常规

【目的】

（1）规范外耳道滴药流程。

（2）患者理解并配合外耳道滴药。

【护理评估】

（1）评估患者的耳部情况，如有无分泌物、耵聍、有无外耳道损伤、破溃等。评估患者配合程度。

（2）评估患者的年龄、病情及心理状况。

（3）仔细询问病史、用药史及过敏史，并做好治疗记录。

【用物准备】

滴耳液、长棉签、消毒干棉球、生理盐水、治疗巾。

【护理措施】

（1）核对患者身份、药物名称及有效期。告知患者外耳道滴药的目的、操作方法及注意事项，取得患者配合。

（2）协助患者取坐位或侧卧位，头偏向健侧，患耳朝上。铺治疗巾。

（3）用长棉签轻轻擦拭外耳道分泌物，必要时用生理盐水反复清洗至清洁为止，使耳道保持通畅。

（4）轻轻将成人耳郭向后上方牵拉，小儿向后下方牵拉，充分暴露外耳道，顺着耳道壁将滴耳液滴入2～3滴。滴管末端勿触及耳部边缘，以防污染。

（5）操作者用手指反复轻压耳屏数次，使药液流入中耳腔内并充分与耳道黏膜接触。

（6）让患者保持体位3～4分钟，使药物充分吸收。用干棉球堵塞外耳道口，以免药液流出。

（7）协助患者取舒适体位休息。观察患者反应及效果，并做好记录。

（8）清理用物，用物规范处置，洗手。

【健康指导】

（1）告知患者勿在家自行用硬物掏耳朵，如果耵聍过多，应及时到医院处理。

（2）必要时教会患者外耳道滴药的方法，提醒患者每次滴药后仍需休息几分钟再活动，以免出现头痛、头晕等现象。

（3）锻炼身体，提高机体抵抗力，预防感冒。

耳部手术备皮护理操作常规

【目的】
（1）规范耳部手术备皮流程。
（2）预防术后切口感染。

【护理评估】
（1）评估患者的年龄、性别、心理状况、疾病认知情况和合作程度。
（2）了解患者的病情、手术方式、部位及所需要备皮的范围。
（3）评估患者的耳部情况，如有无耳郭红肿、外耳道损伤或异常分泌物等。

【用物准备】
理发用品、3%过氧化氢溶液、生理盐水、耳科专用棉签、弯盘、皮筋及发夹、梳子、凡士林或发胶、剪刀（必要时）、治疗巾。

【护理措施】
（1）核对患者身份、手术方式及部位。告知患者耳部手术备皮的目的、操作方法、配合要点及注意事项，取得患者配合。
（2）根据医嘱及手术需要确定备皮范围，听神经瘤、中耳癌、中耳胆脂瘤等备皮范围一般为患耳周围5cm；耳前瘘管备皮一般为患耳以上一横指及鬓发；耳郭囊肿根据囊肿大小决定。
（3）协助患者取坐位，肩部围上治疗巾。
（4）剃净患耳周围术野的毛发。
（5）清理术野周围的碎发。
（6）向后上方牵拉耳郭（小儿向后下方），检查外耳道情况，外耳道有脓液或分泌物时，分别用3%过氧化氢溶液及外用生理盐水清洁外耳道，并用棉签拭干。
（7）协助患者取舒适体位休息。
（8）观察患者反应及效果，并做好记录。
（9）清理用物，用物规范处置，洗手。

【健康指导】
（1）告知患者术日晨将头发梳理整齐，长头发患者将患侧头发梳向健侧，扎成小辫，用皮筋固定，备皮区周围如有短小毛发露出无法用皮筋固定，可用凡士林或发胶将其粘在辫子上或用剪刀剪去。
（2）嘱患者术前晚1日洗干净头发，做好个人清洁卫生，注意预防感冒。

鼓膜穿刺抽液护理操作常规

【目的】

（1）规范鼓膜穿刺抽液流程。

（2）患者理解并配合鼓膜穿刺抽液。

（3）抽出鼓室内积液，减轻耳闷感，提高患者听力。

【护理评估】

（1）评估患者的年龄、病情、心理状况、配合程度。

（2）评估患者的外耳道有无流脓、出血，分泌物有无异味。

（3）治疗前仔细询问病史，评估患者有无禁忌证。

【用物准备】

无菌耳镜、额镜、鼓膜穿刺针头、1mL 或 2mL 注射器、2% 丁卡因溶液、0.5% 碘伏、75% 酒精、无菌棉球、消毒干棉片、治疗巾。

【护理措施】

（1）核对患者身份、药物名称及有效期。告知患者鼓膜穿刺抽液的目的、操作方法及注意事项，取得患者配合。

（2）协助患者取坐位，儿童最好采用卧位，患耳朝向操作者，铺好治疗巾。

（3）清除外耳道内的耵聍。

（4）用 0.5% 碘伏棉球消毒耳郭及耳周皮肤，用 75% 酒精棉球消毒外耳道及鼓膜。

（5）用浸有 2% 丁卡因液的棉片麻醉鼓膜表面，10 ～ 15 分钟后取出。

（6）连接鼓膜穿刺针头和注射器，调整额镜聚光于外耳道。

（7）选用适当大小的耳镜显露鼓膜，手持穿刺针缓慢进入外耳道，刺入鼓膜紧张部的后下或前下部位，进入鼓室，固定好穿刺针后抽吸积液。

（8）抽液完毕后，缓慢拔出针头，退出外耳道。用无菌棉球将流入外耳道内的液体擦拭干净。

（9）协助患者取舒适体位休息。

（10）观察患者反应及效果，并做好记录。

（11）清理用物，用物规范处置，洗手。

【健康指导】

穿刺后保持外耳道清洁，1 周内严禁耳内进水，预防感染。

耳部加压包扎护理操作常规

【目的】

（1）规范耳部加压包扎流程。

（2）患者耳部手术或外伤后固定敷料，保护伤口。

【护理评估】

（1）评估患者的病情、意识、心理状况、配合程度。

（2）评估患者的耳部伤口有无出血、流脓等异常情况。

（3）仔细询问病史，并做好治疗记录。

【用物准备】

纱布或敷料、胶布、绷带、无菌手套。

【护理措施】

（1）核对患者身份。告知患者耳部加压包扎的目的、操作方法及注意事项，取得患者配合。

（2）协助患者取坐位或侧卧位，头偏向健侧，患耳朝上。

（3）观察患者耳部伤口情况，洗手，戴手套放置无菌纱布或敷料。

（4）将绷带由上至下包裹患耳，然后经后枕部绕至对侧耳郭上方，绕额包裹1周；之后再次由上至下包裹患耳，重复上述动作至患耳及敷料/纱布全部包住。

（5）用胶布固定绷带尾部，确认固定良好。

（6）协助患者取舒适体位休息。

（7）观察患者反应及效果，并做好记录。

（8）清理用物，用物规范处置，洗手。

【健康指导】

（1）告知患者勿打湿、污染绷带，如有异常，告知医生。

（2）告知患者勿自行抓挠、松解绷带，如发现绷带松脱，告知医生。

咽鼓管导管吹张法护理操作常规

【目的】
(1) 规范咽鼓管导管吹张法流程。

(2) 咽鼓管通气功能检查、鼓室积液检查。

(3) 咽鼓管功能不良及分泌性中耳炎的治疗。

【护理评估】
(1) 评估患者病情、意识状态、合作程度。

(2) 评估患者耳道局部状况，如外耳道有无耵聍、分泌物等。

(3) 评估患者鼻腔情况，是否有急性鼻炎、脓涕、鼻甲肥大、鼻中隔偏曲。

(4) 评估环境，应宽敞明亮，安静、舒适。

【用物准备】
咽鼓管导管、听诊橡皮管、橡皮吹气球、1% 呋麻滴鼻液、2% 丁卡因。

【护理措施】
(1) 备齐用物，核对患者，解释操作的目的、方法及注意事项，取得配合。

(2) 指导患者取正坐位，头稍低，用 1% 呋麻液收缩鼻黏膜。

(3) 嘱患者清除鼻腔及鼻咽部分泌物，再用 2% 丁卡因滴鼻或喷鼻，做鼻腔及鼻咽部麻醉。

(4) 接好听诊橡皮管，将听诊管一头放入患者患侧外耳道口，另一头放入操作者外耳道口。

① 圆枕法：手持咽鼓管导管尾端，前端弯曲部朝下，插入前鼻孔，顺着鼻腔底部缓慢插入，当导管前端抵达鼻咽后壁时，将导管向受检侧旋转 90°，并向外退出少许，此时导管前端越过咽鼓管圆枕进入咽鼓管咽口处，再将导管向外上方旋转约 45°。

② 鼻中隔法：a. 同侧法。经受检耳同侧的鼻腔插入导管，导管前端抵达鼻咽后壁后，将导管向对侧旋转 90°，缓慢退至有阻力感时，再将导管向下、向受检侧旋转 180° 即进入咽鼓管咽口。b. 对侧法。受检侧鼻腔鼻甲肥大，鼻中隔偏曲，导管不易通过时可用此法。经受检耳对侧鼻孔伸入导管，当导管前端抵达鼻咽后壁时，向受检侧旋转 90°，退至鼻中隔后缘，再向上旋转 45°，同时使前端尽量伸抵受检侧，亦可进入咽鼓管。

(5) 固定导管的位置，用橡皮吹气球接导管末端将空气轻轻吹入。

(6) 经听诊橡皮管，若听到"呼-呼"声，表示咽鼓管通畅；"吱-吱"声，表示狭窄；水泡声表示有液体；若听不到声音，则表示完全阻塞。

(7) 一般每次吹张打气 5 ~ 10 次，每日吹张 1 次，10 日为 1 个疗程。咽鼓管开放正常，临床症状缓解后停止治疗，一般为 2 个疗程。

(8) 协助患者取舒适体位休息。

(9) 观察患者反应及效果，再次向患者讲解注意事项，并做好记录。

(10) 用物规范处置，洗手。

【健康指导】

（1）告知患者如有不适感，如耳闷胀感、听力下降等反应，立即告知医护人员。

（2）行咽鼓管导管吹张后，注意卧床休息，起身活动时应慢，避免跌倒。

（3）告知患者正确擤鼻涕的方法。

鼻腔冲洗护理操作常规

【目的】

（1）规范鼻腔冲洗操作流程。

（2）患者理解并配合鼻腔冲洗。

（3）通过一定压力使药液输送到鼻腔，深入鼻窦，清洁鼻腔、治疗鼻部疾病。

【护理评估】

（1）评估患者的年龄、病情、心理状况、疾病史、用药史等，是否曾行鼻腔冲洗。

（2）评估患者全身和鼻腔局部情况，有无鼻中隔偏曲；有无血液系统、心血管系统疾病及肝肾功能异常情况；鼻腔黏膜有无炎症、充血、水肿、干燥、出血等。

【用物准备】

可调式鼻腔冲洗器、生理盐水或遵医嘱配制冲洗液、纸巾。

【护理措施】

（1）核对患者身份、药物名称及有效期。告知患者鼻腔冲洗的目的、操作方法及注意事项，做好解释工作，取得患者配合。

（2）指导患者正确擤鼻，清理鼻腔分泌物。

（3）协助患者取坐位或站立位，头部位于盥洗池或盥洗盆上方，低头、身体微向前倾约30°。

（4）根据医嘱配置冲洗液并测试温度，宜控制在32～40℃。

（5）指导患者用鼻腔冲洗器的鼻塞端口与需冲洗的鼻孔完全闭合。一手握住冲洗器瓶身，同时用食指按住冲洗器气孔，另一手握球囊挤压，使冲洗液缓缓冲入鼻腔并由另一侧前鼻孔或口腔排出，完成一侧鼻腔的冲洗。冲洗时张口缓慢呼吸，不要说话，不做吞咽动作，且应避开鼻中隔。

（6）冲洗完毕后，协助患者用纸巾清洁面部，指导患者轻轻擤出鼻腔内残余冲洗液。

（7）协助患者取舒适体位休息。

（8）观察患者有无反应，清理用物并做好记录。

（9）清理用物，用物按规范处置，洗手。

【健康指导】

指导患者遵医嘱按时行鼻腔冲洗。冲洗完后需对冲洗器进行全面清洁，悬挂晾干放置，以免细菌滋养。

鼻腔滴药法／鼻喷雾法护理操作常规

【目的】

（1）规范鼻腔滴药／鼻喷雾操作流程。

（2）患者理解并配合鼻腔滴药、鼻喷雾。

【护理评估】

（1）评估患者的鼻腔情况，如有无出血、鼻塞、流涕，近期有无行颅内手术，有无脑脊液鼻漏、鼻部是否处于急性炎症期等。

（2）评估患者配合程度，既往有无药物过敏史。

（3）评估患者的年龄、病情及心理状况，如有无高血压、心脏病史。

【用物准备】

滴鼻药液或鼻喷雾，棉球或纸巾。

【护理措施】

（1）携用物于床旁，核对患者身份、药物名称及有效期。告知患者鼻腔滴药／鼻喷雾的目的、操作方法及注意事项，取得患者理解与配合。

（2）指导患者正确擤鼻。鼻腔内有填塞物时不擤。

（3）滴鼻时，协助患者仰卧位，肩下垫小枕，颈伸直，头后仰，颏隆突与身体成直角。鼻喷雾时，协助患者取坐位或头向后仰。

（4）滴鼻前再次核对医嘱并摇匀药液。采用左手轻推患者鼻尖，充分暴露鼻腔，右手持药液在距离鼻孔 1～2cm 处滴入，每侧鼻腔滴 2～3 滴或遵医嘱，轻轻按压鼻翼两侧，使药液均匀分布于鼻腔黏膜。鼻腔喷药时，趁患者吸气时将药液喷入，让药液随气流进入鼻腔，防止药液流入咽腔。若患者需自行喷鼻时，须要避开鼻中隔，采用左手喷右鼻，右手喷左鼻。

（5）用药后，保持原位 3～5 分钟，让药液充分被吸收。对于行鼻侧切开的患者，为防止鼻腔或术腔干燥，滴鼻后嘱其向患侧卧，使药液进入鼻腔。

（6）用棉球或纸巾擦拭外流的药液。

（7）协助患者取舒适体位休息。

（8）观察患者反应及效果，并做好记录。

（9）清理用物，规范处置，洗手。

【健康指导】

（1）告知患者及家属每次滴药或喷药前，需要将药液摇匀。遵医嘱用药，不能随意自行用药或停药。

（2）滴药时，滴管口或药瓶前端不能触及鼻孔，以免污染药液。

（3）正确指导体位，滴药时不能做吞咽动作，以免药物进入咽部引起不适。

（4）注意观察用药后的不良反应，如有头部不适，应及时呼叫医护人员或就近医院处置。

剪鼻毛护理操作常规

【目的】

（1）规范剪鼻毛操作流程。

（2）患者理解并配合剪鼻毛操作。

【护理评估】

（1）评估患者的鼻腔情况，如有无出血、近期有无行颅内手术，有无脑脊液鼻漏，鼻腔黏膜有无红、肿、破溃等。

（2）评估患者自理能力及配合程度。

（3）评估操作环境，光线充足、明亮、整洁。

【用物准备】

额镜、操作台光源、手套、纱布、无菌钝头眼科剪、遵医嘱备软膏、碘酒、棉签或纱布。

【护理措施】

（1）携带用物于操作台旁，再次核对患者身份，告知患者剪鼻毛的目的、操作方法及注意事项，取得患者理解与配合。

（2）指导患者正确擤鼻，擤净鼻涕，清洁鼻腔。协助患者取坐位，头稍后仰，固定。

（3）操作者佩戴额镜，调节光源，使灯光焦点聚焦在患者鼻孔处；再次检查鼻腔情况，并清洁鼻腔；戴好手套。

（4）将软膏用棉签均匀涂抹在剪刀两叶。操作者左手持纱布固定鼻部，将鼻尖轻轻向上推，充分暴露鼻前庭。右手持剪刀，剪刀弯头部分朝向鼻腔，剪刀紧贴住鼻毛根部，将鼻前庭四周的鼻毛剪下，同时检查鼻毛有无残留。

（5）用棉签或纱布清洁散落在鼻前庭的鼻毛。

（6）用碘酒棉签消毒鼻前庭。观察鼻腔黏膜及鼻前庭的皮肤有无破损。

（7）协助患者取舒适体位休息。

（8）清理用物，规范处置，洗手。

【健康指导】

（1）操作前指导患者正确的擤鼻方法。保持鼻腔清洁。

（2）保持良好的习惯，勿挖鼻、用力擤鼻。

鼻窦负压置换护理操作常规

【目的】

（1）规范鼻窦负压置换操作流程。

（2）利用吸引器，吸出鼻腔及窦腔内分泌物，达到治疗目的。

（3）患者理解并配合鼻窦负压置换操作。

【护理评估】

（1）评估患者的鼻腔情况，是否有填塞物等。评估患者自理能力及配合程度。

（2）评估患者病情及既往病史，有无禁忌证，并做好记录。如是否处在急性鼻窦炎或慢性鼻窦炎急性发作期；有无高血压病史，此类患者不宜做该操作，可使患者血压增高，头痛加重；鼻腔肿瘤及局部或全身有病变且鼻腔易出血的患者，不宜用此操作方法；有吞咽功能障碍的患者。

（3）评估操作环境，光线充足、整洁。

【用物准备】

治疗盘、橄榄式接头、呋麻滴鼻液、负压置换液、中心负压吸引装置、滴管、镊子、少许无菌纱布。

【护理措施】

（1）核对患者信息，告知患者操作的目的、操作方法及注意事项，取得患者理解与配合，查看患者鼻腔有无异物及填塞物。

（2）遵医嘱使用呋麻滴鼻液收缩鼻腔黏膜，使窦口开放，指导患者擤净鼻涕。

（3）协助患者仰卧位，肩下垫枕、头后仰、使下颌部和外耳道口连线与床平面垂直。每侧鼻腔滴入 2 ～ 3mL 药液，嘱患者张口呼吸，保持卧位同前。

（4）将橄榄式接头与负压吸引器连接（负压不超过 180mmHg），紧塞一侧鼻孔，同时用另一手指轻压对侧鼻翼以至封闭该侧前鼻孔，嘱患者连续发"开、开、开"声音，使软腭上提，关闭鼻咽腔，同时开启负压吸引 1 ～ 2 秒，重复操作 6 ～ 8 次，使鼻窦内分泌物吸出的同时，药液进入鼻窦，达到治疗目的。同法吸另一侧鼻腔。若期间分泌物较多，可使用生理盐水吸净橄榄头。

（5）操作完毕后，协助患者坐位，吐出口内、鼻腔内药液及分泌物，部分药液将留于鼻腔内。

（6）用无菌纱布擦拭鼻孔流出的药液。

（7）协助患者取舒适体位休息。

（8）整理用物，规范处置医疗垃圾，洗手，准确记录。

【健康指导】

（1）告知患者治疗结束后 15 分钟内避免做擤鼻及弯腰动作。

（2）保持良好的生活习惯，增强体质，避免感冒。

（3）遵医嘱用药和按时随访，若有不适或症状加重及时前往医院就诊。

经鼻雾化吸入法护理操作常规

【目的】

(1) 规范经鼻雾化吸入操作流程。

(2) 患者理解并配合经鼻雾化吸入操作。

(3) 药物除了对鼻腔和咽喉部局部产生疗效外，还可通过肺吸收，达到治疗目的。

【护理评估】

(1) 评估患者的鼻腔情况，是否有填塞物、是否鼻腔通畅等。

(2) 评估患者病情及既往病史，神志状态、呼吸情况、过敏史、有无禁忌证，并做好记录。如是否处在鼻腔急性炎症期、鼻出血、鼻腔通气障碍、严重呼吸衰竭的患者不宜用此操作方法。

(3) 评估患者自理能力及合作程度，询问是否进食或已进食的时间。

(4) 评估操作环境，光线充足、整洁。

【用物准备】

治疗盘、药物、少许棉签和纸巾、雾化装置（压缩雾化吸入 / 氧气雾化吸入 / 超声雾化吸入）。

【护理措施】

(1) 查对医嘱、药物准备并双人核对、检查雾化装置是否完好；核对患者信息，告知患者操作的目的、操作方法及注意事项，取得患者理解与配合。

(2) 根据患者目前病情选择合适的体位，如坐位或半坐卧位，以防药液的洒落。

(3) 指导患者擤鼻，分泌物较多时，协助其使用生理盐水棉签清洁鼻腔，利于吸入颗粒药物与鼻腔黏膜接触，充分吸收，提高雾化吸入的效果。

(4) 操作前再次核对医嘱及已配置雾化药物；正确连接雾化装置及各管路，保证各管路通畅，调节氧流量为每分钟 5 ～ 8L。流量过小会影响药物吸收与弥散，流量过大会导致鼻腔黏膜不适。

(5) 将鼻喷雾器前端轻轻插入一侧鼻前庭，告知患者张口呼吸，药液呈雾状喷入鼻腔，指导患者用食指轻压对侧鼻腔，两鼻腔交替进行；若使用的是雾化面罩，则需嘱咐患者一手扶好雾化装置，另一手固定面罩，防止面罩移位，导致漏气。并告知患者用鼻深吸气，张口呼气。在吸入的过程中，嘱患者进行缓慢而深的吸气，使得药物能在鼻腔黏膜停留时间长一些，到达更好的治疗效果。

(6) 操作过程中，密切观察患者的情况，并进行记录和效果评价。雾化药物使用完后，先取下雾化吸入装置，再关闭氧流量，嘱患者清洁面部。操作完后，再次核对医嘱及药物。

(7) 协助患者取舒适体位休息。

(8) 观察患者反应及效果，并做好记录。

(9) 整理用物，规范处置医疗垃圾，洗手。

【健康指导】

（1）指导患者操作前需清洁鼻腔，正确擤鼻，保持鼻腔通畅。

（2）保持良好的生活习惯，增强体质，避免感冒。

（3）有咽喉部炎症的患者，避免食用刺激性食物，戒烟戒酒。

（4）雾化治疗结束后，清洁面部，注意口腔卫生。

上颌窦穿刺冲洗法护理操作常规

【目的】

（1）规范上颌窦穿刺冲洗流程。

（2）用于上颌窦炎的诊断和治疗。

【护理评估】

（1）了解患者病情、鼻窦影像学检查结果、合作程度。

（2）评估患者鼻腔局部情况，有无鼻腔黏膜破损、渗血等情况。

（3）评估环境，应宽敞明亮，安静、舒适。

【用物准备】

上颌窦穿刺针、1%～2%麻黄碱棉片、2%丁卡因、棉签、温生理盐水、冲洗液、20mL注射器、细菌培养瓶、前鼻镜、枪状镊、额镜。

【护理措施】

（1）备齐用物，核对患者，解释操作的目的、方法及注意事项，取得配合。

（2）患者采取坐位，用枪状镊夹取1%~2%麻黄碱棉片收缩鼻腔黏膜及鼻甲，明确上颌窦解剖位置。

（3）用棉签蘸取2%丁卡因置入下鼻道前、中1/3（距下鼻甲前端1～1.5cm）穿刺处进行黏膜麻醉，10～15分钟达到麻醉效果。

（4）取出棉签穿刺：在前鼻镜窥视下，操作者一手固定患者枕部，一手将穿刺针对准下鼻道外侧壁前、中1/3交界处，接近下鼻甲附着部，针尖指向同侧眼外眦，针尖斜面向下，轻轻旋转式刺入上颌窦，动作要稳、准，进入窦腔时常有一穿透骨壁的声音和落空感。

（5）固定穿刺针后拔除针芯，连接注射器进行抽吸，若有空气或脓液吸出，证明针已进入窦内。若抽出脓液则送培养。

（6）嘱患者头向前倾、略低，做张口呼吸，然后用注射器抽取温生理盐水进行冲洗。窦内脓液可经窦口流出，嘱患者用手压住对侧鼻腔、轻轻擤鼻，反复冲洗至水清脓净，注入抗菌冲洗液。

（7）洗毕拔出穿刺针，前鼻孔用2%麻黄碱棉片填塞止血。

（8）协助患者取舒适体位休息，整理床单位。

（9）观察患者反应及效果，再次向患者讲解注意事项，并做好记录。

（10）用物规范处置，洗手。

【健康指导】

（1）若前鼻孔流出少许血液，告知患者无需紧张。

（2）穿刺完毕后，患者应休息15分钟，无不良反应方可离去。

（3）观察有无面颊部皮下气肿或感染、眶内气肿或感染、气栓等并发症的发生。

喉部雾化吸入法护理操作常规

【目的】

（1）规范喉部雾化吸入流程。

（2）患者理解并配合喉部雾化吸入。

（3）采用雾化装置将药液形成雾滴，经口或气管套管口吸入以达到治疗的效果。

【护理评估】

（1）评估患者的病情、意识状态、过敏史、年龄、自理能力、心理反应。

（2）评估患者呼吸功能、咳痰能力及痰液黏稠情况。

（3）自身免疫功能低下的患者应评估患者口腔黏膜有无真菌感染。

（4）评估患者对喉部雾化吸入的认识和合作程度。

（5）评估操作环境。环境应宽敞、明亮、安静；氧气雾化时，严禁烟火及易燃品。

（6）评估雾化设备的功能状态，雾化设备是否符合患者病情。

【用物准备】

执行单、治疗车、雾化器、含嘴（面罩）、药液（按医嘱准备）、治疗巾、治疗盘、注射器，使用超声雾化器时需备冷蒸馏水、水温计。

【护理措施】

（1）备齐用物，携用物至患者床旁，核对患者身份、药物名称及有效期。告知患者操作的目的、操作方法及注意事项，取得患者配合。

（2）协助患者取坐位或半卧位。

（3）据患者疾病、用药及减轻不良反应的要求选择适宜的雾化设备。

（4）连接电源/氧源，再次检查雾化器/壁式氧气表状态。

（5）再次核对，将药液和溶液置入储药槽中，药液容积勿超过雾化装置的建议量。

（6）连接雾化设备与雾化装置和管路。使用氧气驱动雾化者，应调整氧流量至每分钟6～8L，观察出雾情况。

（7）嘱患者包紧口含嘴（不能使用口含嘴的患者也可使用面罩），教会患者用口深吸气，屏气1～2秒后用鼻呼气，气管切开患者可直接将面罩放在气管切开造口处。

（8）雾化时间15～20分钟。

（9）雾化完毕，取下口含嘴，关闭调节阀，分离雾化器，嘱患者漱口，清洁面部，进行操作后核对。

（10）协助患者取舒适体位休息，整理床单位。

（11）观察患者反应及效果，吸入过程中如出现口干、咳嗽、恶心、呕吐、手部震颤等反应，可改成间歇雾化，严重时应暂停雾化；吸入过程中如出现胸闷、气短、心悸、呼吸困难、血氧饱和度降低等反应，应暂停雾化治疗，密切观察患者症状有无缓解，持续加重者应立即通知医生。并做好记录。

（12）清理用物，用物规范处置，洗手。

【健康指导】

（1）雾化吸入前可先自行咳痰，雾化吸入时有痰要及时咳出。

（2）声带充血、水肿或声带手术的患者禁食刺激性食物，禁烟酒。

（3）每次雾化后加强漱口，尤其是使用了激素类药物后，应立即用清水漱口，以减少口咽部激素沉积，面部不宜使用油性面膏，雾化后应洗脸，减少不良反应。

（4）告知患者雾化后可能会出现的不良反应，如有不适，应及时告知医护人员。

气管内套管清洗消毒护理操作常规

【目的】

（1）规范气管内套管清洗消毒流程。

（2）维持气管切开患者气道通畅。

（3）预防局部及肺部感染。

【护理评估】

（1）评估患者的年龄、病情、自理合作程度。

（2）评估患者气管套管型号、规格、套管固定情况及套管内痰液的颜色、性质和量。

（3）评估操作环境：安静、整洁、舒适、光线适宜。

【用物准备】

一次性无菌橡胶手套2副、治疗碗1个、气管套管毛刷、无菌内套管；根据不同套管类型、消毒方法准备相应的消毒用品。

（1）压力蒸汽灭菌法　送消毒供应中心清洗、灭菌，备不锈钢带盖密封容器。

（2）煮沸消毒法　煮沸消毒器具、无菌治疗碗1个。

（3）浸泡消毒法　消毒液、0.9%氯化钠溶液/无菌水/蒸馏水/冷开水、多酶稀释液、治疗碗2个。

【护理措施】

（1）备齐用物，携至患者床旁，核对患者身份，做好解释工作，取得配合。

（2）协助患者取坐位或卧位，戴好手套，必要时经气管套管和口腔充分气道吸引。

（3）一手固定外套管柄两端，一手顺着套管弯曲弧度取出内套管置于治疗碗中。

（4）处置与消毒。根据气管套管的类型采用不同消毒方法，详见附录。

（5）更换内套管，一手固定外套管柄两端，一手顺着套管弧度佩戴另一个消毒备用的内套管，放入后将内套管缺口与外套管上的固定栓错位，以免脱出，同时观察患者呼吸、面色及病情变化。

（6）检查并调节套管系带松紧度，以伸进一指为宜。

（7）协助患者取舒适体位休息，整理床单位。

（8）观察患者反应及效果，并做好记录。

（9）清理用物，用物规范处置，洗手。

【健康指导】

（1）告知患者在活动或咳嗽后检查内、外套管是否在防脱管的位置。

（2）告知患者外套管固定系带不要随意调节，如有不适请随时联系医护人员。

（3）指导患者出院后气管套管清洗消毒的方法，金属气管套管可采用煮沸法，塑料或硅胶气管套管则可采用浸泡消毒法。

经气管套管吸痰法护理操作常规

【目的】

（1）规范经气管套管吸痰流程。

（2）维持气管切开患者呼吸道通畅。

（3）预防套管堵塞及肺部感染。

【护理评估】

（1）了解患者病情、意识状态、合作程度、呼吸状况、有无缺氧症状及痰鸣音。

（2）评估患者气管套管类型、型号及气道是否通畅，检查气管套管是否固定牢固、松紧适宜。

（3）评估患者痰液状况，包括痰液颜色、性质、黏稠度及量。

（4）评估环境宽敞明亮，安静、温湿度适宜。

【用物准备】

负压吸引装置、吸痰管、0.9% 氯化钠溶液 2 瓶、手套及快速手消毒液。

【护理措施】

（1）备齐用物，核对患者，向患者讲解经气管套管吸痰的目的、操作方法及注意事项，取得患者的配合。

（2）协助患者取合适体位，病情允许、意识清醒能够配合者取坐位或半卧位；危重、昏迷者取平卧位。

（3）连接负压吸引装置，打开压力开关，检查负压吸引装置的性能是否完好，连接是否正确。

（4）根据患者情况及痰液黏稠度调节负压、选择合适的吸痰管型号（管径≤气管套管内径的 50%），操作者戴手套，将吸痰管与负压吸引装置连接，检查管路是否通畅、有无漏气。

（5）吸痰前，给患者高流量吸氧。

（6）吸痰时，将吸痰管末端与负压吸引装置连接管连接，用 0.9% 氯化钠溶液湿润并冲洗吸痰管。再将吸痰管头端沿着套管壁弧度插入套管内，然后用手指盖住吸痰管的压力调节孔形成负压，宜浅吸引，若吸引效果不佳则可深吸引，遇到分泌物时可稍作停留，切忌上下抽吸。操作过程中，注意观察患者痰液的颜色、性质、黏稠度及量。

（7）吸痰后，再次给予患者高流量吸氧，并观察吸痰后患者的呼吸状况。

（8）抽吸另一瓶 0.9% 氯化钠溶液冲洗吸痰管和连接管，关上压力开关，将吸痰管用手套翻转包裹后弃之。

（9）再次确认患者气管套管固定牢固、松紧适宜，防止脱管。

（10）协助患者取舒适体位休息，整理床单位。

（11）观察患者反应及效果，并记录吸引的时间、痰液的颜色、性状和量。

（12）清理用物，垃圾分类处理，洗手。

【健康指导】

（1）卧床患者，床头抬高 30°～45°，定时变换体位和叩背，以利于痰液排出。可活动患者，指导其多下床活动，促进患者自行咳痰。

（2）指导患者有效咳嗽的方法，帮助排痰。

气管切开换药法护理操作常规

【目的】

（1）规范气管切开换药流程。

（2）了解患者气管切开伤口愈合情况，清洁创面，预防感染。

（3）增加患者舒适度。

【护理评估】

（1）了解患者病情、年龄、意识状态、合作程度。

（2）评估患者造瘘口敷料、气管造瘘口周围皮肤情况、分泌物的颜色、性质、量。

（3）气管套管的位置是否合适，套管是否通畅，患者有无呼吸困难。

（4）评估负压装置的性能，包括装置的密闭性、负压吸引状况等。

（5）评估环境应宽敞、明亮，安静、舒适。

【用物准备】

治疗车、治疗盘、酒精或碘伏消毒棉块、铺好的无菌盘 1 个（内置弯盘、止血钳、枪状镊、剪口纱布或泡沫敷料、生理盐水棉块 2～3 块），胶布、一次性橡胶手套 1 副、无菌橡胶手套 1 副、测压表（带气囊的气切套管时备）、污物袋、生活垃圾桶、医用垃圾桶、快速手消毒液。

【护理措施】

（1）备齐用物，核对患者，解释操作的目的、方法及注意事项，取得配合。

（2）打开治疗盘，准备用物（酒精或碘伏消毒棉块、生理盐水棉块、污物袋、胶布等）摆放用物，便于操作。

（3）协助患者取舒适坐位或仰卧，肩下垫枕，充分暴露颈部气管造瘘口。

（4）戴一次性橡胶手套，为患者吸净套管内液，取下气管垫，观察分泌物的颜色、性质、量，取下气管垫放于污物袋内，观察造瘘口皮肤颜色、气味及愈合情况。

（5）取下手套后洗手，询问患者有无不适。

（6）戴无菌橡胶手套，用枪状镊夹取酒精或碘伏棉块传递至止血钳，用止血钳夹紧棉块拧干，在距套管柄 10cm 处由外向内"Z"字形依次消毒皮肤，直至套管柄周围，消毒面积为切口周围 15cm^2，消毒顺序按套管柄的高侧、远侧，再近侧、下侧的原则进行，擦拭过的污棉球放入污物袋内。

（7）用止血钳夹取棉块擦拭套管柄下方，直至套管根部，每次一块，不得反复擦拭。擦拭时如果套管柄紧贴皮肤，可以用枪状镊轻提套管系带，便于擦拭干净。每次擦拭均应观察酒精棉块上分泌物的量，颜色及性质，注意观察擦拭效果。

（8）用生理盐水棉块擦净套管柄上的分泌物，将擦拭过的污染棉球放入污物袋内。

（9）用枪状镊夹取清洁的剪口纱布或泡沫敷料垫于套管柄下，动作轻柔，以免引起患者呛咳，并用胶布固定纱布。

（10）调节套管系带松紧度，以伸进一个手指为宜。观察患者反应及效果。

（11）脱手套，洗手，整理用物，协助患者取舒适体位休息，整理床单位。

（12）再次向患者讲解注意事项，记录患者气管套管、造瘘口皮肤、分泌物的情况。

（13）整理用物，垃圾分类处理，洗手。

【健康指导】

（1）卧床患者，给予床头抬高 30° ～ 45°，定时变换体位和叩背，以利于痰液排出。

（2）可活动患者，指导其多下床活动，促进患者自行咳痰，防止伤口感染和坠积性肺炎的发生。

（3）嘱患者保持切口处皮肤清洁干燥，洗漱时避免浸湿伤口，预防感染。

（4）注意保持室内空气流通、温湿度适宜。

（5）需带管出院的患者应告知其居家护理方法，每日用生理盐水清洁气管造瘘口，并消毒造瘘口皮肤，可使用无菌纱布或医用气切泡沫敷料作为气管套管垫，用无菌纱布气管套管垫应每日更换，如有潮湿、污染时立即更换，如用泡沫敷料则根据产品说明书使用。

环甲膜穿刺法护理操作常规

【目的】

（1）规范环甲膜穿刺流程。

（2）快速开放气道，往气管内注射治疗药物。

（3）为气管切开术争取时间。

【护理评估】

（1）了解患者病情、意识状态、合作程度、有无呼吸困难。

（2）评估患者有无出血倾向。

（3）评估环境，应宽敞明亮，安静、舒适。

【用物准备】

碘伏无菌棉签、2% 利多卡因、一次性橡胶手套、5mL 注射器 2 个、环甲膜穿刺针、生理盐水、气管导管接头、简易呼吸器、氧气、呼吸机、所需治疗药物。

【护理措施】

（1）备齐用物，核对患者，解释操作的目的、方法及注意事项，取得配合。

（2）若病情允许尽量取仰卧位，肩下垫一薄枕，头后仰。不能耐受者取半卧位，充分暴露颈部。

（3）用碘伏消毒颈部皮肤两遍，消毒范围不少于 15cm。

（4）戴手套，检查穿刺针是否完好、通畅。一个注射器抽取 2 ～ 5mL 生理盐水，一个注射器抽取 2% 利多卡因备用。

（5）自甲状软骨下缘至胸骨上窝，用 2% 利多卡因于颈前正中线做皮下和筋膜下浸润麻醉。紧急情况下可不麻醉。

（6）确定穿刺位置。环甲膜位于甲状软骨下缘和环状软骨之间，正中部位最薄为穿部位。

（7）一手固定环甲膜两侧，另一手持穿刺针垂直刺入，注意勿用力过猛，遇落空感且阻力感消失表明针头进入气管。

（8）退出穿刺针芯，连接生理盐水注射器并回抽，可见大量气泡进入注射器。患者出现咳嗽反射，表明穿刺成功。

（9）妥善固定穿刺套管。

（10）将外套管连接到穿刺套管上，将输氧管放入外套管输氧，必要时接简易呼吸器或呼吸机。

（11）协助患者取舒适体位休息，整理床单位。

（12）观察患者反应及效果，再次向患者讲解注意事项，并做好记录。

（13）整理用物，垃圾分类处理，洗手。

【健康指导】

（1）给予患者人文关怀，嘱其放松情绪，避免过度紧张。

（2）告知患者保持口腔卫生，多漱口，及时吐出口腔血性分泌物。

（3）注意保持室内空气流通、温湿度适宜。

（4）嘱患者勿自行拉扯穿刺套管，以免脱管。

颈部负压引流器更换护理操作常规

【目的】

（1）规范颈部负压引流器更换流程。

（2）了解病情，观察引流液的颜色、性状、量。

（3）保持引流管通畅，防止感染，促进愈合。

【护理评估】

（1）评估患者病情、意识状态、合作程度。

（2）评估患者颈部伤口敷料和皮肤情况，各种引流装置连接是否紧密。

（3）评估引流液的量、颜色、性质。

（4）评估环境，应宽敞明亮，安静、舒适。

【用物准备】

治疗车、治疗盘、止血钳2把、一次性橡胶手套、治疗巾、碘伏棉签、酒精棉、别针、一次性负压引流器。

【护理措施】

（1）备齐用物，核对患者，解释操作的目的、方法及注意事项，取得配合。

（2）协助患者摆好正确体位（平卧位或半卧位）。

（3）检查患者伤口，暴露引流管，注意保暖。

（4）检查无菌引流器有效期，包装是否密封。打开外包装检查引流器有无破损。

（5）铺治疗巾于伤口引流管下方，将无菌负压引流器放在治疗巾上。

（6）松开别针，止血钳夹闭伤口引流管尾端上3cm处，将负压引流器开关夹闭。

（7）戴手套，碘伏棉签消毒引流管连接处：以接口为中心环形消毒，再向接口以上及以下各纵行消毒2～3cm。用两块纱布分别包裹接口两端，脱离连接处。将换下的负压引流器弃于医疗垃圾桶内。

（8）再次消毒引流管管口，正确连接无菌负压引流器。松开止血钳，打开负压引流器开关，挤压引流管观察引流管是否通畅，用别针妥善固定于床单或病服上。

（9）协助患者取舒适体位休息，整理床单位。

（10）观察患者反应及效果，再次向患者讲解注意事项，记录引流液颜色、性质和量。

（11）整理用物，垃圾分类处理，洗手。

【健康指导】

（1）活动时注意引流管位置，避免受压、打折、扭曲、牵拉滑脱。

（2）引流袋的位置一定要低于伤口平面。

（3）躺下时取斜坡卧位，有利于液体的流出，适当下床活动。

声带滴药法护理操作常规

【目的】

（1）规范声带滴药法流程。

（2）治疗声带炎症。

【护理评估】

（1）评估患者病情、意识状态、合作程度。

（2）评估患者口腔及咽喉部情况。

（3）评估环境，应宽敞明亮，安静、舒适。

【用物准备】

额镜、间接喉镜、纱布、会厌拉钩、喉喷雾器、注射器、1%或2%丁卡因麻醉药、喉头滴管及所需药液。

【护理措施】

（1）备齐用物，核对患者，解释操作的目的、方法及注意事项，取得配合。

（2）协助患者采取坐位，上身稍前倾，头稍后仰。

（3）嘱患者张口、伸舌，用纱布包裹舌前1/3处，避免下切牙损伤舌系带。

（4）用左手拇指和中指捏住舌前部，把舌拉向前方，示指推向上唇，抵住下列牙齿，固定好。

（5）将额镜的光源通过间接喉镜对好，使焦点光线照射在腭垂前方，嘱患者发长"衣～"音，看清咽喉部及声带状况。确定好水肿及炎症的位置，定好位。

（6）操作者右手持喷雾器将1%或2%丁卡因麻醉药喷入咽部及咽后壁，重复3次，待患者自觉麻醉到位后进行下一步操作。

（7）将弯头喉头滴管与装有药液的注射器连接，嘱患者自拉舌头向前下方，操作者左手持间接喉镜，右手持喉头滴管将会厌后面勾起，嘱患者发长"衣～"声，待声带完全闭合时推注射器，药液经会厌喉面顺利流到声带表面。

（8）协助患者取舒适体位休息，整理床单位。

（9）观察患者反应及效果，再次向患者讲解注意事项，并做好记录。

（10）用物规范处置，洗手。

【健康指导】

（1）滴药后禁食禁饮2小时，以免造成误吸，发生危险。

（2）每天的饮水量要充足，注意清淡饮食，禁烟酒，避免大量、高强度的用嗓。

（3）保证充足的睡眠，适当运动，提高免疫力。

咽喉部喷雾法护理操作常规

【目的】

（1）规范咽喉部喷雾法流程。

（2）用于局部消炎、止痛、湿润及麻醉。

【护理评估】

（1）评估患者病情、意识状态、合作程度。

（2）评估患者口腔及咽喉部情况，黏膜有无破损，有无分泌物。

（3）评估环境，应宽敞明亮，安静、舒适。

【用物准备】

额镜、压舌板、喉喷雾器及所用药液、一次性橡胶手套。

【护理措施】

（1）备齐用物，核对患者，解释操作的目的、方法及注意事项，取得患者的配合。

（2）协助患者采取坐位或半卧位，嘱患者漱口，清洁口腔。

（3）戴一次性橡胶手套，将喷雾器头用酒精擦拭消毒，戴好额镜。

① 如作口咽部喷雾，则嘱患者将舌自然置放于口底，或有压舌板压低并张口发"啊～"长音，喷药顺序则自上而下，从右至左，即先悬雍垂及软腭；再咽后壁和舌根；然后右侧扁桃体及舌；腭咽弓，最后是左侧的相应部位。

② 如作喉部喷雾，在咽部喷雾 1～2 次后，将喷雾器头弯折向下，嘱患者自己用右手将舌拉出（用纱布或手巾裹舌前 1/3），口尽量张大并做深呼吸（主要是深吸气动作），然后对准喉部，将药液喷入。

（4）一般需喷药 3～4 次，每次捏橡皮球 2～3 下即可。每次喷药前应先吐出口内残余药液及分泌物。

（5）第一次喷入麻药后，需观察 10 分钟左右，不断询问患者的感觉，密切注意面色及表情；若有不良反应，按局麻过敏或中毒加以处理。

（6）协助患者取舒适体位休息，整理床单位。

（7）观察患者反应及效果，再次向患者讲解注意事项，并做好记录。

（8）用物规范处置，洗手。

【健康指导】

（1）喷药后禁食禁饮 2 小时。

（2）用喷雾麻药时告知患者不可下咽，以免引起中毒。

附录　不同气管套管类型的消毒方法

消毒方法	适用类型	操作方法	注意事项
高压蒸汽灭菌法	耐湿、耐热的气管套管（如金属气管套管），且有多个配套内套管	①操作者戴一次性清洁手套，双手操作取出内套管 ②将污染的内套管放入专门容器送消毒供应中心统一清洗、灭菌 ③将灭菌好的内套管送回病区备用	双手操作取出内套管：手固定气管套管的外套管底板，另一手取出内套管；同时将已消毒灭菌的备用内套管立即放入外套管内
煮沸消毒法	耐湿、耐热的气管套管（如金属气管套管等）	①操作者戴一次性清洁手套，双手操作取出内套管（方法同上） ②放入专用耐高温容器内，煮沸3～5min，使痰液凝结便于刷洗 ③用专用刷子在流动水下清洗内套管内外壁，并对光检查内套管清洁无痰液附着 ④刷洗干净的内套管应再次放入干净水中，煮沸时间≥15min ⑤消毒好的内套管干燥、冷却后立即放回外套管内	煮沸时间应从水沸后开始计时；高海拔地区应适当延长煮沸时间
浸泡消毒法	各种材质的气管套管	①操作者戴一次性清洁手套，双手操作取出内套管（方法同上） ②先用多酶稀释液浸泡3～5min，使内套管上附着的有机物被分解，便于刷洗 ③用专用刷子在流动水下清洗内套管内外壁，并对光检查内套管清洁无痰液附着 ④将清洗干净的内套管完全浸没于装有消毒液的容器中，加盖浸泡至规定时间 ⑤消毒后用0.9%氯化钠溶液、无菌水、蒸馏水或冷开水彻底冲洗干净、干燥后立即放回外套管内	各类消毒液的浸泡时间：①3%过氧化氢：浸泡时间≥15min ②5.5g/L的邻苯二甲醛：浸泡时间≥5min ③75%乙醇：浸泡时间≥30min ④含有效氯2000mg/L消毒液：浸泡时间≥30min ⑤0.2%过氧乙酸：浸泡时间≥30min ⑥2%戊二醛：浸泡时间≥20min

主要参考文献

[1] 孙虹，张罗.耳鼻咽喉头颈外科学 [M].9 版.北京：人民卫生出版社，2018.

[2] 孔维佳，周梁.耳鼻咽喉头颈外科学 [M].3 版.北京：人民卫生出版社，2015.

[3] 席淑新，赵佛容.眼耳鼻咽喉口腔科护理学 [M].4 版.北京：人民卫生出版社，2017.

[4] 张淑彩，李素敏，郭敏楠.实用耳鼻喉头颈外科护理手册 [M].北京：化学工业出版社，2019.

[5] 韩杰，席淑新.耳鼻咽喉头颈外科护理与操作指南 [M].北京：人民卫生出版社，2019.

[6] 中国医师协会睡眠医学专业委员会.成人阻塞性睡眠呼吸暂停多学科诊疗指南 [J].中华医学杂志，2018（2）：
    1902-1914.

[7] 中华医学会呼吸病学分会睡眠呼吸障碍学组.睡眠呼吸疾病无创正压通气临床应用专家共识（草案）[J].中华结
    核和呼吸杂志，2017，40（9）：667-677.

[8] 中华医学会，中华医学会杂志社，中华医学会全科医学分会，等.成人阻塞性睡眠呼吸暂停基层诊疗指南（2018
    年）[J].中华全科医师杂志，2019，18（1）：21.

[9] 中华医学会，中华医学会杂志社，中华医学会全科医学分会，等.成人阻塞性睡眠呼吸暂停基层诊疗指南（实践
    版・2018）[J].中华全科医师杂志，2019，18（1）：30-35.

[10] 中华医学会麻醉学分会五官科麻醉学组.阻塞性睡眠呼吸暂停患者围术期麻醉管理专家共识（2020 修订版）快
    捷版 [J].临床麻醉学杂志，37（2）：4.

[11] 熊利泽，邓小明.中国麻醉学指南与专家共识 [M].北京：人民卫生出版社，2017.

[12] 卢兢哲，钟萍.欧洲多学科指南：诊断、评估和治疗 [J].听力学及言语疾病杂志，2020，28（1）：110-114.

[13] 于慧前，李华伟，李庆忠.2020 版梅尼埃病临床实践指南解读 [J].临床耳鼻咽喉头颈外科杂志，2021，35（5）：
    355-390.

[14] 中华耳鼻咽喉头颈外科杂志编辑委员会鼻科组，中华医学会耳鼻咽喉头颈外科学分会鼻科学组.中国慢性鼻窦
    炎诊断和治疗指南（2018）[J].中华耳鼻咽喉头颈外科杂志，2019（02）：81-100.

[15] 中国儿童 OSA 诊断与治疗指南制订工作组，中华医学会耳鼻咽喉头颈外科学分会小儿学组，中华医学会儿科学
    分会呼吸学组，等.中国儿童阻塞性睡眠呼吸暂停诊断与治疗指南（2020）[J].中国循证医学杂志，2020，20
    （8）：883-900.

[16] 中华医学会耳鼻咽喉头颈外科学分会咽喉学组，中华医学会耳鼻咽喉头颈外科学分会嗓音学组，中华医学会中
    华耳鼻咽喉头颈外科杂志编辑委员会咽喉组.喉气管狭窄诊断与治疗专家共识［J］.中华耳鼻咽喉头颈外科杂
    志，2018，53（6）：410-413.

[17] Gu G，Zheng Y.Current application of endovascular interventions in surgical management of carotid body；tumor[J].
    Translational Surgery. 2019，4（3）：46.

[18] 周昔红，潘雪迎.耳鼻咽喉科护士规范化培训 [M].北京：人民卫生出版社，2022.

[19] 彭霞，谢常宁，肖欢.耳鼻咽喉头颈外科护理标准操作流程 [M].长沙：中南大学出版社，2023.